Und siehe da: ein Dromedar

Eckhart Stahmer

Und siehe da: ein Dromedar

Integrative Entspannung

Mit Illustrationen von
Ulla Stahmer

ihleo verlag

**Bibliografische Information
der Deutschen Nationalbibliothek**

Die Deutsche Nationalbibliothek verzeichnet diese Publikation in der Deutschen Nationalbibliografie; detaillierte bibliografische Daten sind im Internet über http://dnb.d-nb.de abrufbar.

Impressum

Überarbeitete Neuauflage in neuer Ausstattung

Gesamtherstellung: ihleo verlag – Dr. Oliver Ihle
Schlossgang 10, 25813 Husum
info@ihleo.de, www.ihleo-verlag.de

ISBN 978-3-96666-116-4

Für unsere Kinder
und Enkelkinder

„... aber ich habe auch einen Blick
in die Medizin geworfen,
in die Schwester – wie man sagt –
der Philosophie."
(Tertullian, 150–220 n. Chr.:
De anima)

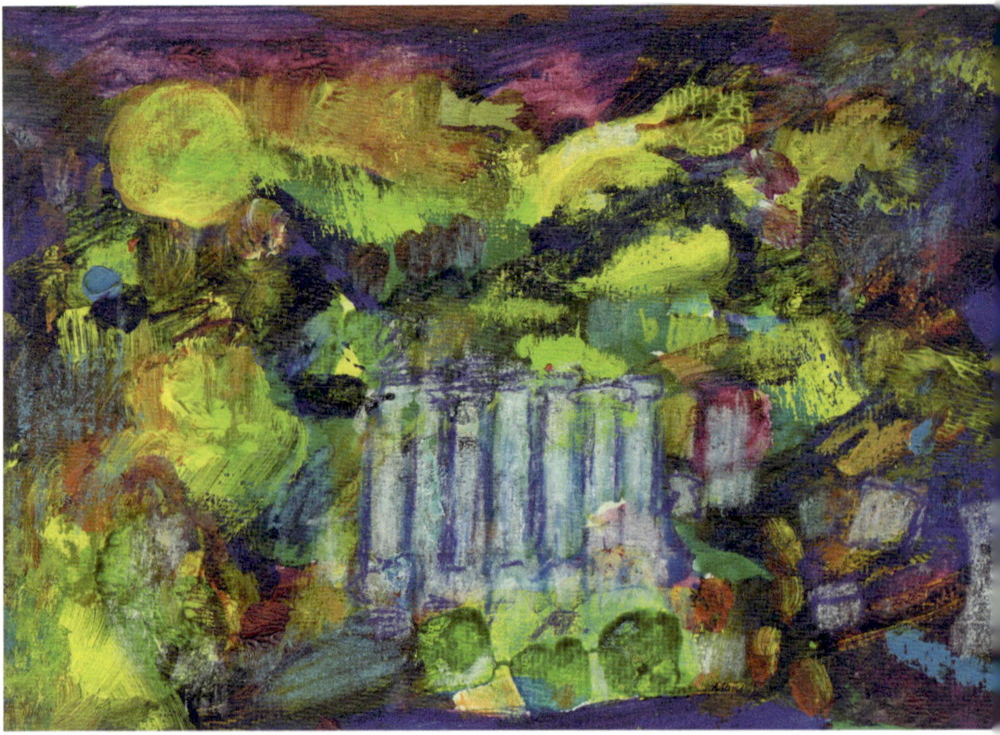

Inhalt

Verzeichnis der Übungen

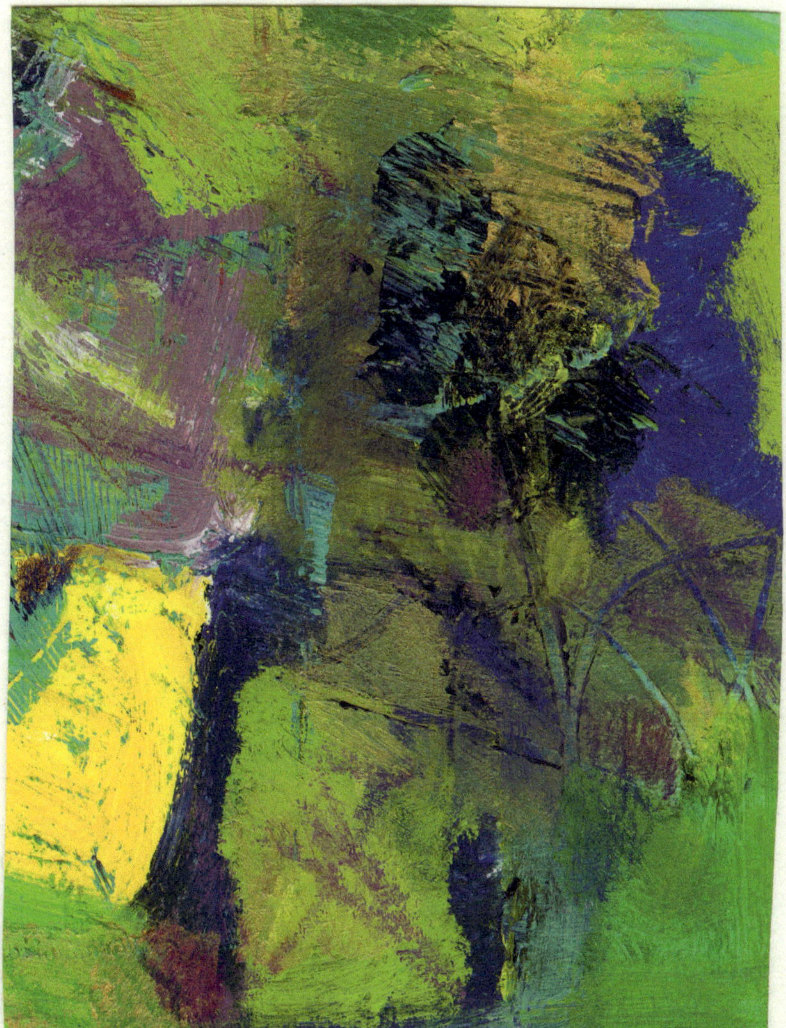

Vorwort

Warum entspannen? Ist es eine Mode?

Sich Neuem zuzuwenden, beginnt häufig mit einer Verunsicherung oder inneren Abwehr. Warum ausgetretene Lebenspfade verlassen? Zu Reisen in ferne Länder werden wir häufig durch Freunde oder Medien animiert. Zum Anstoß auf eine „innere Reise“ bedarf es manchmal einer Befindlichkeitsänderung oder einer Verstrickung in unserem Leben mit Auswirkung auf Körper und Seele. Vielleicht spüren wir auch eine „innere Leere“ oder das Gefühl der Sinnlosigkeit trotz der überwältigenden „Anti-Langeweile-Industrie“.

Wir suchen nach Auswegen und einer ganzheitlichen „Neuausrichtung“ oder neuen Lebensphilosophie. Ausschlaggebend ist manchmal ein gutes Gespräch, ein Artikel in der Zeitung oder der Rat eines Arztes. Manchmal sperrt sich in uns etwas, völlig Neues auszuprobieren. Mit bewährten Mitteln (Urlaub, Sport, Ernährung, Schlaf) versuchen wir einer eingefahrenen Situation zu begegnen.

Ich meine, es lohnt sich, vorsichtig tastend mal die Hand nach Neuem auszustrecken.

„O wie gut erginge es manchen Menschen, wenn sie einmal aus ihrem Geleise herauskämen.“
(Seneca)

Aber wohin geht die Reise?

Gibt es bei der Entspannung ein anderes Ziel als die Entspannung?

Diese Frage mutet paradox an. Sie zielt auf die Wirkung der Methode, die nicht direkt mit der Beeinflussung des Erschöpftseins zu tun hat. Entspannung kann auch Menschen helfen, welche sich im gesellschaftlichen Prozess an der Entfaltung des eigenen Ichs beeinträchtigt fühlen.

Unzufrieden werden Menschen, die im Berufsleben nicht ihre eigenen Talente entwickeln können. Bei einer Dauerbehinderung oder Einengung durch das „System“ kann auch ein Gefühl der Sinnlosigkeit auftreten. Der nachdenkliche Umgang mit sich selbst fördert eine neue Standortbestimmung und auch die eigene Persönlichkeitsentwicklung.

Ziele der Entspannung sind also:
* Entfaltung der Persönlichkeit
* Wachsen unserer Fähigkeiten
* Frei-Sein

„Leben willst Du? Verstehst Du das denn?“
(Seneca)

Was erwartet uns?

Wenn wir eine Bibliothek oder Buchhandlung betreten, suchen wir nach einer Orientierungshilfe, durch die wir Bücher mit bestimmten Themen finden können. Bei dem Stichwort „Entspannung“ denken wir vielleicht an einen gesundheitlichen Ratgeber.

Und wie ist es im nachfolgenden Text? Um es gleich zu sagen: Es wird kein spezieller Rat gegeben. Es werden aber Wege aufgezeigt, welche zu einem inneren Ratschluss führen können. Auf dieser Wanderung werden auch lebensphilosophische Themen gestreift. Der Text erhebt keinen Anspruch auf die Gattung Philosophie. Der Autor ist Mediziner; trotzdem ist es kein Medizinbuch, der Mensch wird indes in seinen existentiellen Leiden und Sorgen gesehen. Aus der medizinischen Perspektive wird indes die Anleitung zu den Übungen gegeben.

Das Buch ist nicht konzeptionell nach Einleitung, Hauptteil und Schluss aufgebaut. Der Zusammenhang ergibt sich als Mosaik aus verschiedenen Lebensbereichen. Der Text gestaltet sich aus den körperlichen Übungen und ihrer Verknüpfung mit Literatur und Lebenserfahrung. Er kann als „Wort-Skulptur“ gesehen werden: Wir können gedanklich um den Text herum gehen.

Gibt es eine Gliederung?

Nicht eigentlich. Das Buch ist eher als innerer Spaziergang konzipiert. Als roter Faden können die Übungen in den verschiedenen Körperregionen gelten: Arme / Schultern / Gesicht / Rücken / Bauch / Beine.

Bei allen Übungen assoziieren wir spiegelbildlich auch die Befindlichkeit unserer Seele und unseres Denkens. Alle Überlegungen sind Anregungen aus der Praxis und haben keinen Anspruch auf Wissenschaftlichkeit oder gar Wahrheit (ein großes Wort!).

Aus meiner Schulzeit kenne ich die großen Reden unserer Lehrer, die uns pädagogisch auf das Leben vorbereiten wollten. Die Dinge des Alltags oder die „Forderung des Tages“ (Goethe) sind unberechenbar und überraschend und auf jeden Menschen anders wirkend. Nennen wir es „Stress“ oder das „Abenteuer des Lebens“? Martin Heidegger sprach von der „Geworfenheit“ ins Leben (Ger Groot). Und so beginnen auch meine Ausführungen abrupt mit der Analyse der auf uns wirkenden Stressfaktoren.

Also dann ohne Überleitung …

Immer unter Druck – von innen und von außen

Stress ist in jedermanns Munde: Wir fühlen uns gestresst, überfordert und erschöpft. Im seelischen Bereich sind wir gereizt und unausgeglichen; auf der körperlichen Seite fühlen wir uns schmerzhaft verspannt und verkrampft. Auch Spannungskopfschmerzen können hinzutreten.

Alain Ehrenberg zitiert in seinem Buch „Das erschöpfte Selbst" den Psychiater Maurice de Fleury, welcher 1898 schrieb: „Heute weiß jeder, was der Begriff Neurasthenie bedeutet – zusammen mit dem Wort Fahrrad ist es einer der gebräuchlichsten Begriffe dieser Zeit." Heute würden wir sagen: Neben der Erwähnung des Wortes „Smartphone" ist *Stress* das wichtigste Schlagwort unserer Zeit.

Die Auslöser des Druckes (engl. Stress) nennt man Stressoren, welche aus Anschauungsgründen in äußere und innere Stressoren aufgeteilt werden.

A. Äußere Stressoren

Gesellschaftliche Faktoren

Die moderne Außenwelt wirkt auf uns ein mit den Schlagworten: schneller, weiter, höher und noch produktiver! Die Probleme der Digitalisierung wirken auf uns ein und sollen – unter Zeitdruck – gelöst werden. Kaum hat man sich an ein Update gewöhnt, kommt schon das nächste. Dabei ist ein Kennzeichen der Moderne die mangelnde Transparenz der Fakten und Zusammenhänge; wir werden überschüttet mit „Fake-News". Die Überschüttung mit Daten beleuchtet nicht unsere gesellschaftliche und private Situation. Im

Gegenteil: Sie verdunkelt die Zusammenhänge. Statt Aufklärung und Klarheit herrscht Undurchsichtigkeit; um uns herum geistige, undurchdringliche Nebelschwaden – wir tappen im wahrsten Sinne im Dunkeln. Und das bewirkt ein Druckgefühl und / oder macht zusätzlich Angst.

Hinzu kommen Stressoren aus der physikalischen, chemischen und biologischen Umwelt.

Akustische Faktoren

Sie haben Einfluss auf unsere Gesundheit oder Homöostase. Lärm wirkt über Ausschüttung von Stresshormonen (Adrenalin / Cortisol) auf unseren Blutdruck. Chronische Lärmbelästigung kann zu Bluthochdruck führen oder eine bereits bestehende Kreislauferkrankung verschlechtern. Lärm sollte also vermieden werden. Das ist ein wichtiges Thema des Umweltschutzes.

Zu unserem täglichen Leben gehört auch die Dauerberieselung mit Musik. Wir haben uns an die stimmungsvollen Klänge im Restaurant gewöhnt, im Fahrstuhl hören wir die „Fahrstuhlmusik" und im Supermarkt Hintergrundmusik, manchmal unterbrochen von Hinweisen auf besondere Schnäppchen des Tages. Und überall werden wir optischen Reizen ausgesetzt, welche uns – ungewollt – mit Informationen, häufig in Form von bewegten Sequenzen auf den Großbildschirmen, überschütten.

Chemische Faktoren

Ein weiterer Risikofaktor sind Chemikalien in der Umwelt und in der Nahrung; sie können Krankheitsauslöser sein. Der wissenschaftliche Zusammenhang ist schwierig herzustellen, und das führt in der gesellschaftspolitischen Debatte zu Kontroversen und auch zur Verbreitung von Fake-News in den sozialen Medien. Das wiederum macht Angst.

Im Rahmen des medizinischen Fortschritts nehmen immer mehr Menschen Medikamente zu sich: Das bedeutet eine „Medikalisierung unseres Lebens" (Ehrenberg). Die Vielfalt der Heilmittel sollte eigentlich den Patienten Ruhe und Rückhalt geben. Das Gegenteil ist manchmal der Fall: Der medizinische Markt ist auch für den Experten unübersichtlich und die Studien widersprüchlich. Hinzu kommen warnende Hinweise auf den Beipackzetteln. Die Gesundheitsforen in den Medien bemühen sich um Sachlichkeit in der Information, aber ein skandalisierender Unterton ist manchmal unüberhörbar. Ein zusätzlicher Stressfaktor ist die Logistik von der Verschreibung bis zur Einnahme des Medikaments. Die Therapie-Entscheidung im Rahmen der Diagnosestellung ist bereits psychisch sehr belastend: *Jede Krankheit „kränkt" das Selbstwertgefühl des Menschen.* Wenn in der Apotheke aus Kostengründen ein namentlich anderes Medikament ausgegeben wird, als es auf dem Rezept steht, spürt der Patient eine zweite Kränkung und eine innere Wut. Das Lesen des Beipackzettels über Nebenwirkungen und Risiken führt zu einer weiteren Verunsicherung. Wenn tatsächlich nach Einnahme des Medikaments Begleitwirkungen auftreten, führt das nicht selten zum Absetzen des Medikaments und zu einer therapeutischen Krise. Diese kann in der Sprechstunde mit einer verträglichen Alternative in vielen Fällen konstruktiv aufgefangen werden. Ein weiterer Stressfaktor kann die Aufrechterhaltung und der Nachschub der Medikamente auf Reisen sein, insbesondere bei langen Auslandsreisen.

Somit ist die Medikamentenliste ein fester Bestandteil der „To-do-Liste" des modernen Menschen. Die Medikalisierung des Alltags ist ein nicht zu unterschätzender Stressfaktor. Die beschriebene Problematik bezieht sich nicht nur auf den älteren Patienten (in der zweiten Lebenshälfte), auch junge, aktive Menschen, die sich im Breitensport betätigen, nehmen offenbar unkontrolliert Schmerzmittel ein (Dt. Ärzteblatt, 29–30, 2020). Dabei wird die Chemie nicht erst bei Beschwerden eingenommen, sondern prophylaktisch, um einem eventuellen Überlastungs-Stress (insbesondere Verspannungen und Schmerzen) entgegenzuwirken.

Biologische Faktoren

Die Virologie hat in Corona-Zeiten – quasi über Nacht – eine überwältigende Bedeutung erlangt: Für alle Menschen ist die potentielle Ansteckungsgefahr zu einem überragenden Stressfaktor geworden. Die Pandemie beherrscht existentielle Grundkonflikte des Menschen:

- Leben oder Tod
- Nähe oder Ferne
- Würde oder Objekt (der Wissenschaft)
- Sinn oder Sinnlosigkeit des Lebens (im Alter)

Die Corona-Krise hat nationalpolitische und weltpolitische Bedeutung; sie hat Einfluss auf das wirtschaftliche und das kulturelle Leben; sie belastet („stresst") die Solidargemeinschaft und vernichtet Leben. Die Konfliktlage lässt sich nicht allein aus der „Giftigkeit" des Virus erklären; die Lösungsansätze werden auch durch innere Wesenszüge des Menschen (u. a. Angstbereitschaft) beeinflusst.

Und nun innehalten, tief durchatmen und über sich selbst nachdenken ... Sind diese vielen Stressoren nicht viel zu allgemein? Betreffen sie mich wirklich?

Viele Leser und Leserinnen werden vielleicht sagen: *Meine eigenen Probleme sind ganz anderer Art, und die müsste ich mit meinen Vertrauten besprechen.*

Ja, das ist richtig. Das bisher Gesagte ist der Versuch, ein Schema in das Chaos der Einflussfaktoren auf unser Leben zu bringen. Es gibt natürlich immer die individuelle Fragestellung. Wir sollten ermuntert werden, über unsere Einstellung zum Leben nachzudenken. Die Philosophin Hannah Arendt schrieb ein „Denktagebuch". Viele Dinge lassen sich von verschiedenen Seiten beleuchten, und nur so können wir Licht ins Dunkel unseres Denkens und Fühlens bringen.

„Ich bin nicht immer meiner Meinung.“

(Paul Valéry)

Und nun eine kleine Entspannungsübung vor dem Weiterlesen.

Atemübung I

Nehmen Sie eine bequeme Sitzhaltung ein, legen Sie die Lektüre für einen Moment aus der Hand.
Versuchen Sie, Ihren Atem zu spüren: das leise Ein- und Ausatmen. Nehmen Sie nun besonders die Strömungsgeräusche an Ihrer Nase wahr. Erkennen Sie, wann Sie ein- und wieder ausatmen. Verweilen Sie gedanklich an den Nasenöffnungen. Beobachten Sie ungefähr fünf Atemzüge.

* Nun machen Sie eine kleine Konzentrationssteigerung: Stellen Sie sich die beiden Wörter „frei sein" vor. Denken Sie nun bei der Einatmung **frei** und bei der Ausatmung **sein**.
* Alternativ können Sie sich die beiden Wörter auch nur bei der Ausatmung vorstellen.
* Einige Atemzüge lang üben. Sie werden ruhiger und ruhiger.
* Wir beenden die kleine Übung mit einem tiefen Ein- und Ausatmen.

Jetzt geht es ohne Überleitung abrupt weiter im Text. Sie nehmen die Lektüre wieder in die Hand und sind vielleicht neugierig auf das noch viel kompliziertere Gebiet der inneren Probleme des Menschen ...

„Denken ist ein unablässiges Durchstreichen."
(Paul Valéry)

B. Innere Stressoren

Es ist die besondere Sicht auf die Dinge, die den „hausgemachten Stress“ charakterisieren. Dabei ist unserer Perspektive nur teilweise angeboren (oder konstitutionell); überwiegend wird sie beeinflusst von Meinungen, Ideen, Erziehungsidealen oder Ritualen unserer Eltern. Einflüsse von Familie, Schule und eventuell Kirche kommen hinzu. Auch im späteren Leben können wir uns in unserem Verhalten nicht freimachen von den Wirkungen der frühen Sozialisation.

Die protestantische Leistungsethik

An erster Stelle zu nennen ist unser Verhältnis zur *Arbeit*. Viele Menschen erinnern sich sicherlich an gutgemeinte Erziehungsleitsätze aus der Kindheit. Meine Lateinlehrerin begann jede Unterrichtsstunde mit der Mahnung: „Nur durch Arbeit können Sie im Leben bestehen.“ Unabhängig von der Richtigkeit oder Realitätsbezogenheit einer solchen Aussage sollten wir im eigenen Leben immer wieder das vernünftige Maß unserer Arbeitsintensität einschätzen und überdenken. Auch die Formel „Arbeit gleich Lebensinhalt“ ist zumindest infrage zu stellen.

Im Jahre 2020 feierten wir das Erinnerungsjubiläum des großen Soziologen Max Weber (1864–1920). Von ihm stammt der Begriff der „protestantischen Leistungsethik“. Die ethische Bedeutung der Arbeit ist sehr komplex; sie speist sich aus verschiedenen Denkschulen unserer Geschichte.

Von Luther stammen die Begriffe der Berufung (*Beruf*) und der Pflicht: „Hier stehe ich, ich kann nicht anders.“ Calvin lehrte Askese, also eine Zurückgenommenheit im Lebensstil trotz großen Reichtums; die Anbetung der Güter wurde zum Selbstzweck. Berühmt ist Calvins Prädestinationslehre. Wer von Gott geliebt wird, der ist vom

Glück begünstigt. In der Wettbewerbsgesellschaft wollte nun keiner als arm und glücklos dastehen, weil ihn dann die Mitmenschen als nicht von Gott geliebt ansehen könnten. Die Zeit des Rationalismus ergänzte diese religiösen Lehren durch die Methode des vernünftigen, zweckgerichteten Denkens. Das kulminierte in dem berühmten Ausspruch von Benjamin Franklin: „Zeit ist Geld." Max Weber sprach auch von der „Rechenhaftigkeit der Welt".

Besonders bedenklich ist das Zahlenspiel im Bereich der modernen Medizin, in der doch Empathie und Menschlichkeit im Mittelpunkt stehen sollten. „Infolge des Zusammenspiels von zahlenorientierter moderner Medizin und rechnender Ökonomie wird derzeit all das für unnötig eingeschätzt, wofür man keine Zahlen liefern kann." (Giovanni Maio, 2014)

Wenn ich realistisch erkenne, dass die Welt in diesem Sinne funktioniert, kann ich dann nicht das Rechnen erlernen und aufspringen auf den Zug des Erfolges? Würde der Stress nicht von mir abfallen?

Grundsätzlich ja; aber es besteht das Risiko einer Erschöpfung, welche früher oder später auftreten kann. Gerade Menschen, die anfangs für ihre Arbeit mit Begeisterung und Idealen „gebrannt" haben, sollten die Möglichkeit eines späteren „Ausbrennens" (Burnout) bedenken. Immer wieder ist Nachdenklichkeit über den Lebenskurs (z. B. das „Zahlen machen") angezeigt, weil im Stadium des Burnouts die Selbstreflexion eingeschränkt sein kann.

Aber was ist das optimale Maß unserer Arbeitsintensität? Häufig können wir nur nicht aufhören. Wann ist eine Pause angesagt?

Beispiel: Ein Kollege konsultierte mich häufig um ca. 22 Uhr. Ich fragte: Immer noch in der Praxis? Antwort: Ja, so viel zu tun!

Der Arbeitsstil kann auch neurotisch gefärbt sein. Vielleicht arbeitet der betreffende Arbeitswütige gar nicht zur Hauptsache für sich selber, auch nicht für den Arbeitgeber, sondern symbolisch für den eigenen Vater (oder die Mutter), mit dem Ziel, von ihm / ihr gelobt oder besonders geachtet zu werden. Diesen unbewussten Vorgang nennt man nach Sigmund Freud „Übertragung". Familiendynamische Prozesse wirken durchaus bis in das Erwachsenenalter hinein und können unsere unbewussten Verhaltensweisen beeinflussen.

Das erscheint vielleicht sehr theoretisch. Es lohnt sich aber, darüber zu reflektieren, denn innerer Druck kann vielleicht dadurch gemildert werden, dass wir die Möglichkeiten der Entstehung analysieren. Und vielleicht können wir sogar über uns selbst schmunzeln, über unsere eigene Supervision. Das entlastet unsere Seele.

Lob und Burnout

Im Folgenden eine kleine Episode, welche das Thema Lob und Anerkennung noch ergänzt: Auf einer Irlandreise unterhielt ich mich mit einem holländischen Pastor über die biblische Geschichte von Kain und Abel. Ich erwähnte, dass Gott das Opfer von Kain nach der Übersetzung von Luther nicht „ansah" (im Sinne von „nicht annehmen"). Wenn wir das „Opfer" heute im täglichen Leben mit Arbeit gleichsetzen, dann kann die „nicht gesehene Arbeit" eine seelische Verletzung beim Produzenten hervorrufen.

Das Arbeitsmobbing hat sich diese Zusammenhänge zu eigen gemacht. Eine Bestrafung wäre die Nichtachtung oder das Nichtsehen des Kollegen / der Kollegin oder des gefertigten Produktes. Alle Arbeitenden, die kein sichtbares Arbeitsergebnis vorweisen können, wären in diesem Sinne besonders vulnerabel. Man denke an Mitglieder der sozialen Berufe, für die der Begriff des Burnouts ursprünglich formuliert wurde. (Wolfgang Schmidbauer: Die hilflosen Helfer).

Sehen und Gesehen-Werden: ein Stressfaktor

Im täglichen Leben wird das *Selbstwertgefühl* immer wieder auf die Probe gestellt. Viele Menschen fühlen sich in einer Warteschleife vor einer Rezeption (welche wortwörtlich *Annahme* heißt) in einem

Spannungszustand. Sie haben Sorge, in ihrem Anliegen nicht richtig gesehen zu werden; es geht um das Verstehen auf Augenhöhe. Manchmal sind sie im Warteraum vorher schon mehrfach „übersehen“ worden. Oder man hat „durch sie hindurch gesehen“, als wären sie Luft.

Das kann einen inneren Stress bedeuten, welcher mit Wut und Herzklopfen einhergeht. In einer ärztlichen Praxis ist – überspitzt ausgedrückt – das Wertbild des Menschen manchmal wichtiger als sein Blutbild (nach Friedemann Noack).

Ich erinnere mich an eine Episode aus meiner Kindheit: Mit meinem Onkel – einem pensionierten Lehrer – ging ich als Zehnjähriger spazieren im Hamburger Hirschpark. Es war Herbst und ein nebeliger Tag, wenige Passanten waren unterwegs. Unvermittelt verließ mein Onkel den Hauptweg und überquerte eine große Wiese. In der Ferne entdeckte ich zwei Gärtner einsam bei der Arbeit. Als wir näher kamen, sagte mein Onkel: „Das ist aber schön, dass Sie hier das Laub zusammenharken.“ Die Gärtner waren verdutzt, mussten lächeln, grüßten, indem sie ihre Mützen lüfteten. Wir wünschten uns gegenseitig einen schönen Tag. Mein Onkel kommentierte später: „Jeder Mensch möchte Beachtung finden.“ Ich habe dieses Erlebnis nie vergessen.

In diesem Zusammenhang erwähnenswert ist eine kleine Schrift von Martin Altmeyer mit dem Titel: „Ich werde gesehen, also bin ich.“

Neben der Leistungsorientiertheit ist auch der perfektionistische Arbeitsstil erwähnenswert, weil er innerlich belastend wirken kann. Dabei sind die Grenzen fließend zwischen genauem, akribischem Verhalten, welches in der Wissenschaft geschätzt wird, und einem zwanghaften Vorgehen, das sich subjektiv stressend und sogar kontraproduktiv auf die Kreativität bei der Arbeit auswirken kann.

Ein weiterer innerer Stressfaktor kann das Verhältnis des Arbeitenden zu seiner Arbeit sein.

2018 war der 200. Geburtstag von Karl Marx. Der von ihm geprägte Entfremdungsbegriff kann auch auf die digitale Welt übertragen werden. Viele Tätigkeiten, die wir machen, überblicken wir nicht in einer Entwicklungskette von Anfang bis Ende. Im Servicebereich (z. B. Bankgeschäft) sehen sich die Interaktionspartner häufig nicht.

Im medizinischen Bereich gehört das lebendige Gespräch zwischen Arzt und Patient zum Grundverständnis des Heilungsprozesses. In der modernen Zeit geht die Entwicklung in Richtung digitaler Visite und Internetberatung. Hinzu kommt, dass die Facharztambulanzen in Zentren und Krankenhäusern immer größer werden. Das fördert die Anonymität („Namenlosigkeit") im Arzt-Patienten-Verhältnis; bei den Kontrollterminen wechseln die behandelnden Fachleute. Genaugenommen geht es hier nicht um einen Entfremdungsprozess: Man ist sich von Anfang an fremd geblieben.

Die Gesundheit des Menschen ist in einer dynamischen Entwicklung zu sehen: Wir sprechen von einem Gesundungs-(oder Krankheits-)Prozess im Zeitverlauf, der viele Kontrolluntersuchungen notwendig macht. Der in einer Ambulanz tätige Arzt wird durch die Anonymität des Medizinbetriebs – mit ständigem Personalwechsel – daran gehindert, das besondere Schicksal des Patienten zu begleiten. Das bedeutet eine Entfremdung vom individuellen Leben des Patienten. Das war bei den Chirurgen schon immer so, aber der gesamte ambulante Bereich gleicht sich in der Anonymisierung dem stationären Betrieb an.

Das Temporäre, das Fließende, das menschlich nicht Fassbare kann auch ein innerer Stressfaktor für die Ärzte, aber auch für das ganze medizinische Personal sein. Für eine mögliche Burnout-Entwicklung sollte das Risiko eines „sozialen Entfremdungsprozesses" immer bedacht werden.

In vielen Fällen sehnen sich auch Patienten danach, die Fremdheit im Arzt-Patienten-Verhältnis zu überwinden. Aber die Zeiten haben sich geändert; der alte Hausarzt, welcher häufig auch Familienarzt war, gehört der Vergangenheit an. Aber Patient/-innen sind dankbar, wenn ihnen mitgeteilt wird, dass beim ambulanten Kontrolltermin wieder dieselbe Person die Behandlung fortführt. Es geht um das beiderseitige Einlassen auf den Verlauf einer Krankheit; in diesem persönlichen Raum wächst Vertrauen und Vertrautheit, und das kann ein stabilisierender Faktor für beide Seiten sein – für Behandelnde und Behandelte. In der täglichen Routine überhört man die komische (oder hintergründige) Formulierung, wenn gesagt wird: *Das ist „mein" Patient.* Gemeint ist natürlich kein Besitzverhältnis, sondern dass sich ein persönliches Verhältnis in der Behandlung entwickelt hat. Alle ambulanten Untersuchungsdaten werden im Computer festgehalten; das menschliche Verstehen, die Andeutungen und auch das Ungesagte (aber wichtige), welches sich in der Gestik und Stimmung ausdrückt, lassen sich nicht digital mitteilen.

„Mensch sein heißt,
das gegenüber seiende Wesen sein."
(Martin Buber,
zitiert nach Giovanni Maio)

Übung: Zwischenstopp – ein kleines Gedankenexperiment

Mal wieder tief durchatmen. Viele beschriebene Faktoren sind mit dem Zeitgeist verbunden. Wir können das Rad der Geschichte nicht anhalten oder zurückdrehen. Thema war zuletzt die Anonymität (übersetzt: die Namenslosigkeit) des modernen Menschen. Mit der Namenslosigkeit ist auch ein Gefühl des Verlorenseins in der modernen Welt verbunden. Können wir selbst etwas dagegen tun, ohne die Hilfe der Mitmenschen?

Ja, jede Entspannungsmethode stärkt unser individuelles Selbst; in der Entspannung spüren wir unseren Körper und unsere seelische Befindlichkeit. Darüber werden wir später mehr erfahren. Aber im „Hier und Jetzt" – im Zusammenhang mit dem Thema Namenslosigkeit – können wir sofort eine kleine Übung machen, die unserem Gefühl, nur ein verlorenes Sandkorn in der Welt zu sein, entgegenwirkt.

Die Übung

Der französische Philosoph Roger-Pol Droit (lit.) empfiehlt, wir sollten uns selbst laut beim Namen nennen. Sprechen Sie mehrmals im leeren Zimmer deutlich Ihren eigenen Vornamen aus.

Dabei können Sie verschiedene Lautstärken ausprobieren, vielleicht fangen Sie mit einem flüsternden Ton an und werden immer lauter. Versuchen Sie, sich immer klarer zu artikulieren. Experimentieren Sie ein wenig mit dem Sprechen. Wechseln Sie mit der Betonung der Silben. Draußen in der Natur könnten Sie sehr laut rufen, als wenn Sie sich selbst suchten. Der Variation sind keine Grenzen gesetzt.

Innerliche Bedrücktheit

Die *innerliche Bedrücktheit* – der „hausgemachte" Stress – scheint in erster Linie durch eine besondere Seelenlage gesteuert zu sein. Wir sollten aber nicht die *körperliche* Seite von Stressursachen übersehen.

Im Anfangsstadium einer akuten Erkrankung oder Verletzung stehen die organischen Symptome im Vordergrund. Mit allen Kräften wird versucht, wieder gesund zu werden, der Körper soll wiederhergestellt werden – er soll wie gewohnt funktionieren. Der Erkrankte steht ganz im Banne seines Körpers: Er ist ganz Körper. Unmittelbares Ziel ist die „Restitutio ad integrum", d. h. die Wiederherstellung der körperlichen Unversehrtheit, welche nur ein Ideal sein kann und in der Praxis meist nicht erreicht wird.

Erst nach einer gewissen Zeit der Immobilität oder Ruhigstellung drängen sich die Gedanken und Fragen auf: „Warum ich? Was habe ich falsch gemacht? Wird alles wieder so wie vorher? Hat meine Krankheit eine Auswirkung auf meinen Arbeitsplatz? Kann ich wieder Sport machen?" Irgendwie fühlt sich der Betroffene wie beleidigt.

Ein medizinischer Begriff für Schlaganfall lautet „apoplektischer Insult". Dabei bedeutet das englische Wort *Insult* eigentlich „Beleidigung". Dieses Gefühl der Beleidigung (es wurde dem Betroffenen ein Leid zugefügt) oder des Beleidigtseins kann eine Zeit andauern, auch wenn die ursprünglichen Symptome wieder verschwunden sind.

Die Erfahrung der Vulnerabilität verunsichert die Betroffenen eine gewisse Zeit, vielleicht auf Dauer oder sogar lebenslang.

„Nur ein Schilfrohr, das zerbrechlichste in der Welt,
ist der Mensch, aber ein Schilfrohr, das denkt."
(Blaise Pascal)

Vulnerabilität

Staubige Straße am Morgen,
hektische Bewegungsmuster der Autos,
Hupen, Vorsicht,
Gedanken-Flash –

da drüben muss er sein:
der Weg zum Meer,
in Erwartung
schon leicht tänzelnder Antritt,
Vorfreude,
beruhigende, tiefe Atemzüge
taktvolles Zunicken des Herzens,

Palpitationen, angenehm,
in Erwartung,
Stärke vermittelnd,
ein Gefühl des Nun,

jetzt in den Weg einlaufen,
hineinlaufen, den Rhythmus finden,
die Füße vermitteln Freude,
geben den Takt an,

die Sonne hoch am Himmel,
ein Verschmelzungsgefühl,
ein erhabenes Gefühl
von Kraft, Natur und Kosmos,

leichter Anstieg des Weges,
im Flimmern der Luft
in der Ferne das Meer,

ja, der blaue Streifen muss es sein,
der Lauf-Rhythmus beschleunigt sich,
der Weg wird uneben,
gelber Staub umhüllt die Turnschuhe,

Schultern gelöst,
ganz fallen lassen,
jetzt umso mehr den Blick in die Ferne heben
zum Meer, wunderbar warmes Klopfen des Herzens,
Kraft spürend, im Einklang mit dem Weg,
ein Laufen in dem Weg,

Oleanderblüten streifen die Stirn,
Glücksgefühle,
unmerklich näher am Meer,
tiefes, existentielles Atmen,
erfrischende Luft,
der ganze Körper atmet,
„Nous", der Weltensinn, schwebend über dem Meer,
der erhabene Augenblick,

Weite, Himmel, Atem
und der Weg sind eins.

Da – ein plötzlich stechender Schmerz
in der rechten Ferse, in der Sehne,
man erinnert sich –
schon früher mal gehabt,
da, wo Achilles verletzlich war,

ja, die Vulnerabilität des Menschen,
ein wissendes Lächeln,

Dehnungsübungen am Meer,
sollen helfen – wie damals.
Vorsichtig langsames Joggen zurück,
Laufen in eigener Supervision,
es geht, es läuft,
danke, es geht schon,

Ankunft an der Straße,
die Hektik des Alltags
umschließt den Läufer,
die Wirklichkeit hat ihn wieder,
Philosophie

(Eckhart Stahmer)

Körperliche Krankheiten

Körperliche Krankheiten wirken auf die Seele und vermindern die Widerstandskraft gegen den alltäglichen Stress.

Phasenweise melden sich Symptome aus dem körperlichen Bereich; das führt zu einer seelischen Bedrücktheit und Sorge um die eigene Gesundheit. Wenn dann noch Druck von außen kommt – hoher Arbeitsanfall oder Konflikte am Arbeitsplatz – gerät die Abwehrlage des „ganzen" Menschen aus dem Gleichgewicht. Die Seelenlage kann dann dekompensieren; Traurigkeit und Reizbarkeit sind die möglichen Folgen.

Viele Menschen wollen ihre Bekannten nicht mit ihren Bedrücktheiten belasten – jeder hat sein „eigenes Päckchen" zu tragen. Das führt dazu, dass sich dieser innere Stress nicht lösen kann; und das hat weitere innere Blockaden zur Folge und erhöht den inneren Anstau der Gefühle.

Das Erscheinungsbild dieser körperlichen Signale mit Wirkung auf die Psyche ist vielfältig. Ein Mensch, bei dem erfolgreich eine Herzkranzgefäßerkrankung behandelt wurde, wird in der Folgezeit aufmerksamer die Empfindungen im Brustkorb registrieren. Und schon bei einem leichten Ziehen wird er ängstlich an ein Wiederauftreten der Herzkrankheit denken. Nur nach erneuter Untersuchung des Herzens wird er sich dann – vorübergehend – beruhigen lassen. Das alte Selbstvertrauen in die eigene Leistungsfähigkeit ist verloren gegangen.

Auch Patienten mit chronischen Funktionsstörungen im Bewegungsapparat haben jeden Tag – schon beim Aufwachen – Sorge, dass sich Schmerzen verschlimmern und die Autonomie bedrohen. Bei der Arbeit – z. B. vor dem PC – sind chronische Rückenschmerzen belastend und können Elan, Ideen, Stimmung und den kollegialen Umgang beeinträchtigen. Die Reizbarkeit am Tätigkeitsplatz ist nicht immer Folge der Arbeitsbedingungen, sondern kann ganz persönliche Gründe haben.

Viele Menschen erhoffen sich Besserung in einer Reha. Der Begriff „Rehabilitation" erweckt falsche Hoffnung. Viele therapeutische Bemühungen können eine Besserung zur Folge haben; eine vollständige Wiederherstellung der Gesundheit ist oftmals illusorisch und zu schematisch bzw. mechanisch gedacht. Die einmal gemachte Erfahrung der Vulnerabilität belastet und begleitet insbesondere den sensiblen Menschen auf Dauer oder sogar lebenslang.

„Sei doch nicht so bedrückt!" Ja, diesen Satz hören wir immer wieder. Wollten wir nach außen Stärke demonstrieren, so würden wir antworten: „Alles nicht so schlimm, wir schaffen das schon." Oder wir versuchen unser Augenmerk nach innen zu lenken, um zu prüfen, ob wir eine Läsion in der Tiefe unserer Befindlichkeit spüren. Manchmal erscheint die Analyse der Außenfaktoren leichter als die Erkennung innerer Verletzlichkeit. Wir sind wie ein Schilfrohr – aber wo sind die Bruchstellen? Und es ist viel weniger die Frage, woher der Sturm kommt, als das Problem, wie wir ihn aushalten sollen. Mit unserem Körper? Mit unserer Seele? Und wie sollen wir überhaupt die Sprache von Körper und Seele unterscheiden?

Diese Zusammenhänge versuchen wir im nächsten Abschnitt zu erläutern.

Die Einheit von Leib und Seele – ein diagnostisches Problem

Im Einzelfall ist es schwer zu unterscheiden, ob es psychische oder körperliche Erscheinungen sind, die uns aus dem inneren seelischen Gleichgewicht bringen. Diese inneren Stressauslöser (Stressoren) überlappen sich häufig oder bedingen sich gegenseitig. Das kann den Arzt vor diagnostische Probleme stellen.

Wenn ein Patient nach durchgemachtem Herzinfarkt vermehrt Herzklopfen verspürt, kann das die Folge einer ängstlichen Körperwahrnehmung sein: die Sorge um das Herz. Möglicherweise hatte dieser Mensch auch vor der Krankheit harmlose Extraschläge an seinem Herzen; er kümmerte sich nicht darum. Andererseits können nach dem Infarkt erstmalig organische Herzrhythmusstörungen auftreten, welche eine Diagnostik und Therapie notwendig machen. Nach Einleitung einer medikamentösen Behandlung beobachtet der Patient intensiver seinen Herzrhythmus; dadurch kann – seelisch bedingt – erstmalig ein nervöses Herzklopfen die Empfindungen überlappen.

Hinzu kommt ein weiteres Phänomen: die Erwartungsangst. Selbst wenn der Rhythmus völlig normal ist, ist der Patient in ständiger Angst vor möglichen Herzrhythmusstörungen. Diese Angst könnte sich zu einer Herzneurose entwickeln, welche speziell behandelt werden müsste. Deshalb hat sich eine Spezialdisziplin in der Kardiologie entwickelt: der Facharzt für Psychokardiologie.

Die Übergänge zwischen normaler Körperwahrnehmung und ängstlicher Selbstbeobachtung sind fließend. Es geht um die Häufigkeit und die Intensität der Beschäftigung mit sich selbst und dadurch letztlich um den Leidensdruck.

Und in diesem Wort manifestiert sich wieder unser Leitmotiv: *Druck (Stress).*

Das Herz

„Verwunderlich ist auch, was das Herz alles vermag. Denn es kann schlagen und klopfen, pochen und hämmern, es kann zittern und flattern, aber auch schmachten und jubeln, es kann stillstehen, aber auch aufwachen und erglühen, es kann stocken und versagen, brechen und zerspringen. Das Herz kann sich an sehr verschiedenen Orten befinden, mitunter sogar gleichzeitig. Man kann es auf der Zunge haben, aber es kann einem auch in die Hose rutschen. Es kann einem im Leibe lachen, aber sich auch im Leibe umdrehen. Man kann es auf dem rechten Fleck haben, aber auch stehlen und erobern. […] Mehr noch: Das Herz, ein Körperteil, kann seinerseits, so wollen es manche Dichter, und nicht die schlechtesten, ebenfalls Körperteile haben, zumindest Knie. Jedenfalls schrieb Kleist am 24. Januar an Goethe, dem er das erste Heft des Phöbus zuschickte: ‚Es ist auf den Knien meines Herzens, dass ich damit vor Ihnen erscheine.'"

(Marcel Reich-Ranicki)

Antoine de Saint-Exupéry wird gerne zitiert mit seiner Aussage: „Man sieht nur mit dem Herzen gut."

Was die Dichter vielleicht nicht wissen, dass die Herzen – anatomisch definiert – noch zwei Ohren haben: *Auriculae Atrii.* Besonders das linke Herzohr kann den Kardiologen Sorgen bereiten, da sich hier Blutgerinnsel bilden können. Wir könnten – in Anlehnung an Saint-Exupéry – sagen:

Man hört nur
mit dem Herzen gut.

Die Verkettung von Symptomen – manchmal eine lange Kette

Das bisher Gesagte „verläuft" sich im Bestreben, das innere Druckgefühl durch einzelne Stressoren zu erklären. Das greift zu kurz, denn der subjektiv empfundene Stress („der hausgemachte Stress") ist ein Gefühl – ein eigentlich undefinierbares verschwimmendes Gefühl.

Das dauernde Nachdenken über sich selbst macht einem „Kopfzerbrechen"; und diese Befindlichkeitsstörung erwächst aus einer anderen, und diese wiederum ist das Ergebnis einer noch anderen Betrübnis; wir haben es also mit einer Verkettung von inneren Stressoren zu tun.

Kopfschmerz

Das Thema Kopfschmerzen ist häufig auch Begleitphänomen anderer Stressgefühle. Die Analyse der Kopfschmerzen gehört in die Hand eines Neurologen. Zunächst müssen organische Kopfschmerzen ausgeschlossen werden, also neurologische Prozesse.

Eine Mittelstellung zwischen organischen und funktionellen Kopfschmerzen nimmt die Migräne ein. Meist gibt es familiäre Faktoren, die zur Migräne disponieren. Während des Migräneanfalls sind die Adern im Gehirn weitgestellt: eine ungewöhnlich pulsierende Durchblutung, welche die klopfenden einseitigen Schmerzen bewirkt. In diesem Stadium sind also pathophysiologische Veränderungen nachweisbar. Bei der „Migräne accompagnée" liegen sogar Begleitlähmungen vor. Nach dem Anfall ist der normale Zustand wiederhergestellt, also eine Restitutio ad integrum. Unter der Vielzahl der Auslöser der Kopfschmerzattacken sind auch Stressfaktoren und allgemeine Überlastung zu nennen. Der Migräne-Patient ahnt manchmal schon die möglichen Episoden. („Hoffentlich bekomme ich am Wochenende nicht wieder ‚meine' Migräne, wenn wir unseren Familientag haben.") Manchmal kann man sich mit dem Stressgefühl „Kopfschmerz" einem noch größeren Stress entziehen. Sigmund Freud spricht vom „sekundären Krankheitsgewinn". Man hat einen guten Grund der Entschuldigung für einen unangenehmen Termin.

Der funktionelle Spannungskopfschmerz ist dagegen eher uncharakteristisch: Meist ist er beidseitig, manchmal vorne beginnend oder am Hinterhaupt. Vielfach besteht eine Beziehung zu Nackenverspannungen.

Manchmal ist der Kopfschmerz auch die Folge einer Bluthochdruckattacke. Wenn der Hochdruck ein situativer Spannungshochdruck ist, dann liegt beim Kopfschmerz auch eher eine „nervöse" Begleitkomponente vor: also wieder eine Verkettung von Stress-Symptomen.

Und was ist mit der Angst?

Alle Stress-Symptome haben eine „enge" Beziehung zur Angst. Stress bedeutet Druck. Von den Stressoren fühlt sich der Mensch „bedrückt" und auch eingeengt und wie „mit dem Rücken zur Wand" gepresst. Daraus erwächst ein Angstgefühl, welches als Begleitphänomen bei vielen Stress-Situationen auftritt. Die Enge hat im wahrsten Sinne des Wortes eine Beziehung zur Angst: aus Enge erwächst Angst. Die Wort- und die Klangnähe zum lateinischen Begriff „Angina" ist offenkundig. Deswegen benutzen die Mediziner den Fachausdruck „Angina pectoris" (Brustenge) zur Charakterisierung von Sauerstoffnot am Herzen, die häufig mit Angst gepaart ist.

Angst führt zur Beklemmung im Brustkorb, zur Atemnot und zur Herzenge. Auch eine Halsenge kann sich entwickeln: das Kloßgefühl oder Fremdkörpergefühl im Kehlkopfbereich (Globussyndrom). Wenn die Rachenmandeln (lat. Tonsillen) vergrößert sind, sprechen wir von „Angina tonsillaris“. Auch schnelles Atmen kann die Sprache der Angst sein.

Aber Angst ist nicht nur ein individuelles Problem. Wir kennen auch gemeinschaftliche Gefühle der Angst. Der englische Schriftsteller W. H. Auden (1907–1973) schrieb 1947 vor dem Hintergrund der Kriegserlebnisse von einem immerwährenden Gefühl der Angst. In Abgrenzung zur medizinischen Angst könnten wir von einer „soziologischen“ Angst sprechen. Der Titel seines berühmten Buches lautet „Das Zeitalter der Angst“ (The age of anxiety).

Gedankenstopp: Ist die Welt wirklich so kompliziert?

Das Aufzählen der vielen Faktoren und Problemkreise kann doch eher verunsichern als Klarheit schaffen. So könnte man denken. Haben wir nicht alle unsere festgefügten Standpunkte?

In der Gesellschaft zählt es viel, eine klare Meinung zu den Dingen zu haben. Vielleicht hilft eine kleine Körperübung, die Dinge zu überdenken oder bei sich selbst in Frage zu stellen: Es wagen, einmal über sich anders zu denken. „Habe ich wirklich niemals Angst?“

„Er will gar nicht gehen,
er kann nur nicht stehen bleiben.“
(Non ille ire vult, sed non potest stare.)
(Seneca)

Übung – frei nach Seneca

Die Leser mögen die Lektüre mal kurz aus der Hand legen.

* Bitte jetzt aufstehen und aufgerichtet in den Raum stellen. Lenken Sie Ihre Aufmerksamkeit auf den Atem. Spüren Sie das Ein- und Ausströmen der Atemluft über die Nasenöffnungen. Nehmen Sie die Bewegungen Ihres Brustkorbs wahr und fühlen Sie das Auf und Ab der Bauchmuskeln infolge Ihrer Atmung.
* Nun spüren Sie eine Ruhe, die durch den ganzen Körper zieht.
* Bei genauer Aufmerksamkeit wird Ihnen bewusst, dass Sie nicht vollständig ruhig stehen; Sie machen minimale Ausgleichsbewegungen mit den Beinen. Der ganze Körper schwingt etwas im Raume.
* Nun lenken Sie Ihre Beobachtung auf die Füße. Ist das Gewicht auf beide Füße gleichmäßig verteilt? Spüren Sie Ihren Kontakt mit dem Boden mit stärkerem Gewicht auf den Vorfüßen oder auf den Fersen?
* Verlagern Sie nun Ihr Gewicht bewusst auf den Außenriss (ca. 15 Sekunden), danach auf die Vorfüße und abschließend auf die Fersen. Wiederholen Sie die Übungen mit geschlossenen Augen. Haben Sie eine gute Bodenhaftung? Spüren Sie den Untergrund?
* Als Nächstes machen wir eine kleine Variation. Ihr Standort wird sich ändern. Bewegen Sie nun Ihre beiden Vorfüße wenige Millimeter zur Seite. Fühlen Sie sich in die veränderte Position hinein. Atmen Sie ruhig und gleichmäßig.
* Werden Sie sich der neue Perspektive gewahr? Ändert sich etwas im Fühlen von Körper und Raum?
* Nun gehen Sie wieder in die Ausgangsposition zurück.

Spüren Sie die erneute Veränderung? Haben Sie den vorigen Standort noch in Erinnerung?

Fazit: In der Bewegung (Kinetik) und durch Wahrnehmung (Ästhesie) hatten Sie kurzzeitig Ihren Standpunkt geändert. Wir nennen das eine kinästhetische Übung.

Muskelbewegungen können auch unser Denken in Bewegung bringen und unsere Phantasie anregen. Und: Wir sind gar nicht so festgefügt und eingefahren, wie wir denken. Können wir die Dinge nur „ver-stehen“, wenn wir mal stehen bleiben?

Redensarten

Wieder den Boden unter den Füßen spüren
Auf eigenen Füßen stehen
Im Leben stehen
Zu sich selber stehen
Er war wie festgewurzelt
Jemandem beistehen
Mit beiden Beinen in der Welt stehen
Den Boden für etwas vorbereiten
Den Boden unter den Füßen verlieren

Und eine moderne Variante:

Die Seele mit den Füßen suchen
(Sabine Rieser:
Deutsches Ärzteblatt, 2004)

Die Tragödie der alten Griechen – gleichzeitig schuldig / unschuldig

Widerstreitende Gefühle, Pflichten oder Handlungen, die miteinander unvereinbar sind, nannten die Griechen tragisch. In heutiger Zeit glauben wir meist, dass solche inhaltsschweren Begriffe nur auf die Theaterbühne gehören. Wir vergessen dabei, dass viele schwierige Entscheidungen im täglichen Leben getroffen werden müssen.

Ich möchte einige Beispiele nennen: Einer jungen Familie wird eine berufliche Chance im Ausland geboten; durch den Ortswechsel werden die nicht mehr reisefähigen Großeltern ihre Enkelkinder seltener sehen. Aber auch die Enkelkinder werden ihre Großeltern vermissen.

Neutrale Beobachter werden sicherlich die berufliche Veränderung befürworten und die Diskussion einer Schuld als völlig abwegig sehen. Das ist sicherlich richtig und die Eltern fühlen sich gestärkt in ihrer Entscheidung. Andererseits sollten wir nicht verkennen, wie im Unbewussten der Konflikt weiter schwelt; es können Schuldgefühle auftreten, welche auch die guten Freunde nicht wegreden können. Im täglichen Leben versuchen wir diese zu verdrängen, aber in der Tiefe unserer Seele wirken solche Konflikte stressend und zermürbend.

In Verbindung mit anderen inneren oder äußeren Stressoren können die Schuldgefühle als „bohrender“ Faktor zu einem inneren seelischen Verbrennen, dem sogenannten Burnout-Syndrom führen.

Halten oder Loslassen?

Im ersten Moment erscheint die Frage klar gestellt. Auch eine eindeutige Antwort müsste möglich sein. Das ist aber nicht immer der Fall: Es gibt viele Situationen im Leben, in denen definitive Entscheidungen im Sinne des Wortes nicht „auf der Hand liegen“.

Ich möchte ein Beispiel aus der Mitte des Lebens erläutern. Die Mitte ist hier doppeldeutig gemeint: Es geht um ein Problem mitten aus dem Leben gegriffen, weil es sehr häufig ist, und es betrifft Erwachsene im mittleren Lebensalter. In der heutigen Zeit leben die Kinder mindestens zwanzig Jahre im Elternhaus oder sind den Eltern räumlich und existentiell noch eng verbunden. Dann kommt ein kritischer Punkt (krisis = Umkehrpunkt), in welchem wir eingestehen müssen, dass die Kinder erwachsen sind. Es ist ein klassischer Vorgang: Wir sollen sie in das selbstbestimmte, eigenständige Leben entlassen, auf welches wir sie über Jahrzehnte vorbereitet haben. Das geht nicht ohne innere zwiespältige, widerstreitende Gefühle bei den Eltern – vielleicht auch nicht bei den Kindern. Weggehen und doch zu Hause bleiben; selbst entscheiden und doch Rat benötigen? Uns allen klingen Sätze der Eltern im Ohr wie: „Das könnt ihr uns nicht antun." „Ihr werdet schon sehen, was ihr davon habt." „Ihr könnt jederzeit kommen, die Tür steht euch immer offen." „Ihr seid undankbar für alles, was wir für euch getan haben."

Die geschilderten Ambivalenzkonflikte belasten die Betroffenen – bewusst und unbewusst – manchmal jahrelang und vermindern ihre Stressfähigkeit.

Der mütterliche Elternteil ist meist zusätzlich in der Belastbarkeit und Entscheidungsfähigkeit eingeschränkt durch das sogenannte „klimakterische Syndrom". Neu auftretende vegetative Symptome wie Nachtschweiß, Herzklopfen und Schlafstörungen irritieren die Psyche. Umgekehrt gibt es auch eigenständige psychische Symptome in Form von depressiven oder melancholischen Phasen, die die Betroffene vorher nicht kannte. Diese Umstände können die Entscheidungsfähigkeit und Entscheidungsfreudigkeit der Mutter bei der Ablösung ihres Kindes (ihrer Kinder) beeinträchtigen.

Die Widersprüchlichkeit der Gefühle im Generationenkonflikt äußert sich in einer Formulierung der spanischen Schriftstellerin Irene Vallejó. Das Buch „Papyrus" ist ihrer Mutter gewidmet. Auf der ersten Seite lesen wir:

„Meiner Mutter fester Hand aus Watte"

Wir sehen, aus vielen Fragestellungen ergeben sich weitere Probleme. Und langsam ermüden wir bei der Aufzählung immer neuer Stress-Faktoren. Das Leben ist eine unendliche Geschichte. Vieles ist unklar und manches nicht zu ändern. Wir sind im „Gewimmel der Welt“ angekommen. Alles bewegt sich, alles dreht sich, der Stadtverkehr brodelt. Wir stehen in der Warteschleife. Ein Gedränge. Ein Durcheinander. Lautsprecheransagen. Termindruck. Leuchtreklame. Rolltreppen. Herzklopfen. Sorgen. E-Mails. Planungsdruck. Flugzeuglärm.

Der Stress ist allgegenwärtig. Wir fühlen uns wie umzingelt.

* Von außen: Entscheidungen werden gefordert („die Forderung des Tages“, Goethe).
* Von innen körperlich: Man fühlt sich nicht im Vollbesitz der Kräfte.
* Von innen seelisch: Man fühlt sich ängstlich, melancholisch, verletzlich („nahe am Wasser gebaut“).
* Wohin geht die Reise? Bringt uns die Aufzählung der vielen Einzelheiten weiter? Wir werden etwas ungeduldig, nicht wahr?

Und wir werden an die Überschrift eines Gedichtes von Erich Kästner erinnert, in welchem er selbstironisch seine Leser zitiert:

„Und wo bleibt das Positive, Herr Kästner?“
(lit.)

Auch beim Lesen meiner bisherigen Ausführungen könnten sich die (geneigten) Leser/-innen zu einer ähnlichen Frage gestimmt fühlen. Von allen Seiten werden wir von Stress umgeben. Das mag eine Rolle spielen. Aber wir wollen doch gerade erfahren, wie wir uns davor schützen können!

Im folgenden Kapitel leiten wir über zum Verständnis einer frappierend einfachen Anti-Stress-Methode. Ab jetzt wollen wir „positiv“ und lösungsorientiert zu sein.

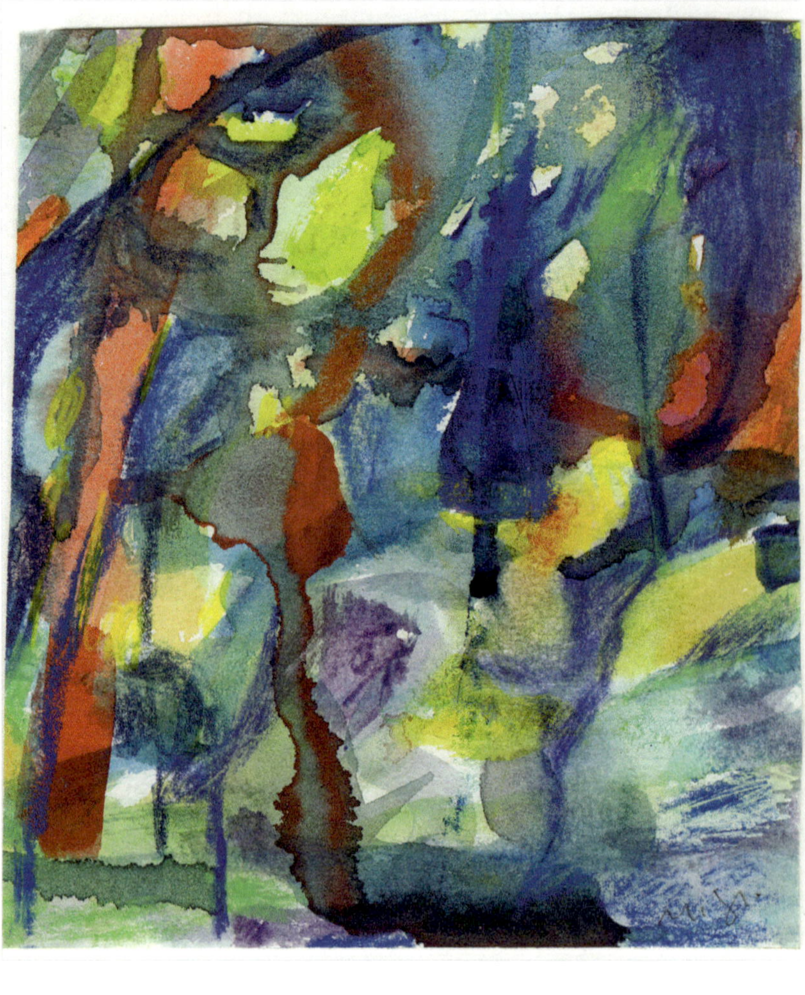

Das große Welttheater und ich …

„Die ganze Welt ist eine Bühne.“
(Shakespeare)

Was kann ich nun selbst machen? Wie kann ich mich entwickeln, wachsen und mich befreien? Wo soll ich beginnen? Und vor allen Dingen: Wie kann ich aus meiner blockierten, verspannten und stillstehenden Position herauskommen?

Wenn wir nach neuen Wegen – oder auch Umwegen – suchen, wissen wir nicht, wo wir beginnen sollen; wir fühlen uns wie ein Sandkorn im Getriebe der Welt. Wir fragen uns auch: Wie machen es die anderen?

Modern wäre es, zusammen mit einem Coach die Probleme des Lebens zu besprechen. Wir erinnern uns aber auch an früher. Schon in der Schule wurden uns geistige Vorbilder beschrieben. Bei genauerer Analyse stellen wir fest, dass die großen Denker und Dichter auf ihrem Spezialgebiet auch nur einen Ausschnitt des Lebens behandelt haben. Auf der einen Seite geht es um Darstellungen der Objektivität (der messbaren Welt): Wir denken an den Physiker Albert Einstein und an den Mediziner Robert Koch; auf der anderen Seite werden die Fragen des schicksalhaften Lebens bei Goethe, Dostojewski, Thomas Mann u. a. beschrieben. Sigmund Freud bemühte sich um die Erforschung der Seele.

Vieles kann für uns hilfreich sein, manches bleibt theoretisch. Wir fühlen uns in einer betrachtenden, unbeteiligten Außenposition. Unsere Sehnsucht ist auf das zentrale Leben gerichtet: Wir möchten da sein, dabei sein, lebendig sein.

Erinnern wir uns an die alten Griechen: Im antiken Theater wurden die Fragen des Lebens behandelt. Die Schauspiele hatte eine so starke Wirkung auf die Zuschauer, dass diese zu Tränen gerührt waren. Die Katharsis, d. h. das Fließen der Tränen, war neben der

Unterhaltung auch ein Ziel der Theateraufführung. Wir würden vielleicht heute sagen, dass es zur Lösung von äußeren und inneren Blockaden führte.

Und mit dieser Aussage sind wir in der Gegenwart angekommen. Therapeutisches Ziel der Entspannungsübungen ist die Lockerung der Muskeln und die Harmonisierung der Psyche. Alles soll wieder zum Fließen kommen: innen und außen.

Und wie soll das geschehen?

Der Komplexität der Welt wird ein „klassisch einfaches" Konzept gegenübergestellt: die progressive Muskelrelaxation von Edmund Jacobson. Dabei werden in vielen Regionen des Körpers elementare Bewegungsübungen durchgeführt. Die Übungsformen sind ganz leicht und gelingen sofort. Jeder von uns kann es. Die nachfolgende Wirkung versetzt mich sofort in die Lage,

* mich ganzheitlich zu fühlen,
* meinen Platz im Welttheater wahrzunehmen
* und auf die Kompliziertheit der Welt bewusst und wirkungsvoll zu reagieren.

Erst so bekommt der Satz des Stress-Forschers Hans Selye einen Sinn:

„Stress ist die Würze des Lebens." (lit.)

Denn nur im entspannten, d. h. souveränen Zustand können wir auf die Herausforderungen des Lebens aktiv, adäquat und kreativ reagieren. Erst dann sind wir im Welttheater teilnehmend angekommen.

Gedankenspiele …

Wie hängt alles körperlich und seelisch zusammen?

Das seelisch-geistige Erleben von Halten/Loslassen wird „griffig" ergänzt oder körperlich fühlbar gemacht durch einfache Muskelübungen. Bekannt ist dieses Verfahren unter dem Namen „progressive Muskelrelaxation nach Jacobson". Praktisch werden bestimmte Muskelgruppen angespannt und nach kurzer Zeit wieder losgelassen. Die Wirkung ist eine ganzheitliche Entspannung von Körper und Seele.

Man engt den Begriff der Entspannung künstlich ein, wenn alle Sinne nur auf Entspannung eingestellt sind. Vielleicht sollte man auch in diesem Sinne das Wort „Methode" vermeiden, weil es so wissenschaftlich klingt und ein „Schubladen-Denken" fördert. Psychologen sprechen lieber von „übenden Verfahren". Die Entspannung sollte frei machen zur Nachdenklichkeit und zur körperlich-seelischen Entfaltung.

Das Einüben von Jacobson ist einfach und anschaulich. Es beginnt mit einem Muster von Muskelübungen in verschiedenen Körperregionen („Körperlandschaften"). Zunächst erscheinen diese Bewegungsmuster wie eine Abfolge „lokaler" gymnastischer Anweisungen. Wenn man sich mit Ablauf und Wirkung vertraut gemacht hat, können unendliche Variationen angeschlossen werden. Ein Weg ist die *meditative Versenkung*.

Auch eine symbolische Vernetzung mit psychischem Erleben drängt sich auf. Wir werden bei den körperlichen Übungen auch immer an Themen in der Literatur, der Philosophie und Psychologie erinnert; entsprechende Gedanken werden in den folgenden Kapiteln immer wieder im Zusammenhang zitiert.

Wie kann ich die Entspannungsmethode verstehen?

In *Entspannung als Therapie* beschäftigte sich Edmund Jacobson wissenschaftlich mit dem Thema Muskelphysiologie, d. h., er untersuchte objektiv messbare (physikalische) Phänomene an der lebendigen Struktur des Muskels.

In seinem Blickfeld standen die Kontraktion (die Verkürzung) der Muskelfasern und ihre Relaxation (Verlängerung/Erschlaffung). Auch elektrische Erscheinungen des Muskels (Aktionspotentiale) wurden mittels Elektromyographie (EMG, so ähnlich wie EKG) untersucht. Dabei können schon zu Beginn der beabsichtigten Anspannung und vor der tatsächlich durchgeführten Anspannung Änderungen der Elektrizität registriert werden. Daran können wir sehen, dass schon die Vorstellung von Bewegung eine Veränderung im Muskel bewirkt.

Was ist die Grundidee von Edmund Jacobson?

Er konnte wissenschaftlich nachweisen, dass innere Anspannung – wie Unruhe, Angst – sich immer auch in körperlicher Muskelanspannung(-verspannung) spiegelt. Die Katze macht einen Katzenbuckel und steht vor der Entscheidung des Flüchtens oder Standhaltens („flight or fight"). Die Umkehr der Verhältnisse, also das Erreichen einer Muskelentspannung, führt zur allgemeinen Beruhigung und seelischer Entspannung mit Angstabbau.

Wir können es noch griffiger ausdrücken: Physiologische (körperliche) Zustandsänderungen und psychische Veränderungen bedingen sich gegenseitig. Also:

* Zentrale spiegelt Peripherie und
* Peripherie spiegelt Zentrale.

Edmund Jacobson beschrieb die Zusammenhänge kurz und prägnant in seinem wissenschaftlichen Begriff „Neuromuscular psychophysiology" (zitiert nach A. Gessel).

* *neuro*: Die Silbe *Neuro* verweist auf die Wirkung unserer Nerven, welche wir auch als elektrische Telefonkabel bezeichnen können. Die Botschaft geht in zwei Richtungen: Es wird der Zustand der Muskeln an das Gehirn gemeldet und umgekehrt kann auch eine Spannung (und Entspannung) des zentralen Nervensystems an die Muskeln weitergeleitet werden.
* *muscular*: An den Muskeln setzt die Entspannungsmethode an. Über das zentrale Nervensystem werden die Muskeln in einen entspannten Zustand versetzt. (Muskeln als „Start und Ziel")

* *psycho*: Die Methode hat eine ausgleichende Wirkung auf unsere Psyche.
* *physiology*: Der Begriff der Physiologie ist allumfassend. Er kann als Lehre von den Funktionskreisen des Lebens aufgefasst werden.

Wie wird die Jacobson-Entspannung durchgeführt?

Man spannt fortschreitend (progressiv) bestimmte Muskelgruppen an und lässt sie spontan wieder los. Wichtig ist es, „richtig" loszulassen, also ohne Restspannung im Muskel. Die Muskelspannung sinkt unter das Ausgangsniveau: Die Muskeln sind erschlafft oder deutlich spannungsgemindert.

Kurzformel: Anspannen ... Loslassen ... Pause.

Diese Darstellung entspricht ungefähr der originalen Methode von Jacobson. Sie basiert auf wissenschaftlich messbaren Spannungsänderungen der Muskeln.

In diesem Buch werden zusätzlich Atemübungen, formelhafte Vorsätze und Anleitungen zur Körpererfahrung beschrieben, welche nicht zur klassischen Jacobson-Methode gehören. Aus meiner Erfahrung eignen sich die Übungen zu individuellen Variationen und Erweiterungen. Wir wissen nicht, was Jacobson dazu gesagt hätte. Er wurde 1888 in Chicago geboren und verstarb 1983 in dieser Stadt.

Die Jacobson-Methode: Was muss ich machen?

In dieser Weise werde ich in der Praxis nach dem Prinzip der Methode gefragt. Ich versuche humorvoll zu antworten: „Wir *müssen* eigentlich gar nichts; das ‚Müssen' ist für die Entspannung eher hinderlich."

Durch dieses „Müssen“ würden wir wieder in das kindliche Eltern-Kind-Verhältnis zurückgeworfen. Psychologen nennen das „Regression“: Zurückgehen in ein abhängiges Lernstadium der Kindheit. Nein, wir sagen jetzt ganz frei und emanzipiert: Ich bin neugierig, meinen bisherigen Horizont zu erweitern.

Die Methode ist „klassisch“ in ihrer Einfachheit: Sie ist *handlich* in der Durchführung, und man staunt über ihre Wirkung. Sie ist ein kleines Wunder.

Der Körper als Entspannungsbühne

Unsere Reise beginnt mit der Hand

Jacobson-Übung: Hand zur Faust ballen

Nehmen Sie eine bequeme Sitzhaltung ein. Lenken Sie Ihr Fühlen auf die rechte Hand. Geben Sie sich selbst ein Signal: „Jetzt" spannen Sie die rechte Hand zur Faust.

* Halten Sie die Spannung für 1–2 Atemzüge (oder etwas länger). – Und wieder loslassen …
* Hand auf der Unterlage, z. B. Bein, Kissen, ausruhen lassen. Entspannung fühlen und Gegenwart genießen.
* Ein Wunder der Einfachheit und Entspannung! Klar und klassisch wie – ein griechischer Tempel in seinem einfachen Maß.

Wir wiederholen auf der Gegenseite.

Lenken Sie Ihr Fühlen auf die linke Hand. Geben Sie sich selbst das Signal: „Jetzt!", und spannen die linke Hand zur Faust.

* Die Spannung halten für 1–2 Atemzüge (oder länger) und wieder loslassen … „In echt" loslassen und die Hand auf der Unterlage ausruhen lassen.

Entspannung fühlen und Gegenwart genießen.

„Das ist ja einfach", sagen die Übenden.

„Ja, das ist wunderbar einfach", antworte ich und denke dabei an die klaren Säulen des Segesta-Tempels auf Sizilien.

„Die Hand ist das äußere Gehirn des Menschen"

Diesen Satz von Immanuel Kant las ich an der Wand eines „Aktiv"-Museums zum Mitmachen in Büsum an der Nordsee. U.a. ging es in diesem Museum „Phänomania" auch um Antworten unserer Muskeln auf Signale der sinnlichen Wahrnehmung. In einem praktischen Test konnte ich die Reaktionsschnelligkeit meiner Arme prüfen.

Das war beeindruckend. Ich sinnierte über die Reaktionskette von Signalaufnahme über die Augen, die Signalverarbeitung durchs Gehirn und die nachfolgende Muskelantwort. Als ich so in Gedanken versunken war, las ich auf einer Wandschrift die Gedanken von Kant. Das fand ich interessant und freute mich über die Impulse „praktischer" Philosophie.

Auch Edmund Jacobson hat sich mit diesen Phänomenen beschäftigt. Ihn interessierte aber in erster Linie die Entstehung von Entspannung. Darüber werden wir im folgenden Kapitel berichten. Aber wir können schon jetzt sagen, dass auch Edmund Jacobson davon ausgeht, dass die Muskeln – im Sinne Kants – eine „Außenstelle des Gehirns" darstellen.

Le style c'est l'homme.
(Georges Louis Leclerc de Buffon,
1707–1788)

Wie sollen wir diesen Satz verstehen? Der französische Denker wollte daran erinnern, dass der Lebensstil des Menschen Ausdruck seiner Persönlichkeit und seines Charakters ist. Wir können ergänzen: Die Art, wie sich der Mensch bewegt, ist auch Ausdruck seiner ganzheitlichen Verfassung. Und jeder Mensch ist ein Individuum und hat seinen eigenen Stil sich zu bewegen.

Das Wort „Stil" geht auf das lateinische Wort „stilus = Griffel" zurück. Jeder hält den Griffel anders. Wir erinnern uns an unsere

Schulzeit, als wir das Schreiben erlernten. Es war gar nicht einfach, den Griffel des Füllfederhalter richtig zu halten. Hinzu kamen schon die Schwierigkeiten des Links- oder Rechtshänders. Viele von uns wurden auch zur Konvention des Rechtshänders erzogen. Es wurde gesellschaftlicher Druck ausgeübt; in diesem Kontext müssen wir auch den späteren Lebensstil sehen. Bemerkenswert ist auch, dass wir als Kinder beim Schönschreiben gerne eine Mitbewegung unserer Zungen machten.

Jacobson-Übung: Finger beugen

Nun geht es praktisch weiter. Bei der nächsten Aufgabe prüfen wir uns:

Gibt es spontan individuelle Variationen bei den einfach vorgegebenen Körperübungen?

Beide Hände machen eine Faust.

* Ruhig atmen …
* Lenken Sie Ihr Fühlen auf *beide* Hände.
* Nach dem inneren Signal „Jetzt": Beide Hände zur Faust ballen …
* Nach 1–2 Atemzügen wieder loslassen.
* Richtig loslassen!
* Ruhe und Atem genießen.

Fragen:

Wo lag Ihr Daumen? Auf dem Zeigefinger? Dem Mittelfinger? Oder wurde er nach innen eingeschlossen in der Faust?

War die Spannung maximal oder nur mittelgradig?

Gab es Mitreaktionen anderer Muskeln?

Jacobson-Übung: Spreizen der Finger

Ruhig atmen.

* Nach dem inneren Signal „Jetzt“: Spreizen der Finger *beider* Hände.
* Nach 1–2 Atemzügen wieder loslassen.
* Ruhe und Atem genießen …

Fragen:

Gab es Unterschiede beider Hände?
Wurden Unterarme und Hände gegeneinander abgewinkelt?
Lagen die Finger in einer Ebene?

Sollten wir die Möglichkeit haben, gleichzeitig mehre Übende in einer Entspannungssitzung zu beobachten, dann würden wir feststellen, dass alle unterschiedlich üben, mit kleinen individuellen Abweichungen. Jeder spannt die Hand anders und oder würde einen Stift anders halten. Auch das nachfolgende Loslassen hat individuelle Nuancen.

Ein kleines Literaturzitat aus der Gegenwart: Marylin Yalom berichtet in dem Buch „Unzertrennlich“ (Irvin D. Yalom / Marylin Yalom) über einen Brief, in welchem sie als „Bleistift-in-der-Hand-Frau“ adressiert wurde.

„Was aber gut ist, Phaidros, und was nicht, müssen wir danach erst andere fragen?“
(Platon)

Diesen Satz las ich über der Eingangstür des Entspannungssaals der Kurklinik „Flachsheide“ in Bad Salzuflen. Ich fühlte sofort eine

Sympathie für Platons Aussage, da ich bei Lernvorgängen immer gerne Zwischenfragen stelle und für mich selbst immer gerne eigene Nebenwege gehen möchte.

Häufig werde ich dann aber von den Erfahrenen wieder auf die Hauptwege zurückgeholt (was meist auch richtig ist).

Zunächst sollte man die klaren Säulen einer Methode erkennen und verstehen. Später kann man viele Aspekte abwandeln und variieren. Johannes Heinrich Schultz (der Schöpfer des autogenen Trainings) antwortete auf die Frage, ob es Sinn mache, individuelle Abänderungen einzuführen, ganz kategorisch: Am Anfang wird „geschultzt", später „gemeiert" und „gemüllert".

Der Weg ist die Frucht (tibetisch)

Den klassischen Weg der Jacobson-Entspannung haben wir bereits vorgezeichnet, also das einfache Anspannen und Entspannen von Muskeln. Am Rande dieses Weges gibt es zahlreiche Variationen und Ergänzungen, welche die Übenden vielleicht freudig aufgreifen werden. Es gibt einen ganzen Korb von Früchten, die zu probieren es sich lohnen wird: Atemvariationen, Körperwahrnehmungen, Kombinationen, Meditationen, Leitsätze zur inneren Stärkung, Üben im Sitzen, Liegen oder auch Stehen.

„Der Weg ist die Frucht" gefällt mir; ich werde an den Wandertag in der Kindheit erinnert: Wir hatten ein Ziel vor Augen, aber auf dem Wege dahin genossen wir schon die am Rande wachsenden Früchte. Auch neigten wir dazu, während des Wanderns vorzeitig unsere Rucksäcke zu öffnen, stolz zeigten wir unseren Proviant und waren aber auch neugierig auf die Schätze unserer Mitschüler …

Vielleicht ist das Schönste ein Schwebezustand zwischen beiden Orten – eine Art Balance. Wir sollten im Hier und Jetzt leben und achtsam unsere Umgebung aufnehmen, aber unser Fernziel nicht aus den Augen verlieren.

Fernziel?
Einfach nur wohlfühlen?
Sich fühlen?

Und bei Hans-Georg Gadamer:

In der Welt sein?
(Gadamer)

„Suchen,
das ist das Ausgehen von alten Beständen und ein Findenwollen von bereits Bekanntem im Neuen.
Finden,
das ist das völlig Neue
auch in der Bewegung.

Alle Wege sind offen, und was gefunden wird, ist unbekannt. Es ist ein Wagnis, ein heiliges Abenteuer.

Die Ungewissheit solcher Wagnisse können eigentlich nur jene auf sich nehmen, die im Ungeborgenen sich geborgen wissen, die in die Ungewissheit, in die Führerlosigkeit geführt werden, die sich im Dunkeln einen unsichtbaren Stern überlassen, die sich vom Ziele ziehen lassen und nicht – menschlich beschränkt und eingeengt – das Ziel bestimmen.

Dieses Offensein für jede neue Erkenntnis, für jedes neue Erleben im Außen und Innen: Das ist das Wesenhafte des modernen Menschen, der in aller Angst des Loslassens doch die Gnade des Gehaltenseins im Offenwerden neuer Möglichkeiten erfährt.“

(Picasso)

Was hat der Entspannungsübende mit Pablo Picasso zu tun?

Vielleicht ist es eine besondere Aufmerksamkeit für das Innen und Außen des Menschen. Zunächst ein fragender Blick auf die Außenwelt: Welche sichtbaren und unsichtbaren Strukturen und Probleme wirken auf mich ein; was bedrückt mich und was macht mir Freude?

Eine verstärkte Innenschau soll mir erklären: Was ist mein individueller Weg, das Leben zu meistern?

Eine besondere Blickkultur könnte das Verbindende sein.

Persönlichkeitsentwicklung ist immer auch ein kreatives Umgehen mit sich selbst: eine „künstlerische“ Selbstfindung. Manchmal fragen wir auch umgangssprachlich: Was hat er oder sie aus sich gemacht? Etwas überhöht könnte man sagen: Der Übende sollte sich Picasso als Vorbild nehmen – er sollte ein „Entspannungskünstler“ sein.

Jacobson-Übung: Fäuste ballen und Unterarme beugen

Wenn Sie mögen, machen Sie nun wieder eine kleine Entspannungspause.

* Lassen Sie alle bisherigen Gedanken wie Wolken am Himmel vorbeiziehen. Nun lenken Sie die Aufmerksamkeit auf beide Arme. Nach dem Signal „Jetzt" beide Fäuste ballen, beide Fäuste gegen die Unterarme kräftig beugen; Unterarme gegen die Oberarme beugen und Bizeps spannen … Kräftig anspannen.
* 1–2 Atemzüge anhalten.
* Und wieder loslassen. Arme der Schwerkraft überlassen, fallen lassen und auf der Unterlage ausruhen lassen.

Anschließend Denkformel (1–2 Minuten)

* Ich bin ganz ruhig
* Ich bin ganz ruhig
* Ich bin ganz ruhig …
* Oder: Ich ruhe aus …

1–2 Minuten nachspüren.

Vielleicht haben Sie noch Lust zum Ausprobieren von Handvariationen. Diese Übungen sind auch geeignet, die Beweglichkeit der Hände zu pflegen (vgl. Lehnert, Michael. 2021).

Was ist eine Fingerfaust?

Streichen Sie mit Ihrer linken Hand sanft über die Finger der rechten Hand.

* Gehen Sie mit Ihrer streichelnden Bewegung von den Grundgelenken über die Mittelgelenke, Endgelenke bis zu den Fingerkuppen.
* Danach machen Sie die gleichen Bewegungen auf der Gegenseite.
* Verbleiben Sie nun mit Ihrem Fühlvermögen in allen Fingern.

Fingerfaust nach Jacobson

Nach dem Signal „Jetzt" eine Fingerfaust machen, sämtliche Finger in den Fingergelenken beugen (die Finger-Hand-Gelenke bleiben gestreckt).

* 1–2 Atemzüge halten – und wieder loslassen.

Denkformel

* Ich lasse los,
* ich lasse los,
* ich lasse los …

1–2 Minuten nachspüren, ausruhen.

Variation

* Fingerfaust machen und Daumen abspreizen.

Variation

* Fingerfaust machen und Daumen beugen und zur Handinnenfläche spannen.

Gefunden

Ich ging im Walde
so für mich hin,
und nichts zu suchen,
das war mein Sinn.

(Goethe)

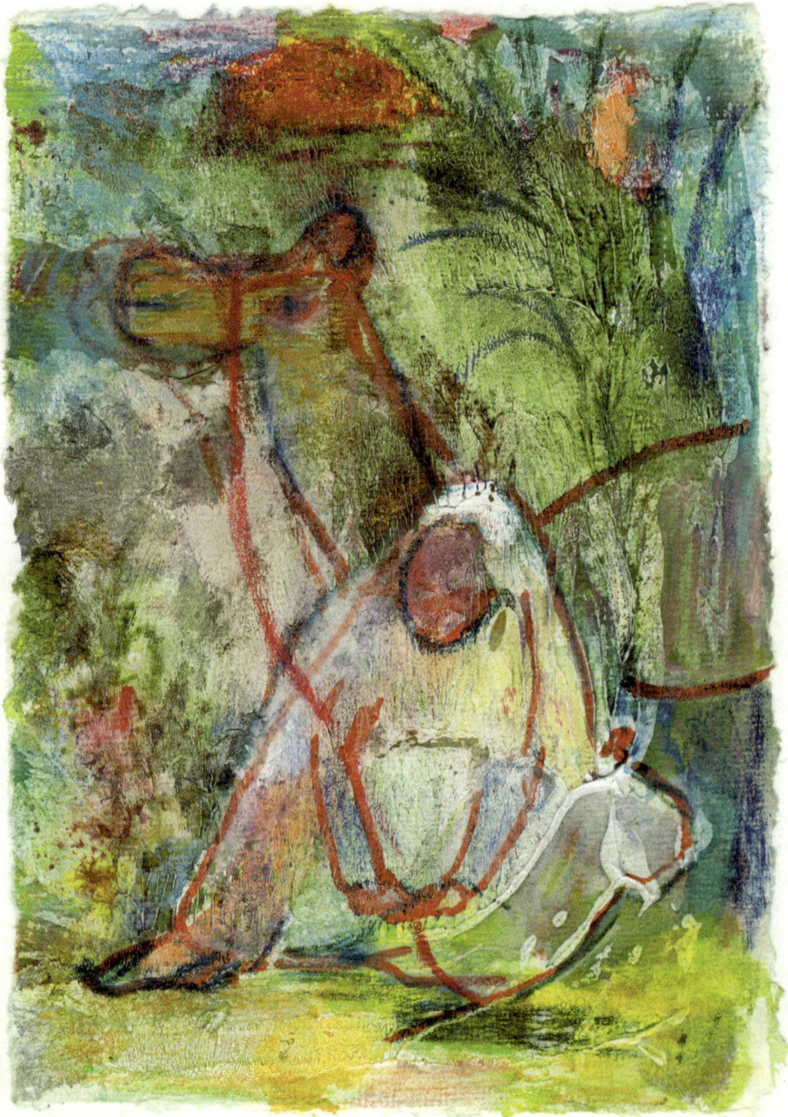

Halten und loslassen – widerstreitende Impulse

Picasso spricht am Ende seiner Gedanken von der „Angst des Loslassens“ und von der „Gnade des Gehaltenseins“. Beide Dimensionen werden in einer Art Balance zum Offenwerden für neue Möglichkeiten gesehen. Diese widerstreitenden Impulse werden auch bei der Jacobson-Methode geistig und körperlich (muskulär) geübt und gefühlt.

Gerade das geistige Loslassen ist immer wieder eine Schwierigkeit.

Eine Patientin berichtete mir, dass sie in der Reha auf dem Boden nicht entspannen konnte; andere Teilnehmer/-innen in derselben Gruppe waren tiefenentspannt oder schliefen sogar. Auf die Frage der Therapeutin, ob alle nach den Übungen gut entspannt seien, schloss sich die Patientin der ganzheitlich positiven Reaktion an. Zu mir sagte die Patientin, sie wollte die Leiterin nicht enttäuschen, da sie sich so viel Mühe gegeben hatte.

Die Angst des Loslassens ist die Angst vor dem Kontrollverlust. In einer komplizierter werdenden Welt geht es um die Organisation und Regelung von Familie, Beruf und des eigenen Selbst. Letztlich geht es auch um die Kontrolle der Abfolge komplexer Lebensvorgänge. Das dauernde Kontrollieren führt zu Kontrollzwang, Angst und Schlafstörungen.

Das ist ein Circulus: Weil man sich nicht fallen lassen kann, geht man in einen Kurs zum Loslassen, und das erneute Erleben des Nicht-Loslassen-Könnens führt zur Verunsicherung und erneuter kontrollierender Innenschau. Ganz langsam und in kleiner Gruppe sollte man sich der Entspannung nähern, um sich mit der Methode anzufreunden und anzufangen, sie „vorsichtig zu mögen“.

Herbst

Die Blätter fallen, fallen wie von weit,
als welkten in den Himmeln ferne Gärten;
sie fallen mit verneinender Gebärde.

Und in den Nächten fällt die schwere Erde
aus allen Sternen in die Einsamkeit.

Wir alle fallen. Diese Hand da fällt.
Und sieh dir andre an: es ist in allen.

Und doch ist Einer, welcher dieses Fallen
Unendlich sanft in seinen Händen hält.

(Rainer Maria Rilke)

Das Tor zur Entspannung – der Atem

Es lohnt sich, abseits des eingeschlagenen Weges zu schauen, welche anderen Übungen sich harmonisch mit der Muskelrelaxation verbinden lassen. Edmund Jacobson beschrieb eigenständige Übungen für die Atemmuskeln und damit auch für den Atemraum. Der bewegte Atem steht bei ihm nicht im Fokus. In der östlichen Atemlehre hingegen wird ein besonderes Augenmerk auf das Fließen des Atems gelegt.

Im Folgenden möchte ich ein kleines Ritual beschreiben, welches mit Jacobson-Übungen verbunden werden kann, aber auch eigenständig zwischendurch bei jeder Gelegenheit ausgeübt werden kann (Fontana, David).

Atembeobachtung (eine Variante)

Nehmen Sie eine bequeme Sitzposition ein.

* Beobachten Sie Ihren Atem, wie er über die Nase ein- und ausströmt.
* Nehmen Sie die Atemgeräusche wahr.
* Fühlen Sie die Luft-Bewegungen durch die Nase und durch den Rachen hindurch und wieder zurück.

Nun gehen Sie mit Ihrem Fühlvermögen und Ihrer Beobachtung auf den Naseneingang (Nasenlöcher) und bleiben Sie mit Ihrer Beobachtung am Naseneingang (entweder links oder rechts).

* Spüren Sie, wie die Einatmungsluft eher kühl und die Ausatmungsluft eher warm ist.
* Bleiben Sie Beobachter Ihrer eigenen Atmung, mit ganzem Bewusstsein punktuell nur dort.

---

*„Lang ausatmend weiß er: Ich atme lang aus.
Lang einatmend weiß er: Ich atme lang ein.“*
(Buddha)

Im Handumdrehen …

Gedankenspiele um eine neue Übung

Die Handübungen führen nach dem vollständigen („richtigen") Loslassen augenblicklich zur seelischen Entspannung. Wir erinnern uns: Das zentrale Nervensystem spiegelt die Peripherie – den Zustand unserer Muskeln (und auch umgekehrt).

Wenn wir die Bedeutung unserer Hände im Rahmen unseres seelischen Gleichgewichts bedacht haben, dann drängt sich – sozusagen im Handumdrehen – ein weiteres Thema auf: die Bedeutung unserer Hände im täglichen Leben und ihre symbolische Repräsentation in Sprache und Kultur. Wenn die Feinmotorik unserer Hände beeinträchtigt ist, können wesentliche Tätigkeiten des Alltags nicht regelgerecht ausgeführt werden. Wir benötigen unsere Hände im Haushalt, bei der Arbeit, beim Bedienen des Computers und des Autos. Auch im Rahmen der täglichen Selbstfürsorge sind wir auf die Hilfe unserer Hände angewiesen.

Die Fingerfertigkeit nimmt im Laufe des Lebens ab; in einigen Fällen entwickeln sich Veränderungen (Arthrosen), die der handchirurgischen Therapie zugeführt werden müssen (Michael Lehnert). Es können sich auch rheumatisch entzündliche Veränderungen manifestieren, die sich immer weiter auf den Gesamtorganismus ausdehnen: die Rheumatoide Arthritis. Der expressionistische Maler Alexej Jawlensky (1864–1941) ist daran gestorben. Im späteren Leben konnte er nur noch einfache, fensterartige Bilder malen. Er nannte sie bezeichnenderweise Meditationen. „Ich meditiere, es ist wie ein Gebet." (Alexej Jawlensky, zitiert nach Zieglgänsberger).

Das Geistige spiegelt sich in der Maltätigkeit der Hände wieder. In unserer Alltagssprache kennen wir viele Begriffe, die im virtuellen Sinn an die Hände erinnern: „die öffentliche Hand, die Handlung, Handlangerdienste, Fingerspitzengefühl usw." Besonders gut gefällt mir „im Handumdrehen"!

Bei dieser Sprachwendung assoziiert man zwei Aspekte:
* Etwas geschieht im Moment augenblicklich
* und die Perspektive wird verändert.

Bevor wir uns zu den Gedanken des Philosophen Martin Heidegger hinaufschwingen, machen wir eine Entspannungspause.

Dreh-Übung der Hände und der Unterarme

Wir versuchen jetzt eine elementare Dreh-Übung der Hände und der Unterarme.

Vorbereitung

Wir machen uns klar, dass sich bei der Drehübung der Unterarme die Stellung von Elle und Speiche ändert. In der Ruhephase überkreuzen sich diese beiden Unterarmknochen. Die Speiche mündet in einer fortgesetzten Linie in Richtung Daumen, die Elle in den kleinen Finger. Versuchen Sie das Ende der Elle am Übergang zur Hand zu ertasten; in diesem Bereich verdickt sich der Knochen etwas und ragt etwas nach außen; unsere Armbanduhr liegt etwas oberhalb dieses Knochenwulstes. Da diese Struktur in der Regel gut abgrenzbar ist, hat man früher „nach der Elle" gemessen (vom Ellenbogen bis zum Ende der Elle). Wenn Sie jetzt probeweise die Hände umdrehen, so dass die Daumen nach außen gewendet werden, dann ändert sich auch die Stellung von Elle und Speiche: Sie liegen dann parallel nebeneinander. Im Drehmoment werden wesentlich die Muskeln des Unterarmes aktiviert. Ihre Ansatzsehnen am Ellenbogen können sich entzünden: der sogenannte „Tennisarm". Tennis ist eine Sportart im „Handumdrehen" (Rückhand / Vorhand).

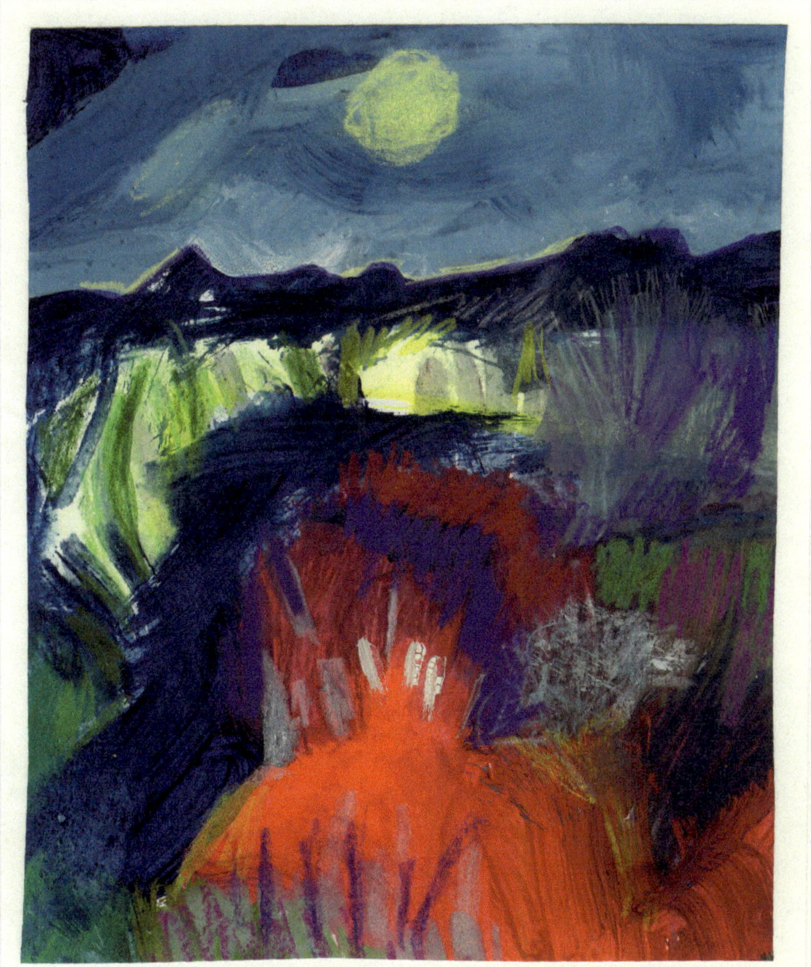

Jacobson-Übung: Außendrehung der Daumen

Lenken Sie Ihre Aufmerksamkeit auf Ihre beiden Arme.

* Nach dem inneren Signal „Jetzt" beide Arme nach vorne strecken, die Handrücken zeigen nach oben.
* Dann die Daumen nach außen drehen, die Handinnenflächen zeigen nach oben, kräftig die Finger spreizen und halten (1–2 Atemzüge lang).
* Und wieder loslassen, Arme auf der Unterlage ausruhen lassen.

Eventuell Wiederholung.

Jetzt die Ruhe genießen, den Atem bewusst spüren.

Die Übungen vollenden sich in der Ruhe.

Nachsinnen:
Das Öffnen der Hände kann unsere Bereitschaft für Neues symbolisieren. Ich hatte Ihnen noch die philosophische Ebene versprochen.

„An-Handen"
(Martin Heidegger, 1889–1976)

Die Beziehung zur Welt wird durch den Gebrauch unserer Hände symbolisiert. Viele Dinge in der Umgebung (z. B. Werkzeuge) sind uns vertraut: Wir wissen sofort, wie wir sie anfassen können oder verwenden sollen. Wir sind gewissermaßen Mitspieler in dieser Welt der Dinge. Wenn wir uns aber auf eine nachdenkliche Position erheben, dann stellen wir fest, wie viele andere Dinge es noch gibt, zwischen denen wir einen Sinnzusammenhang herstellen können. Diese Dinge sind für uns „vor-handen". Von einer höheren Warte aus – wir sind nicht mehr Mitspieler, sondern Beobachter – sind wir in der Lage, die Dinge anders zu sehen in ihren Möglichkeiten. Das führt dazu, dass wir versucht sind, die Dinge zu „entfremden" von ihrem ursprünglichen Sinn und sie nach Belieben zu manipulieren (manus = lat. die Hand). (Vgl. Groot, Ger: Und überall Philosophie).

Abschließend zu dem facettenreichen Thema der Handbeweglichkeit möchte ich den Philosophen Hans-Georg Gadamer zu Wort kommen lassen. In seinem Buch „Über die Verborgenheit der Gesundheit" schreibt er: „Ich folge damit der Überzeugung, dass wir unsere Begrifflichkeit nie ganz von der Erfahrung trennen sollten, die in Worten ihren Niederschlag gefunden hat [...]. So möchte ich mit den Wörtern beginnen. Das Wort Behandlung: Was liegt nicht schon in diesem Wort? Der Arzt weiß das sofort. Alle Behandlung fängt ja mit der tastenden und die Gewebe prüfenden Hand an, der palpa. Ich musste mich erst durch einen Arzt daran erinnern lassen."

Palpation (Tasten)

Entspannungsübungen sind auch als Selbstbehandlung zu verstehen. Wir verbessern unsere Körperwahrnehmung, wenn wir die klassischen Jacobson-Übungen – Halten, Loslassen, Pause – durch eine kleine Tastübung erweitern: Zum Auftakt stellen Sie sich Ihre Übung vor, dann umfassen Sie das Gelenk oder den Muskel und streichen mit der Hand darüber. Wir haben dieses Tasten und Streicheln schon bei der Übung „Fingerfaust" kennengelernt. Es hat die Wirkung einer Selbstvergewisserung: Das sind meine Hände, meine Schultern, meine Knie usw.

Hand-Übung mit Auftakt

Lenken Sie Ihre Aufmerksamkeit auf die rechte Hand. Streicheln Sie mit der linken Hand über die rechte. Umgreifen Sie die einzelnen Finger und streichen Sie die Finger sanft aus.

* Nun legen Sie beide Hände ineinander und reiben sich die Hände. Dann legen Sie die Hände wieder in die Ausgangsposition zurück.
* Nach dem inneren Signal „Jetzt" die rechte Hand zur Faust ballen, halten (1–2 Atemzyklen). Loslassen. Die Pause genießen.

Gibt es Unterschiede im Wahrnehmen der rechten und linken Hand? Die Übung vollendet sich in der Ruhe.

Beziehungen zum Raum

Wir haben bisher Entspannungsübungen der Arme und Hände kennengelernt. Im Fokus stand die lokale Übung an den Muskeln und ihre allgemeine Entspannungswirkung.

Die *Beziehung zum Raum* – Sitzen, Stehen oder Liegen – wurde nicht besonders diskutiert; sie ist für die Wirkung der lokalen Muskelrelaxation auch sekundär. Man könnte auch im Bett auf der Seite liegend mit guter Wirkung Finger- und Handübungen machen.

Beim Üben in der Gruppe ist es aus psychologischen Gründen bedeutsam, ob man im Sitzen oder Liegen übt. Einige Kursteilnehmer/-innen betreten wie selbstverständlich mit einer Decke unter dem Arm den Entspannungsraum, weil sie davon ausgehen, im Liegen zu üben; andere suchen mit schnellem Blick einen geeigneten Stuhl als Anker. Im Folgenden eine kleine Episode, welche – gruppendynamisch – die Beziehung zum Raum (Sitzen oder Liegen) beleuchtet und noch eine kleine Überraschung offenbart.

Der Stuhl – und siehe da: ein Dromedar

Im Rahmen einer Fortbildung – und aus Neugierde – nahm ich an einem Erlebnisabend teil, dessen Thema die Einführung in den Schamanismus war.

Im Rahmen der Psychotherapie werden schamanische Trommelreisen zur Trauma-Bewältigung durchgeführt. Ich war ganz gespannt auf die Trommelmusik; wir mussten uns alle (ich war als Mediziner der einzige Nicht-Psychotherapeut) auf den Fußboden legen. Unter leise beginnenden Trommelrhythmen wickelten wir uns in Wolldecken ein und waren ganz gespannt, was da auf uns zukommen würde. Es war eine musikalisch anheimelnde Atmosphäre. Und ich fühlte mich in der Gruppe angenommen und geborgen. Nur ein Teilnehmer blieb auf dem Stuhl sitzen; er wollte nicht wie die anderen am Fußboden liegen. Die Trommelmusik wurde unterbrochen und es gab Diskussionen über das Wieso-denn-Nicht und auch aufmunternde Sätze, sich doch in die Gruppe einzufügen. Auch ein ausreichender persönlicher Abstand im Liegen wurde angeboten. Es nützte nichts: Der Proband wollte partout weiter auf dem Stuhl sitzen bleiben. Man habe ihm das Setting (die Bedingungen) in der Themenankündigung nicht ausreichend erklärt. Ich bot moderierend an, es wäre heute „nicht sein Tag" und er könne doch auf dem Stuhl sitzen bleiben. Das wurde angenommen; er war zufrieden und wie wir alle gespannt auf das Kommende. Es wurde uns angekündigt, dass wir durch eine eindringliche Musik in besondere Bewusstseinswelten entführt würden, wo wir unserem persönlichen Krafttier begegnen sollten. Ich konnte mich auf die besondere Situation einlassen, weil ich Jacobson und autogenes Training beherrschte und Traumreisen aus der Entspannungstherapie kannte. Die Neugierde wuchs und die rhythmische Musik begann. Unter hypnotischem Trommelwirbel entwickelte sich nun eine phantastische Reise in die sogenannte „untere Welt", in welcher wir unserem Krafttier begegnen sollten. Ich war zunächst skeptisch; aber tatsächlich – da sah ich sie: die sich bewegenden Umrisse eines Lebewesens. Und dann zeigte sich das Krafttier in seiner ganzen stattlichen Gestalt:

Und siehe da: ein Dromedar!

Ich war verwundert und beeindruckt zugleich. Ich habe lange über den Symbolwert des Krafttiers nachgedacht. Aus der Sicht der Schulmedizin ist Schamanismus spirituelle Heilkunde. Aber vielleicht kann die Vorstellung von einem Krafttier auch in der westlichen Medizin hilfreich sein. Wenn wir erkranken – z. B. an der Wirbelsäule –, dann sind wir nicht als „Ganzes" krank; Bauchorgane und das Immunsystem können intakt sein. Vielleicht ist die Seele noch hoffnungsvoll und mutig. Wir werden ermuntert (oder ermuntern uns selbst), verborgene Abwehrkräfte zu aktivieren; ist da nicht die Konzentration auf ein Krafttier anschaulicher? Auch ein Fünkchen Humor gesellt sich dazu. Im Übrigen sollte auch die Anwendung von Jacobson nicht nur auf die Verbesserung des Wohlbefindens – bei sonst gesunden – Menschen beschränkt bleiben; gerade in kritischen Phasen unseres Lebens kann Jacobson eine Wende zum Guten bewirken und den Heilprozess fördern. Zur Vertiefung der Wirkung empfehle ich im Anschluss an die Übungen folgende Denkformel zu verinnerlichen:

Aus der Ruhe kommt die Kraft.

Das Bild vom Krafttier kann ich nicht vergessen. Immer wenn ich im täglichen Leben – beim Fernsehen oder auf Reklamebildern – mit dem Bild eines Dromedars konfrontiert werde, muss ich innerlich lächeln: „Aha, da ist es wieder." Und mit der Zeit wurde mir immer klarer, dass das Wort „Dromedar" zum Titel meines Buches gehört. Vordergründig gehört der Schamanismus nicht zum „Regelhaften" unserer Entspannungsübungen. Wir werden durch diesen Ausflug in ferne Bewusstseinswelten daran erinnert, dass auch unsere Entspannungsübungen Wirkungen haben, die das Vitale in uns stärken können. Vitalität bedeutet Kraft, aber es impliziert auch das lateinische Wort „vita“ = Leben. Es geht also um Lebendigkeit, welche wir in den Zwängen der Zivilisation immer mehr vermissen lassen.

Mit dem Bild „Dromedar“ und auch dem Wort „Entspannung“ assoziiere ich folgende Lebenseinstellungen:

* Staunen
* Offenheit
* neue Inspiration
* Grenzüberschreitungen
* Ausprobieren
* Der Sinn des Absurden
* Vertrauen auf: „Ich kann das“
* Loslösen von Konventionen
* Wanderungen auf labyrinthischen Wegen
* Lebendigkeit

Raumgefühle

„Das ganze Unglück der Menschen rührt allein daher, dass sie nicht in einem Zimmer zu bleiben vermögen.“ (Blaise Pascal, 1623–1662). Dieser oft zitierte Satz des französischen Philosophen ist vieldeutig und macht uns nachdenklich. Wirklich „das ganze Unglück“? – Vielleicht ist eine Getriebenheit und Fremdbestimmtheit (heute *Stress*) gemeint, welche schon die Menschen im 17. Jahrhundert belastet haben könnte; vielleicht wird abgehoben auf die tiefe Sehnsucht des Menschen, zu sich selbst zu kommen, was immer das auch sei. Der zweite Teil des Zitats beschreibt die innere Unruhe des Menschen und seine Unfähigkeit – zumindest eine Zeit lang – bei sich selbst zu verweilen und über sich nachzudenken. Mit diesen Gedanken sind wir ganz in der Gegenwart angekommen. In Corona-Zeiten offenbarte sich, welche Schwierigkeiten die Gesellschaft bei der Einhaltung der Quarantänemaßnahmen hat. Die Menschen sind es nicht gewohnt, ein bis zwei Wochen auf engem Raum mit der Familie oder allein in der Wohnung zu verbleiben. Struktur gebend für den Tag waren immer der Beruf, die Gesellschaft oder der Freundeskreis. Unvermittelt wird eine innere Leere gefühlt, welche das Fernsehprogramm auch nicht ausfüllen kann. Wir sind es nicht gewohnt, auf uns allein gestellt zu sein; die Beschäftigung mit uns selbst haben wir nicht geübt. In dieser Situation können meditative Entspannungsübungen hilfreich sein. Ich komme auf das Zitat von Blaise Pascal zurück. Im Originalzitat wird das Wort „Zimmer" nicht angesprochen. An dieser Stelle steht im Französischen: „demeurer en repos"; diese Wortkombination könnte auch übersetzt werden im Sinne von „in Ruhe verweilen". Wir können auch eine sprachliche Nähe zu dem Wort „Retreat" sehen: Das ist ein Sehnsuchtsort aller stressgeplagten Menschen. Einen Kuraufenthalt anzustreben ist „retro" und wird eher belächelt, aber mal in einen „Retreat gehen" ist gesellschaftlich anerkannt.

Versuchen wir es doch mit Jacobson und einfachen Atemübungen.

„Ich will hier einfach nur sitzen.“

(Loriot)

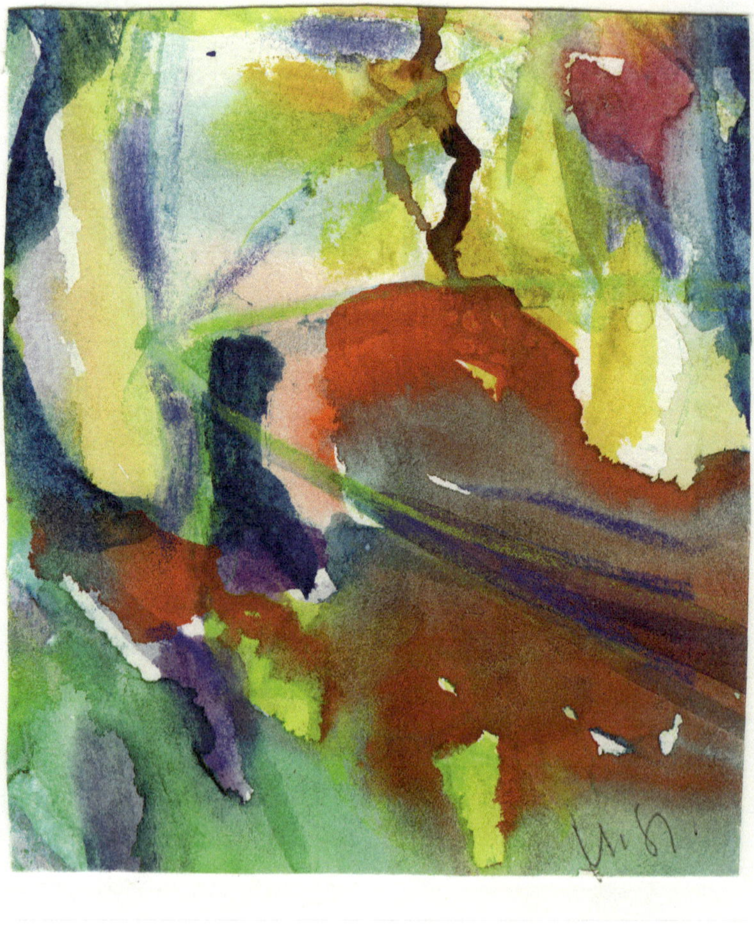

Morgenritual

Der erste Blick aus dem Fenster am Morgen
Das wiedergefundene alte Buch
Begeisterte Gesichter
Schnee, der Wechsel der Jahreszeiten
Die Zeitung
Der Hund
Die Dialektik

Duschen, Schwimmen
Alte Musik
Bequeme Schuhe
Begreifen
Neue Musik
Schreiben, Pflanzen
Freundlich sein.

(Bertolt Brecht)

Wir lassen das Gedicht nachwirken … Dann machen wir eine kleine Atemübung. Bei dieser Meditation verbinden wir in Gedanken Wortsilben mit der Ein- und Ausatmung.

Edmund Jacobson überschrieb sein wichtiges Buch über Entspannung mit dem Titel: „You must relax"; das hört sich wie ein pädagogischer Rat an. Ich habe für die nachfolgende Atemübung den Satz leicht variiert, um die Leichtigkeit der Übung zu vermitteln: „I can relax." Sie werden merken, diese Selbstsuggestion (Selbsteinflüsterung) wirkt sofort und überall.

Atemübung II – „I can relax"

Nehmen Sie eine bequeme Sitzhaltung ein. „Einfach nur sitzen". Beobachten Sie Ihre Atembewegungen, hören Sie das Ein- und Ausströmen Ihres Atems, fühlen Sie die Veränderungen Ihres Brustkorbs.

Wenn sie mögen, schließen Sie nun die Augen. Stellen Sie sich nun den einfachen Satz vor: „I can relax."

Nun kombinieren Sie in Gedanken die einzelnen Wörter und Silben mit den Atemphasen:

* Einatmen – „I" – Ausatmen – „can"
* Einatmen – „re" – Ausatmen – „lax"
* 2–3 Atemzyklen lang wiederholen
* „Ich kann das" – Positiv den Tag beginnen

Musik: Kanon (Johann Pachelbel).

Nachdenken über unsere Körperhaltung

Sitzen oder Liegen haben eine unterschiedliche Wirkung auf unser Denken und Fühlen.

Im Sitzen haben wir den Überblick und dadurch eine bessere Kontrolle über die Situation. Das Sitzen ist auch eine gewohnte Körperhaltung in der Gesellschaft. Wir sitzen am Tisch im Restaurant, im Büro bei der Arbeit oder beim Arzt im Warteraum. Diese Haltung ist auch sozial angelernt; in anderen Kulturen mag das anders sein.

Auch die Tatsache, dass wir leichter aufstehen können und uns bewegen und reagieren können, macht die Sitzhaltung zur bevorzugten Ruheposition bei Beginn eines Entspannungskurses.

Anders ist das Gefühl im Liegen; man hat die Übersicht über den Raum verloren und fühlt sich dadurch unsicherer. Nicht alle Teilnehmer im Raume können gesehen werden. Das führt zu einem gefühlten Kontrollverlust. Solange noch kein Vertrauen in die Methode und in die Übungsgruppe gewachsen ist, sollte zunächst immer im Sitzen geübt werden.

Erst später wird man ein wirkliches Fallenlassen – körperlich und psychisch – in liegender Position üben, da dann auch die Haltemuskeln des Rückens losgelassen werden können (weil sie keine Haltefunktion mehr ausüben müssen).

„Das Leben hat kein Geländer.“
(Carl Sternheim,
1878–1942, Komödiendichter)

Einerseits möchten die Übenden selbst ausprobieren, in welcher Situation sie am besten entspannen können. Üben ist immer auch ein Variieren der Methode und der Bedingungen. Dieses Selbstmachen kommt auch in dem Begriff „Autogenes Training" von Johannes Heinrich Schultz zum Ausdruck. (Schultz entwickelte ungefähr zur selben Zeit wie Edmund Jacobson seine eigene Methode.)

Andererseits erlebe ich immer wieder, dass Übende zu mir sagen, dass sie nur unter meiner Anleitung richtig entspannen können. Mit beruhigender Stimme des Kursleiters gelingt manchmal eher ein „gehaltenes, gleitendes Entspannen". Entspannung ist ein Thema mit Variationen.

Eine entspannende Reise durch unsere Körperwelten

„Man reist,
um die Welt bewohnbar zu finden."
(Erhart Kästner)

Nehmen Sie eine bequeme Liegeposition ein …

* Wenn Sie mögen, schließen Sie jetzt Ihre Augen …
* Versuchen Sie Ihr Fühlen ganz auf sich selbst zu lenken … Machen Sie eine Art Innenschau.
* Ertasten Sie von innen heraus alle Körperregionen – im Sinne einer „virtuellen Palpation" (Palpa: die Hand). Erfassen Sie den Zustand der Organe und ihre Lage zueinander. Machen Sie sich alle Körperteile bewusst.
* Spüren Sie, wie Ihr Hinterhaupt auf dem Boden liegt.
* Stellen Sie sich die umschriebene Auflagefläche vor.

Können Sie die Schwere des Kopfes ermessen? Wie ist die Beziehung von Ober- und Unterkiefer? Ist sie verkrampft oder locker?

* Gehen Sie nun mit Ihrem Fühlvermögen zum Hals.
* Spüren Sie Ihren Nacken? Wie ist der Abstand zum Boden? Sind die Nackenmuskeln gelockert? Haben Sie ein Kloßgefühl am Hals?

* Nehmen Sie nun beide Schulterblätter wahr ... Lassen Sie die Schulterblätter breit aufliegen.
* Spüren Sie nun ihre Auflageflächen auf dem Boden. Spüren Sie die Bewegungen des Brustkorbs. Hören Sie Ihren ruhigen Atem. Spüren Sie die Vibrationen des Herzschlages. Sehen Sie mit Ihrem inneren Auge das Heben und Senken der Bauchdecke? Hören Sie die gurgelnden Stimmen des Darmes?
* Nehmen Sie die Lage Ihrer Arme und Hände wahr.
* Gehen Sie weiter mit Ihrem Fühlen zur Wirbelsäule.
* Wandern Sie nun von oben nach unten zur Lendenwirbelsäule ...
* Lockern Sie die Muskeln der Lendenwirbelsäulen ... Lassen Sie die untere Wirbelsäule mehr Kontakt zum Boden aufnehmen.
* Lassen Sie das Becken breit aufliegen.
* Lenken Sie Ihr Bewusstsein nun zu den Oberschenkeln ...
* Spüren Sie Ihre Knie ... Sind sie gespannt oder locker? Liegen die Waden breit auf? In welche Richtung des Raumes zeigen Ihre Fußspitzen? ...

Noch einige Atemzüge die Ganzheit des Körpers wahrnehmen und genießen.

Die Reise durch den Körper ist eine innere Versenkung, eine Form der Meditation – eine „innere Lesezeit".

Diese Übungen sind verwandt mit dem sogenannten „Body-Check", dessen Abfolge Jon Kabat-Zinn in seinem Konzept der Mindfulness (Achtsamkeitslehre) beschreibt (Kabat-Zinn, Jon: Heilsame Umwege).

Die innere Reise endete bei den Fußspitzen. Wir verbleiben bei den Füßen und machen eine Jacobson-Übung, welche im nächsten Kapitel beschrieben wird.

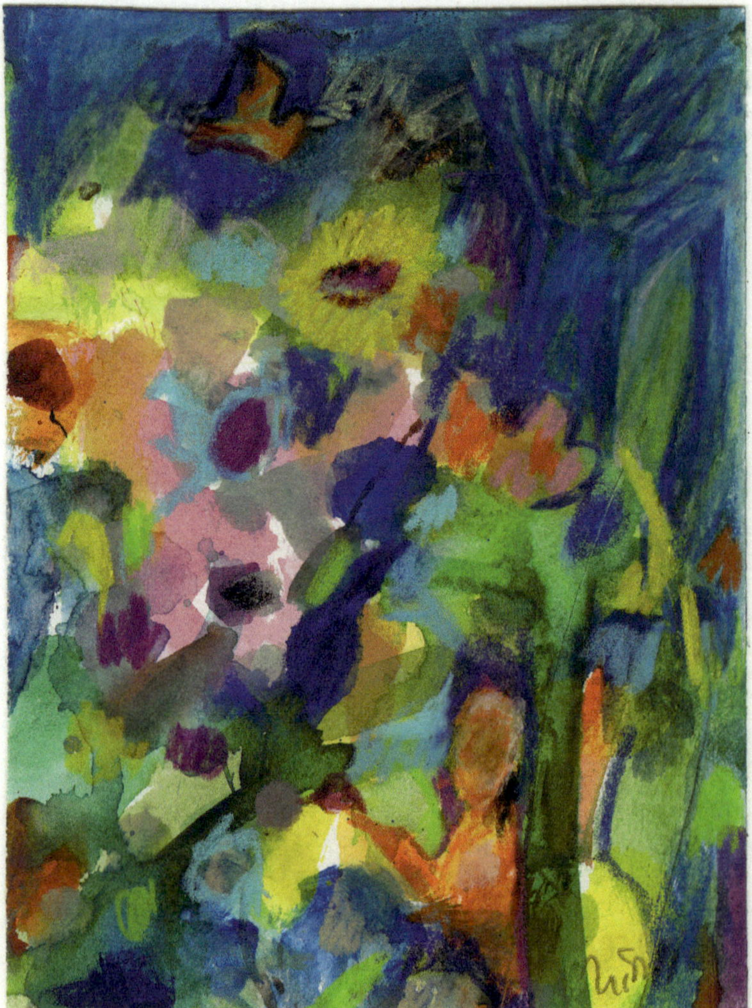

Fußübung – „ich fühle mich so glücklich um die Füße"

Was hat Glück mit den Füßen zu tun? Edmund Jacobson konzentrierte sich als Forscher auf die messbaren Zusammenhänge von Körper und Seele. Daraus entstand seine klassisch einfache Methode von „Anspannen und Loslassen". Eine Entspannung konnte er mittels Elektromyographie (EMG) objektivieren. Aber ein Glücksversprechen hat er als Wissenschaftler natürlich nicht gemacht.

Vielleicht können wir die Übungen (nach Jahrzehnten ihrer Erstbeschreibung) mehrdimensionaler und lebendiger machen, wenn wir sie mit Anregungen aus der Literatur und Lebensphilosophie in Einklang bringen. Die Grundstruktur von Jacobson bleibt unverändert. Das obige Glückszitat stammt von Astrid Lindgren. Versuchen wir diesen wunderbaren Satz mit der Entspannung zu verbinden. Denn wir erinnern uns: Der Weg ist die Frucht.

Imagination

Versuchen Sie nun, sich in Ihre beiden Füße hineinzufühlen. Gehen Sie mit einem inneren (virtuellen) Streicheln um Ihre Füße herum. Sind Ihre Füße warm? Oder kalt? Gibt es Unterschiede zwischen links und rechts? Ein pulsierendes Gefühl der Durchblutung?

* Gehen Sie nun mit Ihrem Spürvermögen zu den Fersen. Liegen diese weich auf?
* Versuchen Sie in Ihrer Vorstellung den Ansatz der Achillessehnen abzutasten.
* Seien Sie nun mit Ihren Füßen „eins".

Jacobson-Übung: Fußspitzen nach oben

Nach dem inneren Signal „Jetzt" beide Fußspitzen nach oben ziehen, Richtung Kopf. Kräftig ziehen. Die Waden werden dadurch gedehnt. 1–2 Atemzüge lang halten.

* Und wieder loslassen.
* Lockerlassen. Entspannung weiter fließen lassen … über beide Beine … Ruhe genießen.

Denkformel

* „Ich bin so glücklich um die Füße" (1–2 mal still rezitieren) oder „Ich gehe meinen Weg mit heiterer Gelassenheit".

Ja, mit heiterer Gelassenheit … Wie ist das zu verstehen?

Es ist ein „formelhafter Vorsatz", welcher uns im Moment beeinflussen soll, aber auch eine Langzeitwirkung entfalten kann. Das Konzept stammt aus der Praxis des autogenen Trainings (Klaus Thomas). Edmund Jacobson vertraute auf die alleinige beruhigende Wirkung der Muskelrelaxation. Wir können aber auch formelhafte Sätze mit der Jacobson-Methode verbinden (Ulrike Sammer). Zugrunde liegt das Prinzip der Auto-Suggestion.

In schwierigen Situationen haben wir den Eindruck, dass wir nicht unsere Gefühle und Ängste, die aus dem Unbewussten aufsteigen, beherrschen können. Aber in einer selbst herbeigeführten Entspannung ist unser Unbewusstes beeinflussbar. Das lateinische Wort „suggerere" heißt „unterschieben". Einfach ausgesprochen: Wir senden eine Botschaft in unser Unterbewusstsein. Im folgenden Kapitel wird erörtert, wie wir diesem Stress begegnen können. Im übertragenen Sinne sind wieder unsere Beine und Füße gefragt … Wie soll es *weitergehen*? Ja, mit heiterer Gelassenheit.

Katastrophe: Zurückspringen oder zur Seite springen?

Jon Kabat-Zinn überschrieb seine Einführung in die Achtsamkeitslehre 1990 mit dem Originaltitel: „Full Catastrophe Living". Das Leben sei eine einzige Katastrophe – das ist schon irritierend und reizt zum Widerspruch. Vielleicht sollte der Titel auch besonders „griffig" sein und wir beim Lesen veranlasst werden, diesen Gedanken wieder „loszulassen".

In den weiteren Darlegungen des Buches wird aber klar, auf was sich der Begriff bezieht und wie er eigentlich gemeint ist. Jon Kabat-Zinn schreibt:

„Bei dem Versuch, alle [...] Aspekte des menschlichen Daseins adäquat zu erfassen, stieß ich auf einen Satz aus dem Film Alexis Sorbas. Auf die Frage, ob er schon einmal verheiratet gewesen sei, erwidert Sorbas sinngemäß: Bin ich etwa kein Mann? Natürlich war ich verheiratet. Frau, Haus, Kinder, einfach alles ... die ganze Katastrophe! – In dieser Antwort klingt weder Klage noch Vorwurf an [...]. Sorbas Erwiderung ist vielmehr Ausdruck des Wissens um das ganze Spektrum möglicher Lebenserfahrungen [...]. Mitten im Fluss des Lebens, zu dem auch Stürme gehören, tanzt er, zelebriert das Leben und lacht über sich selbst, auch angesichts eigener Fehlschläge. Er fühlt sich von ihnen nicht besiegt, denn anstatt sich mit ihnen zu identifizieren, erkennt er sie als Teil des Lebens an."

Welche Stürme des Lebens umwehen uns?

Wir erinnern uns: Es sind Pressionen (Stress) von allen Seiten. Von außen sind wir beruflichem oder privatem Stress ausgesetzt. Innerlich belasten uns gesundheitliche Schwächungen, die sowohl im körperlichen (Herzkrankheit?) als auch seelischen Bereich (Burnout?) liegen können.

Die Erfahrung lehrt, dass einige Menschen erstaunlich gut mit den Krisen des Lebens umgehen können. Viele Menschen scheinen genetisch besonders widerstandsfähig (immun) gegen die Katastrophen des Lebens zu sein, so dass sie sogar Flucht oder Vertreibung im Kindesalter unbeschadet überstehen. Die Psychologen nennen eine solche Widerstandskraft *Resilienz*. Das Wort ist hergeleitet von dem lateinischen Verb „resilire“, welches zurückspringen bedeutet. Gemeint ist ein Zurückspringen auf bewährte Kraftquellen zur Überwindung der Krise. Verhaltenstherapeuten sind der Meinung, dass man auch Resilienz erlernen könne.

Die Grundlagen der erworbenen Widerstandskraft sind die sieben Säulen der Resilienz (Emilia Morel, lit.):

* Optimismus
* Akzeptanz der Krise
* Lösungsorientiertheit
* Übernahme von Verantwortung (fürs eigene Leben)
* Verlassen der Opferrolle
* Aufbau von neuen Netzwerken
* Zukunft planen

Man könnte noch viele andere Resilienzfaktoren ergänzen. Im Sinne der Achtsamkeitslehre sollte eine Art Befund-Erhebung der Krise durchgeführt werden. Man sollte zurückhaltend sein mit Bewertungen und emotionalen Beschreibungen (wie z. B. *schlimm, furchtbar, irreversibel, falsch, katastrophal* etc.). Diese Bewertungen lähmen sekundär unsere Gedanken und Lösungsansätze.

Das hat nichts mit naiv positiven Einschätzungen zu tun, denn eine Krise kann man nicht schönreden.

Im täglichen Leben sollte man versuchen, auch die Reihenfolge in der Erzählung der Fakten zu ändern: Für die Seele kann es erleichternd sein, eine neue lösungsorientierte Bedeutungshierarchie zu entwickeln. Nicht immer das Ungünstige, Destruktive in den Vordergrund stellen, sondern mit dem Silberstreif am Horizont beginnen. Vielleicht sollte man sich mit dieser Erzählweise langsam anfreunden – sie „vorsichtig mögen“.

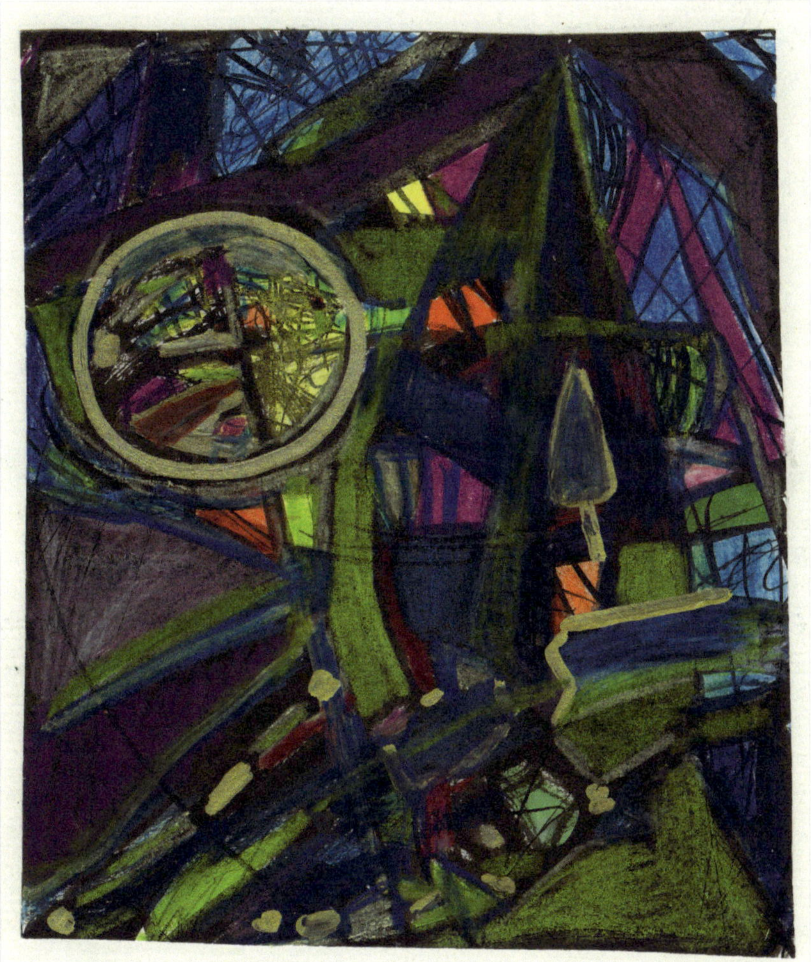

Im Folgenden sei ein Gesprächsbeispiel genannt, welches ich häufig in der Hausarztpraxis erlebt habe:
Herr Doktor, Sie haben mich in eine falsche Klinik geschickt.
- Wieso?
Mit meinen Problemen waren die überfordert.
- Ach.
Ja, man wollte mich in eine Gesprächsgruppe schicken; ich kann doch meine Sorgen nicht anderen erzählen – habe ich abgelehnt.
- Und?
Einzeltherapie war schon belegt.
- Eventuell Entspannung?
Nein, ging nicht, auf hartem Boden kann ich nicht entspannen. – Es gab auch keine Diät für mich; ich soll doch abnehmen.
- Und Sport?
Na, ja die Räume waren immer überfüllt, draußen war meistens schlechtes Wetter.
- Spaziergang am Meer?
War zu weit weg, habe ich in drei Wochen nicht gesehen.
- Gab es denn auch etwas Interessantes?
Ja, die Physiotherapeutin war super, ich habe viel gelernt. Es war eine gute Gruppe, auch die Stimmung war toll. Es ging mit Musik.
- Eigentlich war das ja das Wichtigste, hätten wir gleich besprechen können.
Ja, das stimmt. Völlig klar … Nächstes Mal!

„Ich fühle mich so glücklich um die Füße" – psychosomatische Aspekte

Das bereits genannte Zitat stammt aus: „Rasmus und der Landstreicher" (Astrid Lindgren). Es ist wunderbar, weil in ihm die Einheit von Körper und Seele zum Ausdruck kommt. Die Füße sind beseelt: Sie können selbst glücklich sein. Bei diesem Bild erübrigt sich der in unserer Kultur empfundene Dualismus zwischen Körper und Seele. Der im Buch nachfolgende Satz macht die Einheit des beseelten Leibes noch deutlicher: „Überhaupt bin ich glücklich am ganzen Körper." In der Dichtkunst verschwimmen wie selbstverständlich die Grenzen zwischen Körper, Gefühl und Vernunft.

Dagegen spüren wir in unserer Alltagssprache immer wieder das Trennende. Gerne sagen wir: „Das erfrischt Körper und Geist". Ganzheitlicher wäre die Formulierung: „Das tut mir gut."

Häufig spüren wir auch eine Distanz zwischen unserem Ich und unserem Körper – wie in einem Verhältnis von Subjekt und Objekt. In der Entspannung sage ich manchmal: „Nun wenden wir uns unseren Füßen zu." Wir sind es gewohnt, in dieser Sprache zu formulieren – insbesondere, weil es nach meiner Erfahrung die bildhafte Innenschau fördert.

Auch die Achtsamkeitslehre (mindfulness) kann sich nicht dem Dilemma entziehen, dass auf etwas Bestimmtes geachtet werden soll: „mindful of" bedeutet „achtsam auf". Vielleicht gelingt uns im Alltag – mit einiger Übung – ganz von allein ein schlichtes Sein im Körper. In diesem einfachen Sein erübrigt sich die Frage nach den körperlichen, psychischen oder geistigen Anteilen.

In der Körperpsychotherapie hat sich nach Caldwell (2014) ein neuer Begriff entwickelt: *Bodyfulness* (zitiert nach Ulfried Geuter: Praxis Körperpsychotherapie, 2019). Es stellt sich die Frage, ob im Klang dieses Wortes die Balance zu sehr in Richtung Körperbewusstsein verschoben ist.

Wir müssen genau hinhören, um die Bedeutung der Wörter zu erfassen. Manchmal können Redensarten zur Anschaulichkeit beitragen. Das „Seele-im-Körper-Sein“ spiegelt sich in der Redensart:

„Ich bin ganz Ohr.“

Entspannung bis in die großen Zehen

Machen Sie es sich bequem (liegend oder sitzend).

* Nun versuchen Sie den rechten Fuß mit den Händen abzutasten: Achillessehne, Ferse, Hohlgewölbe, Fußrücken, große Zehe und kleine Zehen (Wiederholung mit dem linken Fuß).
* Nun fühlen Sie sich in Ihren rechten großen Zeh hinein. Bewegen Sie langsam und sanft ihn hin und her … Her und hin.
* Wie fühlt sie sich an? Haben Sie ein Wärmeempfinden oder ein Kältegefühl? Werden die Umrisse deutlicher? Können Sie Grundgelenk und Mittelgelenk unterscheiden?
* Könnten Sie die Umrisse der Zehe zeichnen?
* Nun verbleiben Sie mit Ihrer Wahrnehmung noch eine kleine Weile bei der Zehe. Und sagen sich: Ich ***bin*** große Zehe oder ich bin „eins“ mit meiner großen Zehe.

Jacobson-Übung: Große Zehe nach oben

Nach dem inneren Signal „Jetzt“,

* rechte Großzehe kräftig anziehen, d. h. nach oben beugen,
* 1–2 Atemzüge lang halten
* und wieder loslassen.
* Nachspüren: Wärmegefühl, kribbeliges Gefühl, Entspannung breitet sich fließend aus … Meist auch auf die Gegenseite.

Denkformel

* „Ich fühle mich so glücklich um die Füße." (Astrid Lindgren)
* Wiederholung mit der linken großen Zehe.

Und damit es nicht langweilig wird, bringen wir die Bewegungen der Großzehen mit der Atmung in Verbindung.

„Nur ein Bettler atmet mit der Lunge,
ein Kaiser mit der großen Zehe."
(Chinesisches Sprichwort)

Große Zehen – Atemübung im Stehen

Versuchen Sie auf einem Bein zu stehen.

* Das andere Bein wird angehoben und im Hüftgelenk gebeugt, Beugung 90 Grad auch im Kniegelenk, der Unterschenkel hängt locker gemäß der Schwerkraft nach unten.

Übung

* Ruhiges Atmen … Einige Atemzüge.
* Dann bei Einatmung die großen Zehen anheben …
* Beim Ausatmen wieder loslassen …
* Mehrere Atemzyklen.
* Dann Wechsel des Standbeines und Wiederholung.

Variation im Sitzen

Nehmen Sie eine bequeme Sitzposition ein. Lenken Sie Ihre Beobachtung auf beide Großzehen. Dann beim Einatmen die Großzehen anheben und beim Ausatmen wieder senken und loslassen … Mehrere Atemzyklen.

Nachdenken über die großen Zehen

Nicht immer gelingen die Übungen schmerzfrei. Die Beweglichkeit kann beeinträchtigt sein durch Arthrose (eine Verschleißerscheinung infolge Überlastung oder Fehlstellung). Sehr schmerzhaft ist auch eine akute oder chronische Gicht, welche mit Vorliebe die Großzehengelenke betrifft.

Schon als Schüler war ich beeindruckt von der Beschreibung dieser Krankheit in dem Jugendbuch „Der kleine Lord" von Frances Burnett. Der alte Graf ließ seinen erkrankten Fuß auf einem Schemel in der Nähe des Kamins ruhen. Das Aufstehen und Gehen war ohne Hilfe schwer möglich. Der kleine Lord wollte nun seinem Großvater behilflich sein: „Cedric kletterte aus seinem Stuhl heraus und trat zu seinem Großvater. Er blickte bedenklich auf dessen gichtisches Bein. ‚Soll ich dir helfen?', fragte er höflich. […] ‚Nun', sagte der Graf, ‚versuchen wir's.' Cedric gab ihm seinen Stock und half ihm beim Aufstehen. […] Langsam erhob er [der Graf, Anm.] sich und legte seine Hand auf die kleine Schulter, die ihm tapfer dargeboten wurde. Der kleine Lord tat vorsichtig einen Schritt nach vorn, den Blick auf das kranke Bein geheftet." (Frances Burnett)

Die Gnade des Gehaltenseins – Picasso

Es ist ein Circulus vitiosus: Viele Menschen wollen das Entspannen lernen, weil sie im Leben nicht loslassen können, und entspannen können sie nicht, weil dazu ein Loslassen gehört. Anspannen und Loslassen sind aktive Tätigkeiten. Zum Ausruhen gehört noch eine passivische Dimension: das Gefühl des Gehaltenseins. Wer sich gehalten fühlt, kann sich leichter fallen lassen, auf neue Dinge *ein-lassen*. Dieses Gehaltensein ist schwierig erlernbar, deshalb spricht Picasso von einer Gnade; es ist auch ein Resilienzfaktor in kritischen Zeiten.

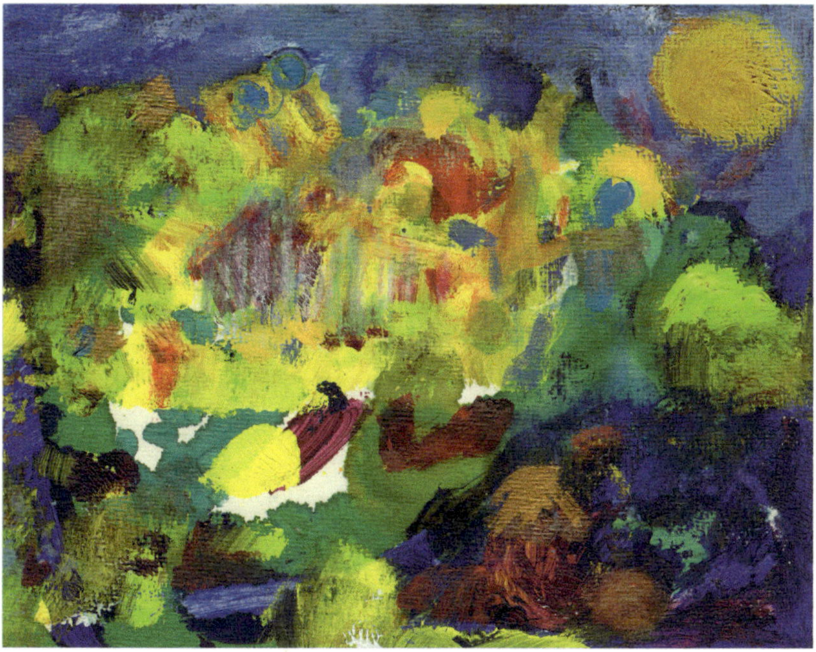

Loslassen können wir umso leichter, wenn wir ein Vertrauen in die Situation haben können.

Aus der Kindheit kennen wir die Anleitung beim Schlittschuhlaufen oder beim Lernen des Fahrradfahrens; sobald wir Vertrauen in unsere Fähigkeiten haben, sagen wir: „Jetzt lass los, lass mich alleine laufen / fahren." Dann gelingt alles erstaunlich gut in fließenden, freien Bewegungen. Wir haben Vertrauen in unsere eigenen Künste entwickelt: ein Selbst-Vertrauen oder ein Gefühl für die eigene Selbst-Wirksamkeit.

Vielleicht können wir dieses Gefühl des Gehaltenseins (dass uns nichts passieren kann) beim Entspannen wieder wachsen lassen. Vielleicht ist es empfehlenswert, sich erinnernd in die eigene Kindheit zurückzuversetzen, ob dieses Gehaltensein („Holding" des Kindertherapeuten Donald Winnicott, 1896–1971) ausreichend erlebt wurde. Wir sollten versuchen, dieses Gehaltensein wiederzubeleben, eventuell auch mit Hilfe eines Therapeuten, weil es eine Kraftressource bei Lebenskrisen sein kein. Wenn uns die Gnade des Gehaltenseins zuteilwurde, können wir dankbar sein. Dankbarkeit ist ebenfalls eine Kraftreserve gegenüber Stress-Situationen.

dankbarkeit – klein geschrieben

Oliver Sacks zitiert humorvoll eine Anekdote von Samuel Beckett: *„Ganz anders die Geschichte, die mir ein Freund erzählte, der an einem herrlichen Frühlingsmorgen mit Samuel Beckett einen Spaziergang durch Paris machte und zu ihm sagte: ‚Sind Sie an einem solchen Tag nicht glücklich, dass Sie leben?' Woraufhin Beckett antwortete: ‚So weit würde ich nicht gehen.'"* (O. Sacks: Dankbarkeit)

Dankbarkeit – eine Übung

Machen Sie – wenn möglich – eine kleine Pause. Zelebrieren Sie ein wenig die Langsamkeit.

* Nehmen Sie nun eine für Sie angenehme Position ein. Lenken Sie Ihr Augenmerk nach innen – machen Sie eine meditative Innenschau – und beobachten Sie Ihren Atem … Nur beobachten, so wie er ein- und ausströmt … Sie spüren, wie sich Brustkorb und Bauch bewegen im Rhythmus der Atmung.

Jacobson-Übung:
Handflächen gegeneinanderhalten (Gebetshaltung)

Nun lenken Sie Ihre innere Wahrnehmung auf beide Hände und Arme.

* Nach dem inneren Signal „Jetzt" führen Sie beide Arme gebeugt nach vorne vor Ihren Brustkorb und drücken dann die Handinnenflächen fest gegeneinander in Gebetshaltung.
* 1–2 Atemzüge anhalten.
* Und wieder loslassen.
* Arme wieder in die Ausgangsposition bringen, der Schwerkraft überlassen, fallen und ruhig auf der Unterlage ausruhen lassen. Nachspüren, wie die Arme schwer werden.

Denkformel

(3 × oder nach eigenem Belieben)

* Ich bin dankbar.
* Ich bin dankbar.
* Ich bin dankbar, dass ich dankbar bin (sein kann).

„Man wird so schnell kein Haus finden,
das mit allen vier Seiten nach Süden liegt.“
(Arno Geiger)

„Ich empfinde das hohe Alter nicht als einen Lebensabschnitt zunehmender Trostlosigkeit, den man ertragen und so gut wie möglich überstehen muss, sondern als eine Zeit der Muße und Freiheit, der Freiheit von den künstlichen Zwängen früherer Tage, der Freiheit, alles zu erkunden, wonach mir der Sinn steht, und die Gedanken und Gefühle eines ganzen Lebens zusammenzufügen. Ich freue mich darauf, achtzig zu werden.“
(Oliver Sacks:
Dankbarkeit)

Resilienz-Garten

Liegt hier ein Schreibfehler vor? „Resilienz“ und „Garten“ – wie passt das zusammen?

Wir erinnern uns: Johannes Heinrich Schultz (der Schöpfer des autogenen Trainings) beschrieb seine Methode als „gärtnerisches Tun“. Das Moment der Entspannung sollte langsam und hingebungsvoll gehegt und gepflegt werden. Wir können diesen Zustand nicht wie in einem mechanischen Modell einfach „herstellen“.

„Resilienz-Garten“:

Lassen wir den Klang des Wortes auf uns wirken.

Ich denke dabei spontan an „Residenz-Garten“. Dabei assoziiere ich Bilder der Entspannung in naturhafter Umgebung. Das hat biographische Bezüge.

In meiner Ausbildungszeit habe ich gerne im Garten der Würzburger Residenz entspannt und mich an der Natur erfreut. In der Umgebung von Springbrunnen und duftenden Blumen kam ich mir vor wie auf einer erholsamen Insel. Hier konnte ich lesen, mich konzentrieren und auf Prüfungen vorbereiten. Dieser besondere Ort war nur wenige Minuten von dem brodelnden Stadtverkehr entfernt; man kam schnell zur Ruhe, zur Nachdenklichkeit und vielleicht zum Träumen und zur Entwicklung neuer Ideen.

Das ist wichtig zur Stress-Prophylaxe und zur Stärkung unserer seelischen Abwehrkräfte, die wir auch als *Resilienz-Faktoren* bezeichnen. Es gibt viele individuelle Ansätze zum „gärtnerischen Tun“. Denken wir an Malkurse, an Mitgliedschaft im Chor, an Yoga, Gartenarbeit und Wandern in der Natur. Wenn wir etwas in uns wachsen lassen, dann können diese persönlichen Inseln zu Orten des Glücks werden.

Entspannung bedeutet auch, nahe an der Natur zu sein und kreatives Wachstum im persönlichen Resilienz-Garten.

Wenn wir auf einer Bank sitzen …
Atemmeditation

Meditation ist fernöstlichen Ursprungs und lässt sich durch drei Phänomene charakterisieren:
* Stille (aufsuchen)
* Sammlung (der Gedanken)
* Sicht-Erweiterung (des Fühlens und Denkens)

Suchen Sie die Stille auf.

Nehmen Sie eine bequeme Haltung ein.
* Lenken Sie Ihr Bewusstsein auf sich selbst.
* Spüren Sie das ruhige Strömen Ihrer Atmung. Beobachten Sie besonders Ihre Bauchatmung – das Heben und Senken der Bauchdecken …

* Sammeln Sie Ihre Beobachtung auf den Oberbauch … auf den Mittelpunkt ungefähr zwischen Bauchnabel und Brustbeinende (das ist der Magen).
* Mit der Wahrnehmung jetzt auf diesem Mittelpunkt verbleiben …
* Auch nach Gedankenabschweifung immer wieder auf diesen Mittelpunkt zurückkommen …

* Vorstellung schafft Wirklichkeit …
* Spüren einer Sicht- und Fühlveränderung.

Vielleicht ein schwebendes Gefühl empfinden …
… ein fließendes Gefühl … ein dankbares Gefühl.

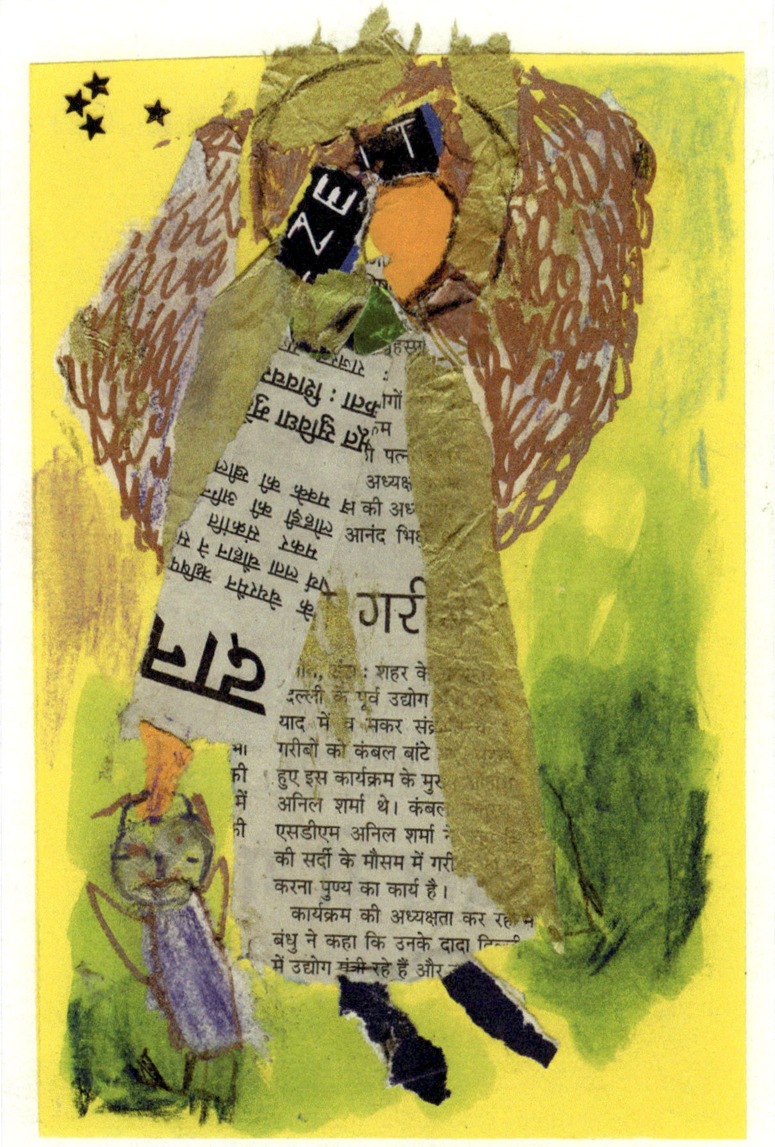

गरी
गरीबों को कंबल बांटे
हुए इस कार्यक्रम के मु
अनिल शर्मा थे। कंबल
एसडीएम अनिल शर्मा ने
की सर्दी के मौसम में गरी
करना पुण्य का कार्य है।
कार्यक्रम की अध्यक्षता कर रहे
बंधु ने कहा कि उनके दादा
में उद्योग मंत्री रहे हैं और

Körperphilosophie – mit „Laib" und Seele?

Als ich vor Kurzem in St. Peter-Ording (Nordsee) in einer Warteschlange beim Bäcker stand, wollte ich die Zeit des scheinbaren Nichtstuns nutzen, um über Begriffe des Alltags nachzudenken (ich habe meist ein kleines Notizbuch dabei). Ich sah eine Werbeschrift „Mit Laib und Seele". Ein Kunde vor mir kaufte einen Laib Brot. Dabei dachte ich, dass das Wort „Laib" eigentlich etwas antiquiert wirkt; das sagt man nicht mehr so häufig. Ich assoziierte dieses Wort mit dem gleichklingenden Begriff „Leib", den wir manchmal für den menschlichen Körper benutzen. Ich meine, dass das Wort „Leib" sich noch unmoderner anhört. Allenfalls hören wir manchmal: Er/sie sei mit „Leib und Seele" dabei. In der Psychosomatik ist der Begriff noch aktuell und wird für den „beseelten" bewussten Körper verwendet.

Seit der Antike laufen Körper und Seele nebeneinanderher – mal näher (Romantik) und mal wieder ferner, wie in heutiger Zeit (homo mechanicus).

Das Verhältnis zum beseelten oder mechanischen Körper äußert sich auch in der Begrifflichkeit des „Haben oder Sein". Also: Wir *haben* einen Körper und wir *sind* Leib.

In den Entspannungsübungen versuchen wir, die Polarisierung der beiden Sichtweisen wieder aufzulösen. Beim Entspannen sind wir unseren Organen wieder näher; wir fühlen, wie wir in unseren „Körper-Landschaften" spazieren gehen (können). Wir hören auf unseren Atem. Wir sind ganz Ohr.

Erhart Kästner formulierte es, wie schon genannt, für die Außenwelt: „Man reist, um die Welt bewohnbar zu finden."

Wir können diesen Satz auch auf unsere Innenwelt übertragen: Immer wenn wir üben, reisen wir durch alle Körperregionen, um sie uns wieder vertraut und bewohnbar zu machen. Das dient unserer Körpererfahrung. Wir sollten auch getrost Körperlandschaften bereisen, welche sich im Laufe der Lebensjahre verändert haben; bestimmte Regionen werden sich schmerzhaft in Erinnerung bringen: vielleicht der Rücken, vielleicht die Schulter.

Genau so wie wir unseren Leib in der Wachstumsphase annehmen mussten, so schwierig kann es im Alter sein, unsere Gelenkveränderungen – schmunzelnd – als „Jahresringe“ zu deuten.

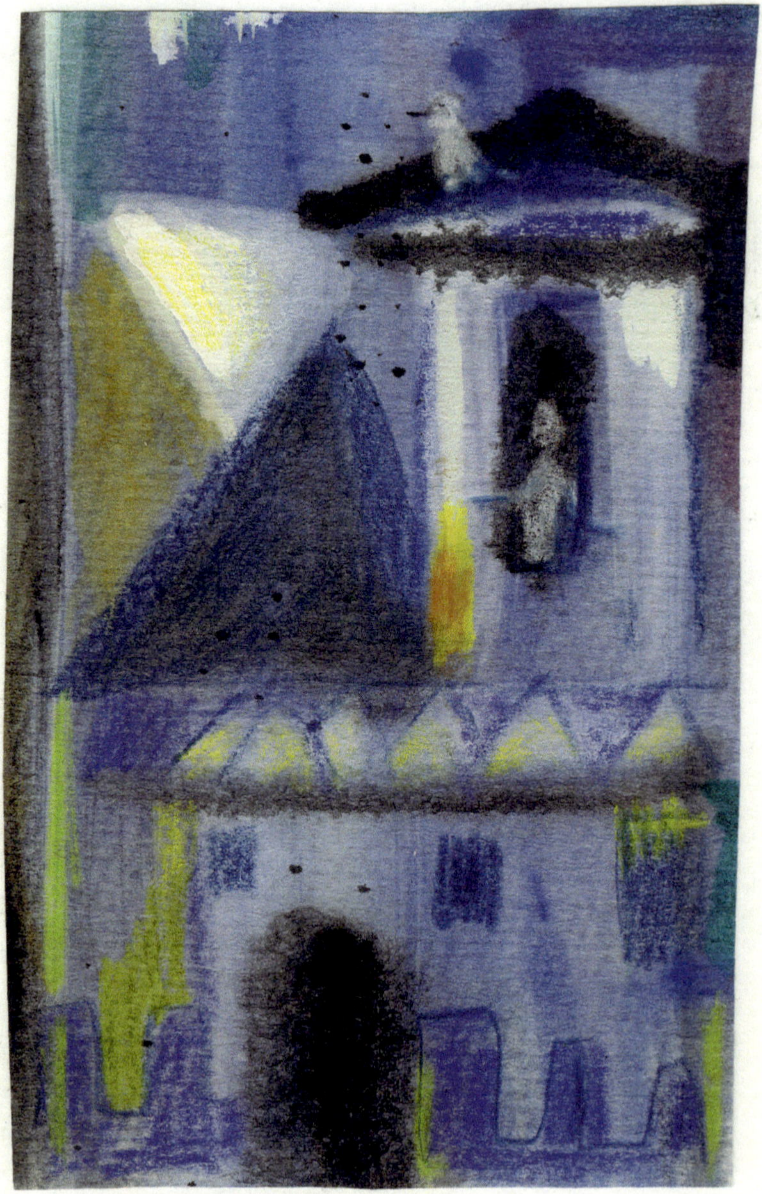

Unsere innere Reise geht weiter – wir erreichen unsere Schultern

---

Jacobson-Übung: Kombination Streckarm und Schulterzug

Mit geschlossenen Augen einige Atemzüge beobachten. Zur Ruhe kommen.

* Lassen Sie Gedanken und Wortinhalte wie Wolken am Himmel oder Blätter im Wind vorbeiziehen – schauen Sie ihnen eher unbeteiligt nach …
* Nun lenken Sie Ihre Innenschau auf beide Arme und Schultern.
* Nach dem Signal „Jetzt" beide Arme strecken und spannen und Schultern nach unten ziehen, dabei die Fäuste ballen und geballt halten …
* 1–2 Atemzüge lang anhalten. Und wieder loslassen.
* Gemäß der Schwerkraft einfach fallen lassen und auf der Unterlage ausruhen lassen.
* Nachspüren, wie auch die Schultern warm werden.

Anschließend Denkformel

* Ich lasse los … (5 ×).

Variante

Lenken Sie erneut Ihre Innenschau auf beide Arme.

* Nach dem Signal „Jetzt" beide Arme strecken und spannen und Schultern unten ziehen, Fäuste ballen und nach außen drehen und halten …
* 1–2 Atemzüge anhalten.
* Und wieder loslassen, fallen lassen – ruhen lassen.

* Nachspüren:
  Lockerheit? Wärmegefühl? Schwere?

Anschließend Denkformel

* Ich bin ganz ruhig … (2–3 ×)
  oder
* Ich lasse los …, um schließlich in einen träumerischen Zustand zu gleiten – oder in einen entspannten Schwebezustand …
* 1–2 Minuten?

Katastrophe – auf dem Weg

Sie erinnern sich: Alexis Sorbas nannte das „Auf und Ab“ im Leben die „volle Katastrophe“. Das hört sich dramatisch an. Aber letztlich hat er wohl gemeint, man müsse die Dynamik des Lebens annehmen wie Ebbe und Flut; man müsse auf die vielen kleinen und großen Krisen angemessen reagieren.

Aber wie?

Es gibt Situationen im Leben, in welchen es nicht sinnvoll ist, vorzupreschen und eine innerlich nicht gefühlte Stärke nach außen zu markieren. Stattdessen müssen wir uns auf uns selber besinnen und beginnende Schwächezeichen (Krankheitssymptome) lesen lernen. Und wir sollten überlegen, wie wir frühere Krisen überstanden haben. Sigmund Freud wählte für das unbewusste Zurückweichen vor einer Krise den Begriff *Regression* („Zurückschreiten“). Gemeint ist ein Zurückgehen im sinne einher Wiederbelebung zu einem früheren Bewusstseinszustand, in welchem wir eine kindliche Geborgenheit fühlten. Manchmal wollen wir keine (großen?) Entscheidungen treffen – mal nur an die eigene Gesundheit denken und Kräfte sammeln. Nach außen signalisieren wir dann manchmal eine kleine (situationsinadäquate) Hilflosigkeit.

Ein im Berufsleben entscheidungsfreudiger und erfolgreicher Mensch mittleren Alters erlebt eine Herz-Kreislaufstörung. Nach längerem Gespräch und ausführlicher Untersuchung kann von mir eine akute bedrohliche Krankheit ausgeschlossen werden. Zur weiteren Abklärung bekommt der Patient eine Überweisung zum Kardiologen.

Patient: Die Adresse kenne ich nicht.
- Können Sie sich in der Anmeldung geben lassen.
Meine Frau wird das wissen, die kennt sich in solchen Sachen aus.
- Ja?
Sie wird mich fahren und auch den Termin besorgen. Oder, Herr Doktor, können Sie mich nicht telefonisch anmelden? Nur, so ...
- O. k., kann ich machen.

*

Auf unserer inneren Reise erleben wir immer wieder ungewöhnliche Zeichen unseres Körpers.

Durch die Beschäftigung mit Jacobson entwickeln wir ein Gefühl für Unterschiede – für Spannung und Entspannung und für die Lageverhältnisse der Organe zueinander. Wir werden sensibler für Krankheitssignale im körperlichen Bereich und für ihre mögliche Entstehung im seelischen. Auch fragen wir uns nach zeitlichen Zusammenhängen.

Wir denken vielleicht nicht spontan daran, dass die Krankheitssprache auch das Verwirrspiel der Kindheit (Regression) wieder aufnehmen kann. Wir werden im nachfolgenden Beispiel erkennen, dass die erzählte Krankheit gar nicht das Hauptproblem des Patienten ist.

Die Krankheit ist die „Eintrittskarte“ für den Termin in der Praxis und der Aufhänger für den Gesprächsbeginn.

Herr M.: Habe wieder Rücken.
- Warum sind Sie nicht zum Orthopäden?
Habe schon mehrere Orthopäden durch. Alles ist gemacht, auch MRT. Physio hilft nur kurz.
- Und, was soll ich nun tun? Sie aus dem Arbeitsprozess herausnehmen?
Ja, das würde schon mal helfen.
- Oder ist da auch viel Druck im Moment?
Ja, Personalmangel.
- Oder zu Hause alles schwierig?
Ja … Habe Probleme mit der Ehefrau. Das bedrückt mich im Moment am meisten.

Vielleicht haben wir als Kinder unseren Eltern auch widersprüchliche Konflikte aus der Schule berichtet. Die geschilderte Rollenverteilung sollte uns in einem guten Licht erscheinen lassen. Wir erzählten die Dinge irgendwie schief oder verzerrt. Wir gingen davon aus, dass die Eltern uns intuitiv verstehen würden (was meist auch der Fall war).

Auch als Erwachsene inszenieren wir unsere Symptome. Der große Kardiologe und Nobelpreisträger Bernard Lown schreibt in seinem Buch „Die verlorene Kunst des Heilens“: „Die Hauptklagen des Patienten sind nicht immer sein Hauptanliegen.“

„*Sie* (die Patienten, Anm.) sprechen mit dem Arzt also über etwas, das gar nicht der wahre Beratungsanlass ist.“ (P. Lüth)

Ob diese Verhaltensweisen (diese Form des Zurückschreitens vor dem Konflikt) immer erfolgversprechend ist, kann nur im Einzelfall beurteilt werden.

Zumindest haben viele Menschen dadurch Ruhe und eventuell einen Zeitgewinn, um die Probleme zu regeln und neu zu durchdenken.

Aber auch unabhängig von der Bewältigung äußerer Stress-Situationen kann das Zurückgehen in die eigene Kindheit kreative Momente bescheren.

Schön ist es, mit den Kindern (oder Enkelkindern) beim Malen mit Farben zu schmieren. Herrlich auch das Jauchzen der Erwachsenen und der Kinder im Kontakt mit den Wellen des Meeres. Und wir werden wieder wie die Kinder, wenn wir „Mensch ärgere dich nicht" spielen. Gerne wühlt auch der Hobbygärtner mit seinen Händen in der Muttererde. Wir erinnern uns vielleicht auch an Momente des Träumens auf einer Wiese oder auf einem Baumstamm. Sind das besondere Zustände des Glücks oder der Entspannung?

Die Wiedererweckung dieses fließenden Bewusstseins könnte uns als Erwachsene ermuntern und neugierig machen, eine Entspannungsmethode zu erlernen.

Versuchen wir es doch mal mit Jacobson!

Jacobson-Übung: Entspannung in der Diagonalen …

Mit einem kleinen Trick sind wir „ganz bei den Füßen". Oder noch anschaulicher ausgedrückt, sind „die Füße ganz bei uns". Es ist eine Kombinationsübung (rechte Hand / linker Fuß), welche die Diagonale durch die Körpermitte betont.

Nehmen Sie eine bequeme Liegeposition ein. Lenken Sie Ihre Wahrnehmung mehr und mehr auf sich selbst und Ihren Körper. Gedanken … Worte … Wörter sind ganz gleichgültig … wie im Winde verweht … Das innere Auge lenkt den rechten Arm und den linken Fuß besonders ins Blickfeld.

* Nach dem inneren Signal „Jetzt" die rechte Faust ballen, den Bizeps und den ganzen Arm einschließlich Schulter kräftig spannen. *Gleichzeitig* die linke Fußspitze kräftig nach oben ziehen.
* 1–2 Atemzüge lang halten.
* Und wieder loslassen. Ausruhen … 5–6 Atemzüge oder länger …
* Wiederholung mit linkem Arm / rechten Fuß.
* Dann: Nachspüren. Fühlen, wie Wellen der Entspannung sich ausbreiten über Arme und Beine, wie die Wellen auch den Rumpf, den Bauch – die Mitte – erreichen und miteinander verschwimmen.
* Die Übung vollendet sich in der Ruhe.

Denkformel

* Ich bin mutig und frei … Ich bin mutig und frei …
  Oder:
* Ich gehe meinen Weg mit heiterer Gelassenheit …
* Und dann: einfach nur träumen …

Morgenritual

„Jeder Tag ist ein Juwel."
(Marc Twain)

Sich in eine Entspannung einzufühlen oder auch Entspannung mit allen Sinnen zu erleben, gelingt nur in der Wiederholung. Empfehlenswert ist deshalb ein Morgenritual, welches nach eigenem Geschmack gestaltet werden kann.

Stellen Sie sich nun in die Mitte des Raumes oder in die Nähe eines – vielleicht geöffneten – Fensters. Beine und Füße ungefähr hüftbreit nebeneinanderstellen. Knie minimal beugen: Das entlastet die Gelenke, weil Bänder und Muskeln Haltefunktionen übernehmen.

* Spüren Sie die Fußsohlen auf dem Boden. Füße sind Sinnesorgane! Versuchen Sie Ihr Gewicht etwas auf die Fersen zu verlagern.
* Gleichgewicht halten. Dann gehen Sie mit dem Hauptgewicht zum Hohlgewölbe und schließlich zu den Vorfüßen. Machen Sie Bewegungen mit den Zehen.
* Dann wandern Sie in Ihrer Körperbeobachtung nach oben, zum Becken, lassen eine Beckenseite locker sinken, das Standbein übernimmt die Stabilität des Stehens, das andere Bein wird zum „Spielbein" (wie bei den Statuen der alten Griechen). Dann die andere Beckenseite lockern.
* Dann zur Wirbelsäule wandern, leichte, schwingende, ausgleichende Bewegungen machen.
* In den Bauch atmen, ruhig atmen.
* Beide Schultern fallen lassen, noch mehr fallen lassen.
* Ausgleichsbewegungen in der Halswirbelsäule machen: nur minimale Bewegungen.

* Kiefer fallen lassen, Lippen leicht geöffnet, Zunge locker in Mittelstellung.
* Wangen weich.

Atem-Übung III

Einatmend beide Arme mit gespreizten Fingern hebend strecken und weit über den Kopf heben.

* Eine größtmögliche Streckung erreichen.
* Dann ausatmend leicht vornüberbeugend die gelockerten Hände vor der Brust kreuzen und diagonal eng am Körper festhalten – mit den Händen im Schulterbereich.
* Dann die Arme fallen lassen.
* Ruhig atmen.
* Die Übung ausklingen lassen.

Wir haben diese Übung immer am Meer gemacht und nannten sie „die Begrüßung des Meeres“.

Denkformel

* Ich bin Leichtigkeit, Licht, Leben, Liebe, Lachen.

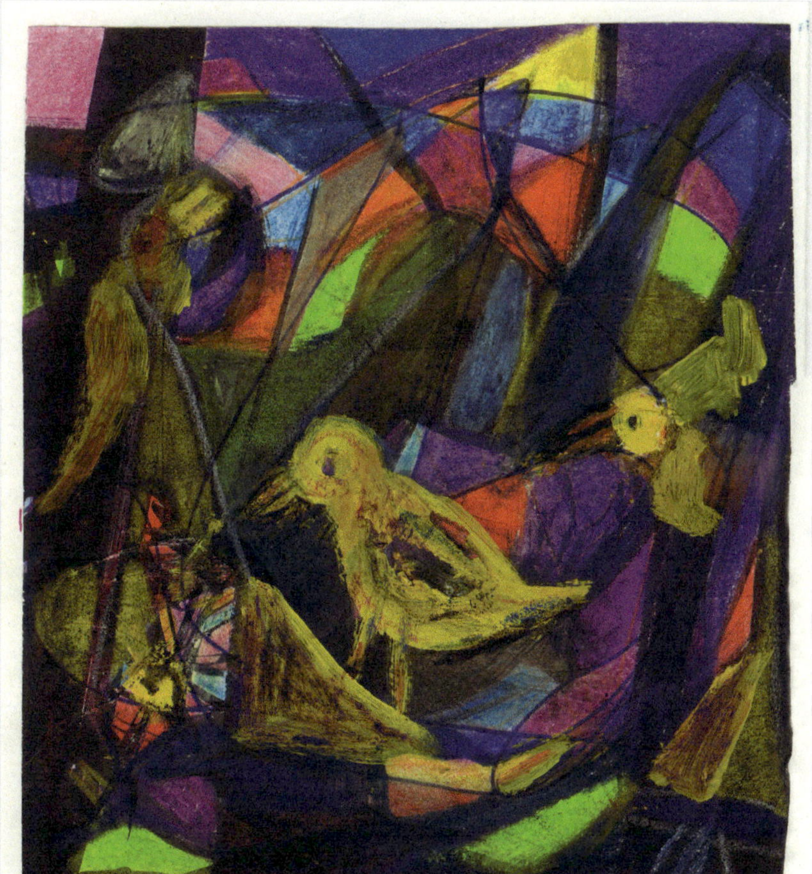

Matutin

„Irgendwo, außen am Rand, geht die Nacht
Zurück, und die Wellen der Dunkelheit
Beginnen die Küste des Morgens sacht zu erhellen.

Das schwere Dunkel fällt auf die Erde herab,
Und befreit tobt die Luft von besinnungslosem Licht,
das Herz füllt sich mit frischem, hellen Atem,
und der Sinn schickt sich an, Farbigkeit zu gebären.“

(John O'Donohue,
1956–2008, irischer Dichter)

(*Matutin*: „Gottesdienst im Morgengrauen“. Bei den Benediktinern folgten auf das Nachtoffizium (= Vigilien) die *Laudes*, welche manchmal auch *Matutin* genannt wurden. Matutin schloss mit dem Tagesanbruch. Das eigentliche Morgengebet bei vollem Tageslichte war die *Prim*. Gebete um 9 Uhr hießen *Terz*, um 12 Uhr *Sext*, 15 Uhr *Non* und vor Sonnenuntergang *Vesper*. Der Tag schloss ab mit dem Abendgebet, dem *Kompletorium* oder *Komplet*.)

Wenn man Beispiele von Regression im Zusammenhang von Krankheiten oder Kränkungen anführt, dann hört sich das eher wie ein Defensivverhalten des Menschen an. Aber aus der Defensive entwickelt sich auch Neues, denn Gesundwerden bedeutet kreativer Umgang mit sich selbst.

Auch im täglichen Leben ist Kreativität ohne eine Besinnung auf unsere kindlichen (verborgenen) Fähigkeiten gar nicht möglich. Immer wieder sollten wir uns von den Zwängen der Konvention befreien. Ein Künstler muss im wahrsten Sinne des Wortes in seinen Farben schwelgen oder auch mit dem Finger über das Blatt schmieren – so wie wir es auch als Kinder gemacht haben. Für viele Menschen ist der eigene Garten eine Ressource gegen die Unbill der gesellschaftlichen Zwänge.

Sigmund Freud meinte, die Regression stehe im Dienste des Ich – gemeint ist wohl auch der Ich-Entwicklung (bzw. der Persönlichkeitsentwicklung). Nach einer Überanstrengung sehnen wir uns nach einer Insel der Ruhe und Erholung. Zu sich selber zu kommen, bedeutet auch, ungestört zu sein. Für die Besinnung auf das eigene Ich ist auch die Qualität der (zeitweisen) Unerreichbarkeit von Bedeutung.

Ich komme wieder auf die Kindheit zurück. Wir liebten doch die verborgenen Verstecke, die die Erwachsenen nicht kannten (das Versteckspiel war etwas anderes, da wollten wir gefunden werden). Ich erinnere mich spontan an ein Versteck in meiner Kindheit: Ich wohnte in einem großen Schulgebäude. Nachmittags konnte ich nach Lust und Laune das ganze Gebäude durchstreifen. Im obersten Stockwerk neben dem Zeichensaal gab es eine kleine Tür, die häufig nicht abgeschlossen war. Hinter der Tür verbarg sich der riesige Dachboden der Schule. Immer wieder betrat ich durch diese Tür den geheimnisvollen Raum, der als Abstellboden genutzt wurde. Das Licht war durch die kleinen Dachluken etwas gedämpft. Überall sah ich Kisten mit pädagogischen Materialien; mit Kreide, mit großen Linealen für die Wandtafel, ausrangierten Bilderrahmen und alten Landkarten. Das Wichtigste war aber, dass niemand wusste, wo ich im Moment war. Dieser Schulboden war ein wunderbarer Rückzugsort.

Als ich nach 50 Jahren anlässlich eines Jubiläumsfestes meine alte Schule wieder betrat, ging ich ins oberste Stockwerk und suchte den Eingang zum Boden; schnell fand ich die kleine Tür und fasste neugierig an den Drücker meines alten Verstecks: Die Tür ließ sich öffnen – ich ließ meinen Blick schweifen. Alles schien wie durch ein Wunder unverändert. Schnell und etwas verschämt (ich fühlte mich ertappt) machte ich die Tür wieder zu. Es war wie ein Blick in die Kindheit.

Vielleicht ist vielen von uns ein solches Versteck in der Kindheit erinnerlich. Wir können diesen besonderen Ort des Glücks mit unseren Jacobson-Übungen verbinden. Zwischendurch oder am Ende des Rituals träumen wir uns in die Kindheit hinein – in einen zeitlosen Raum des Glücks. Entspannen und verstecken …

Ins Versteck

„Das Versteck der Kindheit suchen wir, wenn wir auf der Suche nach einer guten Wohnung, einem guten Café sind, nach einem Ort, wo Wohlsein ist. Wir suchen jenen Kleiderschrank, in den wir uns zurückzogen, wenn man uns gekränkt hatte. Nie können wir die Atmosphäre dieses Verstecks vergessen."

(Petri Tamminen:
Verstecke)

Wu Wei … Nicht sofort reagieren!

Resilienz und Regression sind gängige Begriffe der Verhaltenstherapie und des Coachings. Gemeint sind bewährte, auch verborgene Verteidigungskonzepte, die wir zur Lösung unserer Probleme aktivieren oder wiederentdecken sollen. Ein bekannter Bewegungsimpuls ist das Zur-Seite-Springen oder das Ausweichen bei schwierigen Situationen. Aus der fernöstlichen Philosophie stammt der Begriff des „Wu wei" (Theo Fischer, 2005). Damit ist gemeint: Es gibt Situationen im Leben, in welchen man nicht sofort reagieren sollte. Warten kann kreativ sein.

In diesem Sinne soll man die Dinge nicht teilnahmslos laufen lassen, sondern man sollte auf den Moment warten, in welchem man sinnvoll handeln oder entscheiden muss. Sinnvolles Warten bedeutet also ein ständiges Hellwachsein. Man könnte sagen, „Wu wei" ist aktives Nicht-Handeln.

Der westlichen Marktwirtschaft ist dieser Begriff bekannt, insbesondere im Aktiengeschäft.

„[…] Die Meister sehen die Dinge, wie sie sind,
versuchen jedoch nicht, sie zu kontrollieren.
Sie lassen sie ihren eigenen Weg gehen
und wohnen im Mittelpunkt des Kreises."
(Laotse: Tao te king)

Im Tao te king finden sich auch folgende Worte:

„Nichtstuend
bleibt doch nichts ungetan.
Will man die Welt gewinnen,
so sei man frei von Geschäftigkeit.
Ist einer viel beschäftigt,
eignet er sich nicht, die Welt zu gewinnen."

Zur Seite springen, soll auch bedeuten, ganz ungewöhnliche, originelle Verhaltensweisen zu versuchen. Aus eigenem Erleben kann ich von Erfahrungen auf dem Jacobsweg berichten: Viele Pilger/-innen entwickeln beim Wandern einen besonderen Blick auf ihre Alltagsroutine. Beim Laufen wachsen spontan neue Ideen und Lösungskonzepte. Meine Frau und ich trafen eine Holländerin, die ihre Partnerprobleme auf dem Pilgerweg bearbeiten wollte. Zeitweise wanderte sie alleine und war alleine mit ihren Gedanken, und zeitweise entwickelten sich auch spontan Gespräche mit anderen Pilgern. Auf diese Weise wirkte die Pilgerreise wie eine Selbsterfahrung oder Selbsterfahrungsgruppe (Motto: „Walk and talk").

Manchmal stehen wir in unserem Alltagsleben zu nahe vor unserem „Lebensgemälde" und verlieren uns im Detail. Bei der Selbsterkenntnis hilft ein Zurücktreten vom Bild oder ein Zur-Seite-Treten, um eine bessere Übersicht über die eigenen Lebenszusammenhänge zu gewinnen. Vielleicht verhilft diese Sicht zur besseren Selbsterkenntnis und führt sogar zur spirituellen Erleuchtung.

Originelle andere Aktivitäten wären auch das Schreiben eines Tagebuchs. Geschriebene Probleme stellen sich anders dar als im Gespräch. In der Sprechstunde hörte ich von vielen Patienten und Patientinnen, dass sie sich zeitweise Tagebuchnotizen gemacht hatten.

Abschließend sei noch ein Vorschlag gemacht: Gerade weil wir im harten Alltagsleben manchmal nichts zu lachen haben – wie wäre es, einer Lachyoga-Gruppe beizutreten? Denken Sie mal darüber nach! Oder lachen Sie schon über Lach-Yoga?

„Probleme kann man niemals mit der gleichen Denkweise lösen,
durch die sie entstanden sind."
(Albert Einstein)

Die unsichtbare Bedrohung. Wie reagiert die Community? Sollen wir zurückspringen? Zur Seite springen oder wieder in die Häuser zurück flüchten? In der Öffentlichkeit sind wir maskiert, laufen allein oder zu zweit, durcheinander oder immer dem Pfeil entlang, tanzen im Kreise oder in schräger Formation, sind vermummt. Nur die weit aufgerissenen Augen offenbaren Angst, andere kommunizieren Häme, da sie glauben, immun zu sein. Ein Tanz auf dem Vulkan.

Eine Zeit der Apokalypse.

Was sollen wir tun in der Krise, in der alle rennen, retten, flüchten? Das extrovertierte Leben mit den großen Feiern in den Gaststätten war zur Pandemie nicht möglich. Stattdessen sollten wir zu Hause unsere Zeit kreativ entwickeln.

Meditative Übungen helfen uns über das erzwungene Alleinsein hinweg. Wir müssen lernen, uns mit uns selbst zu beschäftigen: Wir sollten wieder mehr lesen, kochen, stricken, Musik machen und Briefe schreiben. Vielleicht sind Menschen „resilienter“, die auch die Innenschau geübt haben. Meditation und Entspannungsübungen können unser seelisches Gleichgewicht tatsächlich ausbalancieren. Meine Mutter sagte früher, er oder sie habe ein „reiches Innenleben“; damit konnte ich als Kind nichts anfangen.

Wir schauen nach innen und machen Jacobson zur Stärkung unseres Selbst!

Reiches Innenleben – wir suchen Phantasie-Verstecke

Nehmen Sie eine bequeme Sitzposition ein. Schließen Sie nun beide Augen und lenken Sie Ihre Aufmerksamkeit nach innen. Lassen Sie Ihre Gedanken schweifen. Erinnern Sie sich an einen besonders schönen Ruheort? In der Kindheit? Oder im Urlaub? Eine Bank mit Ausblick auf eine Flusslandschaft? Eine Blumenwiese?

Übungsvariation Arme, Schultern

Nach dem inneren Signal „Jetzt" beide Hände zur Faust spannen und die Arme in Beugehaltung spannen.

* 1–2 Atemzüge lang halten.
* Dann loslassen und ca. zehn Atemzüge lang genießen.
* Dann nach innerem Signal „Jetzt" beide Schultern nach vorne ziehen (Arme locker baumeln lassen).
* 1–2 Atemzüge lang halten.
* Loslassen und ca. zehn Atemzüge genießen.
* *Dann* nach innerem Signal „Jetzt" beide Schultern nach hinten ziehen (Arme locker), Schulterblätter nähern sich an.
* 1–2 Atemzüge lang halten.
* Loslassen und Entspannung genießen und hineinträumen in ein Versteck der Ruhe und der Unerreichbarkeit.

Morgenritual

„Ein Ritual ist in der Zeit das,
was im Raum eine Wohnung ist.“

(Antoine de Saint-Exupéry,
zitiert nach Karin Dzionara)

Übungen durchführen

Immer wieder werde ich gefragt, wie häufig die Übungen durchgeführt werden sollten und wie sie in den Tagesablauf zu integrieren seien.

Ich sage: Über allem steht die kreative Freiheit. Alle Übenden können den Zeitpunkt, die Zahl und Reihenfolge der Übungen, auch ihre Kombination, nach eigenem Ermessen selbst bestimmen. Aber je regelmäßiger wir üben, desto mehr entfaltet die Jacobson-Methode ihre Wirkung. Dabei ist es sekundär, zu welchem Tageszeitpunkt wir die Übungen durchführen. Der Weg entsteht beim – regelmäßigen – Gehen.

Über das rein Methodische hinaus ist das Ritual auch ein Anker für die Seele.

Wie ist das zu verstehen?

Der Dichter Antoine de Saint-Exupéry vergleicht das Ritual mit einer Wohnung. Je häufiger wir diese Wohnung betreten (also: je häufiger wir üben), desto vertrauter und wohnlicher wird uns dieser geistige Raum.

Im Moment des Übens spüren wir ein Gefühl der Selbstvergewisserung. Wir fühlen uns ganz bei uns; wir können nicht verloren gehen. Oder auch: „Ich bin ich" und habe einen Platz in dieser Welt. Somit gibt uns das Regelhafte, das Wiederkehrende – also das Ritual – einen Halt im Leben. Es vermittelt uns Geborgenheit, Ruhe und *Entspannung.*

Eine Vorausschau auf die Tagesstruktur werfen: Was ist wichtig? Was ist weniger wichtig? Eventuell Notizen machen …

Das nennt man auch gedankliche Vorwegnahme (Antizipation) der möglichen Ereignisse des Tages: Den Tag im Vorhinein durchdenken in großen Überschriften.

Z. B. Gepäck mit ins Auto nehmen; 8 Uhr: wichtiges Geschäftstelefonat; 11 Uhr: Taxi für Flughafen bestellen … u. a.

Entspannungsritual morgens auf der Bettkante

Im Sitzen ruhig ein- und ausatmen.
* Dann beide Oberschenkel, Knie und Schienbeine mit den Händen ertasten und über die Haut streichen.
* Auf den ganzen Körper und auf das eigene Selbst besinnen. Sich schmunzelnd selber sagen: Ich bin wichtig in der Welt …
* Dann die Aufmerksamkeit auf beide Beine und Arme lenken.
* Dann über Kreuz die Hände auf die Knie liegen.

Jacobson-Übung: Kombination Wirbelsäule, Becken, Beine

Dann nach dem inneren Signal „Jetzt" beide Knie kräftig nach außen spannen; gegen den Widerstand der Arme.
* 1–2 Atemzüge lang halten …
* Und wieder loslassen.

Denkformel
* Ich bin ganz bei mir (3 ×).

Wiederholung
* Hände über Kreuz etwas tiefer ansetzen: unmittelbar unterhalb der Knie.
* Nach dem inneren Signal „Jetzt" beide Knie gegen Widerstand nach außen drücken und gleichzeitig den ganzen Körper nach hinten ziehen.
* 1–2 Atemzüge lang halten …
* Und wieder loslassen.
* Entspannung genießen.
* Ruhig atmen.

Das vergebliche Suchen

Rabbi Chanoch erzählte: „Es gab einmal einen Toren, den man den Golem nannte, so töricht war er. Am Morgen beim Aufstehen fiel es ihm so schwer, seine Kleider zusammenzusuchen, dass er am Abend, dran denkend, oft Scheu trug, schlafen zu gehen. Eines Abends fasste er sich schließlich ein Herz, nahm Zettel und Stift zur Hand und verzeichnete beim Auskleiden, wo er jedes Stück hinlegte. Am Morgen zog er wohlgemut den Zettel hervor und las: Die Mütze – hier war sie, er setzte sie auf. Die Hosen, da lagen sie, er fuhr hinein, und so fort, bis er alles anhatte. Ja, aber, wo bin ich denn?, fragte er sich nun ganz bang, wo bin ich geblieben? Umsonst suchte und suchte er, er konnte sich nicht finden. – So geht es uns, sagte der Rabbi.“

(Zitiert nach Dorothea Körber)

Bisher war immer die Frage, was der Einzelne gegen die Bedrängnis von außen tun kann; Harald Welzer erläutert in seiner kleinen Gedankensammlung „Selbst Denken“ das Zusammenstehen in Resilienzgemeinschaften. Gemeint sind Nachbarschaftsaktivitäten bei Problemen, die sehr lokal auftreten. Thema kann die Betreuung von Kindern sein oder die Verbesserung der Umwelt. Man tut etwas für andere, hat aber auch selbst Gewinn von dieser Aktion. Zur Seite zu springen, bedeutet hier ganz anschaulich, mit anderen zu kommunizieren.

Kennzeichen dieser Bewegung ist eine Ausbalancierung aus Altruismus und egoistischem Interesse. In Corona-Zeiten können Schulen nicht täglich neu auf Unterstützung der Regierung warten. In der Konferenz der Lehrer im Verbund mit Elternversammlungen ist lokal zu entscheiden, welche Lüftungsmechanismen oder CO_2-Messgeräte für die einzelne Schule sinnvoll und praktikabel sind.

Interessant finde ich in diesem Zusammenhang den Begriff des „Seitwärts Sehens oder lateralen Wissens“ (Robert M. Pirsig). „Wenn alles schiefgeht oder unsicher oder durch unerwartete Resultate so auf den Kopf gestellt ist, dass man sich überhaupt nicht mehr auskennt, beginnt man, *seitwärts* zu sehen, *lateral*. [...] Laterales Wissen ist Wissen aus ganz unverhoffter Richtung.“

Seien wir also offen für alle intuitiven und extraordinären Ideen aus unserer Community. Lassen wir doch der sozialen Intelligenz ihren Raum in besonderen Zeiten – in Corona-Zeiten, aber auch in den Zeiten danach.

Kreativ denken können wir aber nur, wenn wir unverkrampft sind und uns nicht gestresst fühlen. Deshalb sollten wir unsere Entspannungsübungen nicht vergessen. Krisenbewältigung gelingt am besten auf dem multimodalen Weg. Jacobson hilft, wenn uns ein Problem im Nacken sitzt.

Zwischengedanken

Im wahrsten Sinne des Wortes fühlen wir uns manchmal „dazwischen“: zwischen den Bedrängungen des Morgen und den Nachwirkungen des Gestern. Wir wollen uns beim Üben auf das Hier und Jetzt besinnen; und das ist schwierig. Wir fühlen eine Sehnsucht nach Entspannung, und das ist im Moment nicht möglich, da wir uns nicht konzentrieren können. Die Probleme des Gestern strecken noch ihre Fangarme nach uns aus; vieles erscheint uns unvollendet und harrt der Lösung. Und wir sehen die gestikulierenden Arme der Zukunft, welche uns bedeuten, auf den Zug der Zeit aufzuspringen. Was bleibt von der Gegenwart? Wann können wir endlich entspannen? „Gegenwart, das ist ein Herzschlag“, sagt Arno Geiger. Wir beneiden die Tiere, die – anscheinend – diese Probleme nicht haben.

Der Hund in der Sonne

„Es gibt einen wunderbaren Satz von Seneca: ‚Calamitosus animus futuri; tief unglücklich die Seele, die sorgend die Zukunft bedenkt.‘
Wohl wahr. Wer die Zukunft bedenkt, ist nicht glücklich. Aber sorgend die Zukunft bedenken, ist menschlich. Es ist eine Wahrheit ersten Ranges, mit der gelebt werden muss: Erst durch den Blick auf das Ungewisse, die ängstliche Sorge, die Vorschau, die Hoffnung an der Schwelle der Sorge, die Angst vor der Zukunft, erst da beginnt, was den Menschen auszeichnet.
Ohne Bedenken der Zukunft, das ist der Hund in der Sonne.“

(Erhart Kästner)

Wir leben aus der Vergangenheit durch die Gegenwart in die Zukunft. Natürlich macht die ständige Sorge den Menschen aus, auch Kultur und Zivilisation sind aus dieser planenden Grundhaltung entstanden. Wir haben aber auch eine tiefe Sehnsucht, mal ganz die Gegenwart zu genießen, ohne Vergangenheitsbewusstsein und ohne sorgenden Blick in die Zukunft. Manchmal möchten wir der Hund in der Sonne sein; wir beneiden ihn sogar, wenn wir am Kaffeetisch sitzen und den zufrieden an unserer Seite liegenden Hund spüren.

Atemübung IV – ein Erlebnis (in) der Gegenwart

Das Genießen der Gegenwart gelingt mit einer fernöstlichen Meditationsübung. Versuchen Sie die uralte Methode der Atembeobachtung.

Lenken Sie Ihre Aufmerksamkeit auf Ihren Atem. Spüren Sie, wie er über die Nase ein- und ausströmt. Nehmen Sie auch ein leises Strömungsgeräusch im Nasen- und Rachenraum wahr. Stellen Sie sich fühlend vor und spüren Sie, wie die Atemluft kühlend an der Rachenhinterwand vorbei streicht und geradezu streichelnd wirkt.

* Und nun strömt der Atem über die Stimmbänder und weiter in die Luftröhre, dann ins linke und rechte Bronchialsystem und weiter in die Lungenbläschen, wo der Sauerstoff in die Blutäderchen abgegeben wird. Am Umkehrpunkt nimmt der Atem CO_2 auf und wird zur Ausatemluft. Das Strömen geht jetzt in entgegengesetzter Richtung. Die mit CO_2 angereicherte Luft wird über die Nasenlöcher wieder ausgeatmet. Versuchen Sie eine Zeitlang bei diesem angenehmen Strömen zu verweilen. Wenn Gedanken Sie ablenken, kehren Sie wieder zur Wahrnehmung Ihres Atems zurück. Spü-

ren Sie das Spiel Ihres Atems. Wer spielt mit wem? Die Luft mit Ihnen oder Ihre Atmungsorgane mit dem Atem? … Seien Sie lediglich „schmunzelnder" Beobachter …

Atembeobachtung mitten im Gewimmel

Wir neigen dazu, Entspannung nur im stillen Raum zu üben. Doch wir sollten uns nicht begrenzen. Lasst uns hinausgehen ins aktive Leben und dort Ruhe und Gelassenheit zelebrieren! Wo? In der Warteschlange am Supermarkt. Wir gehen bewusst in die längere Schlange und machen Atembeobachtung. Die Wirkung setzt sofort ein: Wir werden ruhig, souverän und genießen ein Gegenwartsgefühl – und wir schmunzeln über uns selbst und die Gleichzeitigkeit von Ruhe und Unruhe im Raum.

Vielleicht sensibilisiert uns häufige Atembeobachtung auch für das Gegenwartsgefühl in der Dichtung:

Herbstlied

Dies ist ein Herbsttag, wie ich keinen sah!
Die Luft ist still, als atmete sie kaum,
Und dennoch fallen raschelnd, fern und nah,
Die schönsten Früchte ab von jedem Baum.

O stört sie nicht, die Feier der Natur!
Dies ist die Lese, die sie selber hält,
Denn heute löst sich von den Zweigen nur,
Was vor dem milden Strahl der Sonne fällt.

(Friedrich Hebbel)

Innehalten und sich selbst fragen: Was sitzt mir da im Nacken?

Die Schulter-Nacken-Übung steht im Mittelpunkt aller Übungen. Klar und kristallin manifestieren sich hier unsere existentiellen Nöte, aber auch die kleinen Sorgen des Alltags. Schmerzhafte Verspannungen strahlen manchmal in die Umgebung aus. Sie können Anlass sein für Spannungskopfschmerzen oder aber auch einen Migräne-Anfall auslösen. Viele Menschen neigen bei Muskelverspannungen im Nacken zu Schwindel (vertebragener Schwindel). Möglicherweise bestehen reflektorische Verbindungen von der Halswirbelsäule zum Innenohr, in welchem unser Gleichgewichtsorgan lokalisiert ist. Somit können diese Symptome auch die Frage andeuten: Wie soll es weitergehen im Leben? Wie ist der zukünftige Lebenskurs?

Anschaulich werden diese Zusammenhänge, wenn wir unseren Nacken mit dem einer Katze vergleichen. Wenn eine Katze einen Hund sieht, der sie anknurrt, macht sie zur Abwehr einen Katzenbuckel. In diesem Moment geht es um die Frage: „Flüchten oder standhalten (kämpfen)?" Wenn sich spontan die Situation entspannt und der Hund sich entfernt, entspannt sich auch körperlich der Katzenbuckel. Vielleicht geht die Katze jetzt ins gemütliche Haus und legt sich hinter den warmen Ofen. Wir können dann den entspannten Körper der Katze bewundern.

Dagegen können wir uns nicht so spontan an Körper und Seele entspannen, da die Probleme der Zivilisation häufig unsichtbare und im Moment nicht lösbare Konflikte sind. Wir gehen mit diesen Ängsten schlafen und wachen mit denselben Sorgen wieder auf. Neben den existentiellen Fragen (Beruf, Familie, Gesundheit) müssen viele kleine Dinge der Selbstfürsorge geklärt werden.

Wenn wir morgens glücklich aufwachen, fragen wir uns sofort: Mit welcher Sorge oder welchem Symptom bin ich abends eingeschlafen? Ach ja, da ist es wieder: ein leichtes Ohrensausen. HNO-Termin habe ich nächste Woche. Wir stehen auf und wenn wir uns prüfen würden, wäre bereits ein leichter Schulterhochstand feststellbar. Man schaut auf die Uhr, man muss sich beeilen. Beim Frühstück wird die To-do-Liste im Kopf erstellt. Nach dem Verlassen des Hauses geht man schnellen Schrittes – mit hochgezogenen Schultern? – zum Auto. Beim Betreten der Firma grüßt man nach allen Seiten – auch zum Vorgesetzten – mit leicht hochgezogenen Schultern. Hoffentlich funktioniert der Computer. Schnelles Überfliegen der neuesten Mails – mit hochgezogenen Schultern?

Machen wir uns nichts vor: Kreativität und Leistung ist mit Anspannung verbunden. Muskuläres Kräftespiel gehört zum Leben. Problem ist aber die schmerzhafte „Ver“-Spannung.

Wie kann man es ändern oder aus der Erkenntnis Nutzen ziehen? Vielleicht sollte man prüfen, bei welchen Gelegenheiten die Verspannungen auftreten.

Vielleicht gelingt es, eine Art Körperbeobachtung oder Selbsterfahrung zu üben: Stellen Sie sich vor, sie würden ein virtuelles Supervisionsgerät über sich selbst einschalten. Somit kann die Verspannung auch als diagnostisches Hilfsmittel zur Erkennung der eigenen Lebenssituation interpretiert werden: Die Verspannung als Symbol für eine bestimmte Lebenssituation.

Es geht in der psychosomatischen Medizin nicht immer um die Beseitigung der Symptome. Sinnvoll kann auch die Wandlung der Symptome sein, etwa durch eine humorvolle Sicht der Dinge.

Und da sind wir wieder beim Nacken.

Wir sagen manchmal, ihr oder ihm sitze der „Schalk im Nacken“.

„Hören, Nachdenken und Meditation
müssen eine Verbindung eingehen.“
(Dalai-Lama)

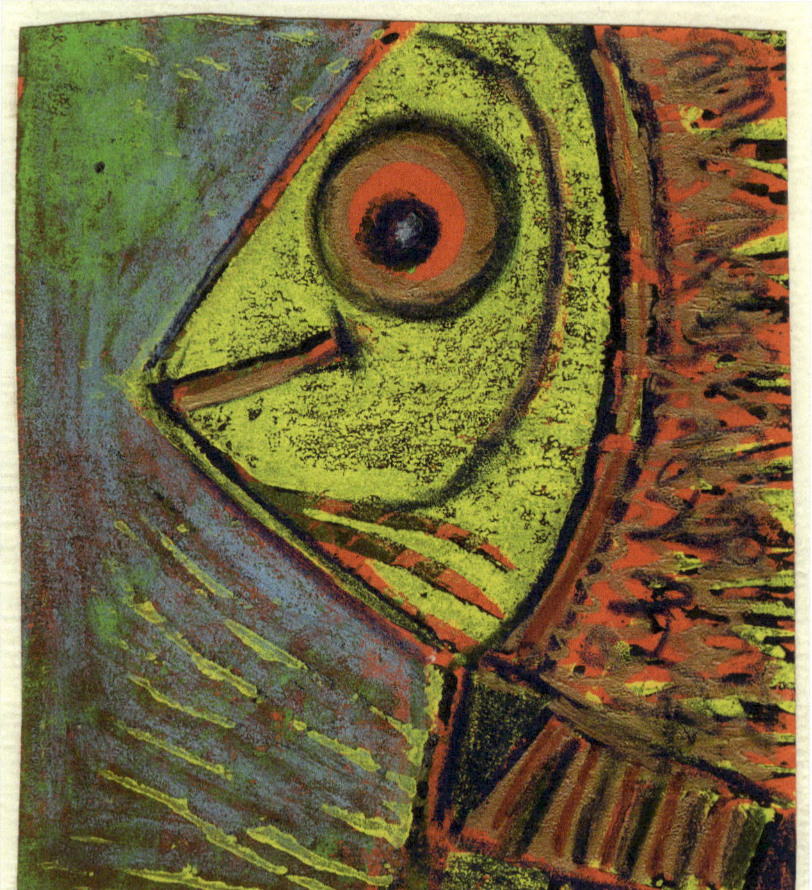

Morgenritual

„Er war neugierig wie ein Fisch."
(Goethe)

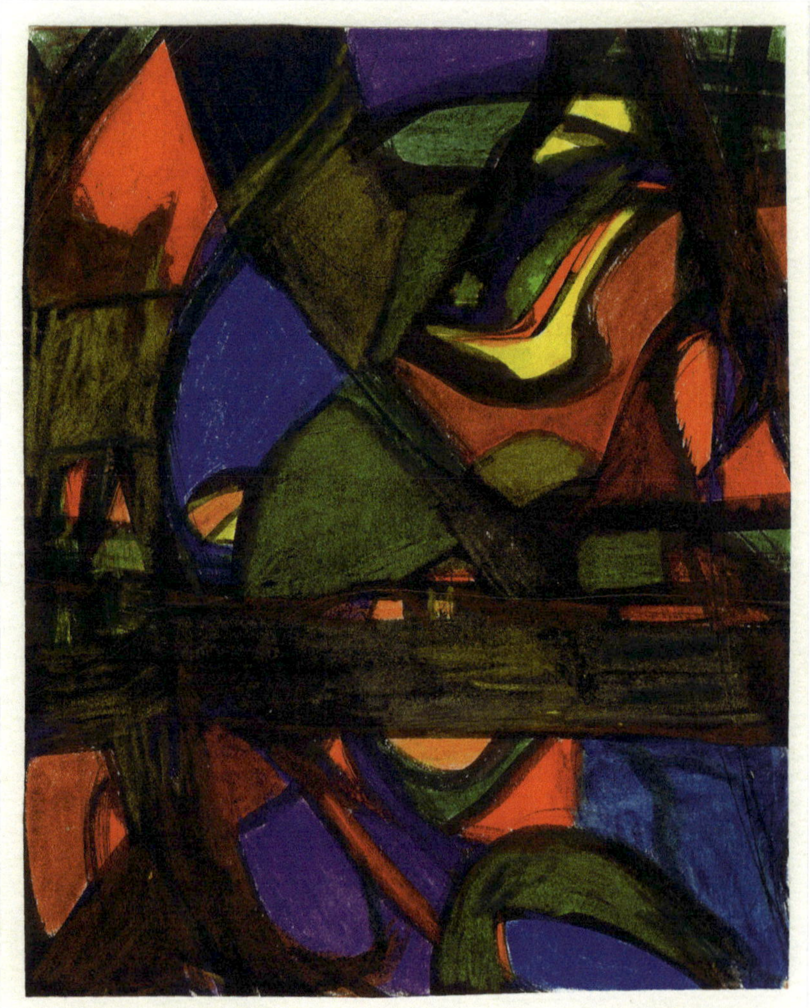

Jacobson-Übung im Stehen

Stellen Sie sich in die Mitte des Raumes, mit dem Gesicht zum Fenster, die Füße hüftbreit nebeneinander.

* Lockern Sie Ihre Schultern. Lassen Sie die Schultern fallen. Spüren Sie Bodenkontakt. Gedanken und Gefühle sind im Moment ganz gleichgültig.
* Nun lenken Sie Ihre Aufmerksamkeit auf beide Arme und Hände.
* Nach dem inneren Signal „Jetzt" beide Arme seitlich wie Flügel heben, Finger aneinanderlegen und Hände kräftig nach oben beugen (die Fingerspitzen schauen senkrecht zur Decke) und Arme kräftig strecken. Die Handballen übernehmen die Führung und drücken kräftig zur Seite; maximale Spannweite erreichen!
* 2–3 Atemzüge lang halten.
* Und wieder loslassen. Auch in den Schultern loslassen. Arme hängen schlaff nach unten.

Denkformel

* „Reich mir die Hand, mein Leben."

Morgengedanken

Mit der Streckübung der Arme können wir viele Gedanken verbinden. Was können wir mit der maximalen Spannbreite erreichen? Lernen Sie Ihre Reichweite kennen!

Spüren Sie Ihren Eigenraum im Rahmen Ihrer Reichweite! Haben Sie das Gefühl, dass im täglichen Leben Ihr Eigenraum irgendwie eingeengt oder bedrängt wird?

Was können Sie real gerade noch erreichen?

Was können Sie aus eigener Kraft bewirken?

Entwickeln Sie im Ritual mit dieser Morgenübung eine neue Wirkmächtigkeit!

Morgenmusik

Die musikalischen Neigungen sind bei den Menschen sehr individuell entwickelt. Manche mögen morgens noch keine Musik, andere spielen zur Einstimmung gerne ihre Lieblingsmelodien.

„Immer wenn ich Beethoven höre,
werde ich mutig."
(Bismarck)

In den Schultern loslassen – morgens, jederzeit und zwischendurch

Lernen Sie nun ein Entspannungsritual im Sitzen kennen, welches jederzeit und zwischendurch angewandt werden kann. Sie ist sehr wirkungsvoll und kann innerhalb von Minuten zur Erholung von Geist und Körper beitragen.

Vorbereitung

Machen Sie es sich bequem. Genießen Sie die Ruhe und lassen Ihre Gedanken vorbeifließen – wie in weiter Ferne. Alles hat seine Zeit.

* Nun lenken Sie Ihre Aufmerksamkeit auf beide Schultern; umfassen Sie mit beiden Händen Ihre Schultern und sagen Sie sich: Das sind meine Schultern. Gehen Sie mit den Händen in die Ausgangsstellung zurück.
* Versuchen Sie Ihr Spürvermögen in beiden Schultern zu belassen. Verweilen Sie zwei Atemzüge lang beim Wahrnehmen Ihrer Schultern. Sie und Ihre Schultern sind eins.

Jacobson-Übung: Schultern nach oben

Nach dem inneren Signal „Jetzt" beide Schultern kräftig nach oben ziehen (der Zug geht von den Schultern aus, nicht von den Armen), hin zu den Ohren ziehen.

* 1–2 Atemzüge lang halten.
* Und wieder loslassen.
* Anschließend vorstellen, am Scheitel des Kopfes sei ein dünnes Bändchen, welches den Kopf ein wenig nach oben zieht. Vielleicht ein wenig das Kinn anheben. Also den Kopf aufrichten.

Denkformel

* Ich lasse los.
* Ich lasse meine Schultern los.
* Ich kann loslassen …
* In meinen Schultern lasse ich los.
* Ich bin von jedem Ballast befreit.
* In mir wachsen Kraft und Zuversicht.

Schulter-Variation

Wir wiederholen die Schulterübung mit einer kleinen Variation. Neben den Schultern wird noch ein wenig mehr der Nacken einbezogen.

* Lenken Sie Ihre Aufmerksamkeit auf beide Schultern und zusätzlich auf Ihre Nackenpartie, auf die Muskeln der Halswirbelsäule.
* Sie *sind* jetzt ganz Schultern und Nacken.
* Nach dem inneren Signal „Jetzt" beide Schultern kräftig nach oben ziehen und gleichzeitig von beiden Seiten gegen die Halswirbelsäule sanft drücken.
* Also: Ein Kraftvektor zieht nach oben, ein Kraftvektor zieht nach oben und innen zur Halswirbelsäule.
* 1–2 Atemzüge lang halten.
* Und wieder loslassen.

Denkformeln (Vorschlag)

* Schultern, Nacken warm und weich. Oder:
* Ich werfe allen Ballast der Welt ab. Oder:
* Schultern, Nacken butterweich. Oder:
* Ich gehe dem Leben aufrechten Hauptes entgegen.

Spielerische Übungen

„Denn […] der Mensch spielt nur, wo er in voller Bedeutung des Wortes Mensch ist, und er ist nur da ganz Mensch, wo er spielt.“
(Friedrich Schiller)

Das folgende Bewegungsspiel gehört nicht in das klassische Konzept von Edmund Jacobson. Aber alles, was zur Lockerung der Muskulatur beiträgt, steht im Einklang mit Entspannungsübungen. Wir können Entspannung im weitesten Sinne auch als Bewegungsspiel sehen. Versuchen wir doch ein tänzerisches Element mit einzubringen; und alles gelingt noch leichter mit Musik. Wir kennen den Spruch: „Er / sie habe Musik im Blut“; anschaulicher und präsenter wäre es, wenn wir uns „Musik in den Muskeln“ vorstellen. Probieren wir doch mal ein musikalisches Bewegungsspiel zum Auftakt der Entspannung. Lassen Sie die Übungen durch Ihre Lieblingsmusik begleiten.

Mit Musik

Stellen Sie sich in die Mitte des Raumes, umfassen Sie mit den Händen abtastend beide Schultern und spüren Sie die Rundungen wie bei einer griechischen Skulptur: Es sind die formgebenden Delta-Muskeln, welche für Ihren Oberkörper, aber auch Ihre Gesamtgestalt profilierend wirken. Sie müssen sich das griechische Delta vorstellen: Die Spitze des dreieckigen Deltamuskels setzt ungefähr mit seinen Ausläufern in der Mitte des Oberarmes außen an. Medizinisch ist diese Region empfindlich; sie kann zu Entzündungen der Sehnen, Muskelfasern und Knochenhaut führen (sogenanntes Rotatorenmanschetten-Syndrom).

* Jetzt beugen Sie sich leicht vor und streicheln kurz über Ihre beiden Knie und nehmen ganz bewusst ihre Gestalt wahr. Dieses Ertasten Ihrer Haut und Muskeln dient Ihrer Körpererfahrung, Ihrer Selbstvergewisserung: „Ich bin ich" und das sind „meine" Schultern. „Ich bin ganz bei mir. Ich begrüße auf diesem Wege – schmunzelnd – meine Körperlandschaften Schultern und Knie."
* Heben Sie beide Arme tänzerisch zur Seite und wieder nach unten – wie Flügel. Dann machen Sie rotierende Flügelbewegungen nach vorne – wie beim Schwimmen der Schmetterlingsstil –, dann nach hinten.
* Zur Abwechslung jetzt asymmetrisches Vorgehen: einen Arm vorwärts, den anderen rückwärts bewegen, alles leicht fließend. Sie können auch Kraulbewegungen wie beim Schwimmen durchführen. Auch Bewegungen des Rückenschwimmens lassen sich fließend anschließen. Alles fließt.
* Machen Sie nun weiche Rückwärtsbewegungen mit den Schultern und dann Vorwärtsbewegungen und rotierende Bewegungen nach vorne und wieder nach hinten.
* Heben Sie nun beide Schultern ganz weit nach oben, rhythmisch mit Musik mehrmals hintereinander.
* Variieren Sie auch asymmetrische Bewegungsformen: rechte Schulter heben, gleichzeitig linke Schulter senken.
* Dann machen Sie schwingende und rotierende Bewegungsfiguren mit der Wirbelsäule, vielleicht wippende Rhythmen mit dem Becken und den Beinen. Der spielerischen Phantasie sind keine Grenzen gesetzt. Das ist Ihr Tanz …
* Stellen Sie sich vor, Sie entwickeln für Ihren Körper kreativ neue *Bewegungsimpulse* und Ihr Körper antwortet dankbar mit neuen *Lebensimpulsen*.

Lebendigkeit bedeutet auch:

* Wieder im eigenen Körper zu Hause sein.
* Den Körper bewohnbar machen.
* Mit sich selbst befreundet sein (Wilhelm Schmid).
* Alles steht in Verbindung.

„Nur ein Bettler atmet mit der Lunge,
ein Kaiser mit der großen Zehe.“
(Chinesisches Sprichwort)

„Nuda per lusus nostra pectora patent.“
(Im Spiel stehen unsere Herzen
[unsere Brustorgane] offen.)
(Ovid
43 v. Chr.–17 n. Chr.)

Musikvorschläge für die spielerischen Übungen

* Das Flummi-Lied (Simone Sommerland et al.)
* Wolfgang Amadeus Mozart: Hornkonzert Nr. 3 Es-Dur KV 447, 2. Romanze. Larghetto
* Ralph Vaughn Williams: Fantasia on Greensleeves
* Camille Saint-Saëns: Der Schwan (aus: Der Karneval der Tiere)

Körperbewegung bei U. Sinclair

„Der kleine Mann, der das Trio leitet, ist ein Begnadeter. Seine Geige ist verstimmt, sein Bogen hat kein Kolophonium, aber er ist dennoch ein Begnadeter. Die Musen haben ihn angerührt. Er spielt, wie von einem Dämon besessen, von einer ganzen Horde Dämonen. Man spürt sie förmlich um ihn herum in der Luft, wo sie ihre Kapriolen schießen und mit ihren unsichtbaren Füßen den Takt stampfen – und das Haar des Kapellmeisters sträubt sich, und die Augäpfel treten aus den Höhlen vor lauter Anstrengung, mit ihnen Schritt zu halten. […] Er stampft mit dem Fuß, er schleudert den Kopf zurück, er wippt und wiegt sich hin und her. Sein Gesicht ist klein und verschrumpelt und wirkt unwiderstehlich komisch, und wenn er einen Doppelgriff oder einen Triller ausführt, ziehen seine Brauen sich zusammen, zucken seine Lippen und flattern seine Lider – und sogar die Spitzen seines Halstuches sträuben sich. Alle Augenblicke wendet er sich seinen Gefährten zu, nickt, gestikuliert, winkt leidenschaftlich, jeder Zoll an ihm eine Beschwörung, ein Anflehen im Namen der Musen und ihrer Sendung. […]

Jedes der jüngeren Paare hat seinen eigenen Tanzstil. Manche halten sich eng umschlungen. Andere wahren vorsichtig Abstand. Manche halten die Arme steif vom Körper, andere lassen sie lässig herunterhängen. Manche tanzen hüpfend, manche sanft gleitend, wieder andere schreiten mit gemessener Würde. […]

Manche tanzen überhaupt nichts Bestimmtes, sondern halten sich einfach bei den Händen und überlassen ihren Füßen den Ausdruck ungezügelter Freude an der Bewegung.“

(Upton Sinclair:
Der Dschungel)

Entspannung – ein Spiel?

Die Jacobson-Übungen sind klassisch einfach, klar und wirkungsvoll. In der immer gleichen Wiederholung des Ablaufs wird auch ihre Effektivität gesteigert; Geist und Körper werden eingeübt in den reflexhaften Ablauf der Übungen. Halten-Loslassen-Pause: Das sind die drei unveränderlichen Säulen der Methode.

Innerhalb dieses festgefügten Ablaufs gibt es viele Möglichkeiten der Variation. Die Intensität der Spannung ist veränderbar. Bei der Wiederholung derselben Übung kann 50 % oder 25 % Haltekraft gegenüber der Ausgangsspannung angestrebt werden. Die Dauer der Anspannung ist dem Ermessen der Übenden überlassen. Als zeitliches Maß eignet sich das Zählen der Atemexkursionen. Auch die Pause nach dem Loslassen ist beliebig; die Übenden sind an kein Schema gebunden; auch hier kann man das Zählen der Ein- und Ausatmung empfehlen.

Viele Übungen lassen sich miteinander kombinieren. Man könnte sagen: Dem Ausprobieren der Entspannungsfiguren sind keine Grenzen gesetzt. Vielleicht gelingt uns schon im Vorfeld der Übungen – wie zur Einstimmung –, eine spielerische (und heitere) Grundhaltung einzunehmen. Wir öffnen quasi das Tor zur Entspannung, indem wir frei nach Phantasie Lockerungsübungen durchführen. Vor der Handübung könnten wir unsere Hände streicheln und dann die Finger einzeln sanft in die Länge ziehen; auf diese Weise wird unser Körpergefühl für die Hände gesteigert.

Empfehlenswert sind auch Lockerungsübungen der einzelnen Finger – das ist wie „Klavierspielen in der Luft". Diese Variationen zur Einleitung der Entspannung sind auch in anderen Körperregionen ähnlich zu gestalten.

Resümee:

Wir sollten uns spielerisch der Entspannung nähern und die definierten Jacobson-Übungen als Spiele nach Regeln sehen: Dann ist die Entspannung ein Spiel und kinderleicht …

Kreativität – eine Verwandte des Spiels?

Manchmal spüren wir die Sehnsucht nach Neuem, wir möchten in unserem Leben etwas ändern; dabei suchen wir immer die Anregung von außen, von Medien, Freunden oder einem Coach. Wir haben aber auch ein Änderungspotential in uns selbst.

Bei der Jacobson-Entspannung erleben wir die Verwobenheit von Körper und Seele: Das Prinzip ist die Entspannung der Muskeln, welche eine Lockerung des Geistes bzw. der psychischen Verfassung zur Folge hat. Darüber hinaus kann der spielerische Umgang mit unseren Bewegungen geistige Blockaden lösen und die Kreativität fördern. Zu diesen Zusammenhängen wird an der Uni Würzburg wissenschaftlich geforscht (Uni-Pressemitteilung 14.01.22). Auch außerhalb unseres Entspannungsrituals können wir unserem Gehirn Impulse geben. In vielen Situationen des Alltags – Gehen, Stehen, Liegen – sollten wir uns selbst spontan anstoßen, ungewöhnliche (spielerische) Bewegungen zu machen; das erhöht unsere Lockerheit und Kreativität. Nach längerem Sitzen vor dem PC könnten wir uns auf ein Wackelbrett stellen und versuchen, das Gleichgewicht zu halten. Kinder machen das mit Begeisterung. Wir könnten auch komische Bewegungen machen: Die Zungenspitze gegen die Wange drücken / Ohren nach hinten ziehen / Augenbrauen nach oben ziehen / Kinn anheben / kurz Bauchdecken anspannen / die groß Zehe anheben / Knie gegeneinander halten – und vieles mehr.

Im Klettergerüst

Auf der Erlebnispromenade in St. Peter-Ording steht ein großes, hölzernes Klettergerüst, welches wildverzweigt aus Baumstämmen zusammengesetzt ist. Es wirkt wie eine imposante künstlerische Holz-Skulptur.

Meine Enkelin zu mir: „Opa, hier kannst du klettern."

„Kann ich nicht mehr."

„Doch, kannst du."
„O. k."
Hier das rechte Bein durch, dann die linke Hand dorthin zum Festhalten, jetzt Kopf einziehen, durch eine Baumlücke hindurch, überall gut festhalten, etwas zittrig jetzt, linkes Bein vorsichtig nachziehen und festen Halt gewinnen. Von oben gucken, zur Seite gucken, ängstlich in die Tiefe blicken, dann wieder Kopf nach oben, Ausschau in die Ferne halten. Geschafft, weiter erstmal nicht. Und wieder vorsichtig zurück und den Ausgangspunkt erreichen. Lächeln. Atmen.
„Ging doch", sagte meine Enkelin.
Dann schaute ich mir die Balken-Architektur im Ganzen noch mal an. Eigentlich ein „philosophisches Klettergerüst".
Auch im Denken sollten wir ungewöhnliche Wege wagen. Das Problem neu denken, beweglich werden, nach Neuem greifen, Altes loslassen, Ausschau halten, nach allen Seiten gucken, Gedanken wagen, *Mut haben* – auch im Alter.

„Teste – was tust du den ganzen Tag?
Ich erfinde mich."
(Paul Valéry)

„Woran arbeiten Sie?“, wurde Herr K. gefragt.
Herr K. antwortete: „Ich habe viel Mühe, ich bereite meinen nächsten Irrtum vor.“
(Bertolt Brecht)

Jacobson – ein Spiel?

Wir sind es gewohnt, bei allen Methoden, die wir anwenden, nach ihrer Nützlichkeit zu fragen. Wenn wir die Methode wissenschaftlich verstehen und uns nur auf ihre nachgewiesene Wirkung konzentrieren, dann begrenzen wir uns aber selbst in unseren Möglichkeiten. Entspannung kann auch ein kreatives Spiel sein.

Wir nähern uns damit einer Denkweise oder einer Fragestellung, welche Nuccio Ordine in seinem wunderbaren Buch behandelt hat (mit dem Titel: „Von der Nützlichkeit des Unnützen"). Als Abschluss oder Krönung unseres kleinen Ausflugs über Spiel und Kreativität möchte ich daraus eine kleine Episode zitieren. Es geht um das Verhalten des jungen Medizinstudenten Paul Ehrlich – später an der Charité weltberühmt –, welches von seinem Lehrer, dem Anatomieprofessor Waldeyer, beschrieben wurde: „Ich bemerkte recht bald, dass Ehrlich lange Stunden an seinem Schreibtisch saß, völlig versunken in die mikroskopische Betrachtung. Ferner war sein Tisch nach und nach übersät mit farbigen Flecken aller Art. [Anmerkung: Ehrlich saß vor einem Mikroskop und versuchte mit der Färbbarkeit von Präparaten Zell-Unterschiede zu erforschen.] Als ich ihn eines Tages über der Arbeit sitzen sah, ging ich zu ihm und fragte ihn, was er denn mit den ganzen Regenbogenfarben auf seinem Tisch vorhabe. Worauf der junge Student […] zu mir aufblickte und sanft antwortete: ‚Ich probiere.' Das kann frei übersetzt werden mit ‚ich versuche etwas' oder auch mit ‚ich spiele herum'. Ich antwortete: ‚Sehr gut, spielen Sie weiter'."

Nachdenken über Sprache, Körper und Seele

Wenn jemand gerade äußert, ihm sei „eine Laus über die Leber gelaufen", könnten wir mitfühlend sagen: „Zeig mal!" Der Betreffende würde sich auf den Arm genommen fühlen und vielleicht bittersüß lächelnd antworten, das wäre doch so nicht gemeint gewesen. Er fühle sich einfach nicht, irgendwie sei er körperlich und seelisch nicht gut drauf. Es gibt viele Redensarten in unserer Sprache, welche einen körperlichen Zustand oder Vorgang beschreiben, aber im Grunde – unausgesprochen – eine seelische Befindlichkeitsstörung meinen. Über den Körper spricht man gerne und häufig, aber die Seele ist ein Tabuthema.

Dagegen dürfen wir in der Sprache der „doppeldeutigen" Redensarten die Seele versteckt in Augenschein nehmen. Täglich benutzen wir bildhafte Ausdrücke, die das Leib-Seele-Problem griffig veranschaulichen. In der Sprache ist quasi eine eigenständige „volkskundliche" Psychosomatik gewachsen.

„Vor Schreck sei ihm das Herz in die Hose gerutscht." Bei diesem Ausspruch verstehen alle sofort, dass etwas Belastendes geschehen sein muss. Angst ist im Spiel und vielleicht auch ein „seelisches Herzklopfen". Die enge Verkettung von äußerlicher Begebenheit, der sofortigen geistigen und seelischen Bewertung und der körperlichen Mitreaktion erscheint den Menschen plausibel und ist Teil ihrer täglichen Erfahrung. Alles ist miteinander verflochten.

Ganz anders ist es im medizinisch-therapeutischen Bereich. Wenn wir im ärztlichen Gespräch diesen Zusammenhängen einen medizinischen Namen geben wollen, fühlen sich viele Betroffene in die „psychische Ecke" gestellt. Diese Abwehrhaltung hat seinen Grund; denn bei unseren Mitmenschen steht die seelische Befindlichkeitsstörung in keinem hohen Ansehen. Die Negativbewertung geht sogar noch weiter: In einer Leistungsgesellschaft kommt die Erwähnung einer „psychischen Diagnose" einer Diskriminierung gleich.

Das diagnostische Vorgehen hat zu der Schwäche der Diagnose beigetragen.

Im ersten Schritt sollte immer eine organische Diagnose ausgeschlossen werden. Bei Herzkrankheiten wurden umfangreiche Untersuchungen durchgeführt. Wenn alle Ergebnisse normal waren, dann erst wurde eine funktionelle d. h. psychosomatische Diagnose gestellt. In dieser Reihenfolge fühlte der Patient sich meist nicht ernstgenommen und irgendwie „im Regen stehen gelassen".

Was hat das mit unserer Entspannungstherapie zu tun? Ich denke, dass ein „übendes Verfahren", welches die Aufmerksamkeit auf eine körperliche Region lenkt und dann ihre Wahrnehmungsfähigkeit fördert – das ist „mein Körper" –, ein gutes Leib-Seele-Gefühl wachsen lässt. Psychosomatische Zusammenhänge erscheinen dann – unausgesprochen – wie eine Selbstverständlichkeit. Jacobson, autogenes Training, Achtsamkeitslehre u. a. können auf diese Weise die über Jahrhunderte entstandenen Gräben zwischen Körper- und Seelen-Verständnis überwinden helfen. In diesem Sinne sind sie als *Brückentherapie* (B. Luban-Plozza et al. 1989) zu verstehen.

„Denn das ist der größte Fehler bei der Behandlung von Krankheiten, dass es Ärzte für den Körper und Ärzte für die Seele gibt, wo beides doch nicht getrennt werden kann – aber das übersehen die griechischen Ärzte, und nur darum entgehen ihnen so viele Krankheiten, sie sehen nämlich niemals das Ganze."

(Platon)

Hals

Einen Frosch im Hals haben.
Jemandem etwas an den Hals hängen (wünschen).
Jemandem / etwas am Hals haben.
Zum Hals heraushängen.
Bis zum Hals in Schulden stecken.
Seinen Hals riskieren.
Es geht um seinen Hals.
Etwas vom Hals halten.
Einen langen Hals machen.
Den Hals nicht vollkriegen.
In den falschen Hals bekommen.
Halsstarrig sein.

Nacken

Den Nacken steifmachen.
Jemanden / etwas im Nacken haben.
Jemandem den Nacken stärken.
Jemandem sitzt der Schalk im Nacken.
Die Faust im Nacken.
Die Angst im Nacken.

Schultern

Auf den Schultern lasten.
Jemandem die kalte Schulter zeigen.
Jemanden über die Schulter ansehen.
Schulter an Schulter.
Das werden wir schon schultern.
Sich zu viel auf die Schultern laden.

Helferin: Es geht, glaube ich, um eine Krankschreibung.
Arzt: Guten Morgen, Herr Meyer, wie geht es Ihnen?
- Herr M.: Nicht gut, sonst wäre ich nicht hier.
Arzt: Ein Infekt? Wie die meisten jetzt?
- M: Nein, auf keinen Fall.
A: Was ist es denn? Wieder Rücken?
- M: Nein, glaube ich nicht.
A: Was heißt, glaube ich nicht? Spüren Sie da etwas?
- M: Da ist immer etwas.
A: Was ist es dann?
- M: Ich bin so maddelig.
A: Was heißt das? – Erschöpft?
- M: So ähnlich.
A: Dann schreibe ich Erschöpfung.
- M: Nee, ich kann Auto fahren, ich bin nur maddelig.
A: Vielleicht ein Burnout?
- M: Hatte ich noch nie; ich kann unheimlich arbeiten.
A: Dann brauchen Sie keine Krankmeldung.
- M: Eigentlich nicht, wenn ich nicht so maddelig wäre.
A: Wo denn?
- M: Überall, sage ich doch, maddelig, verstehen Sie das denn nicht?
A: Doch, aber für maddelig gibt es keinen Diagnosen-Code.
- M: O. k. Dann schreiben Sie Erschöpfung.

Eine Computer-Pause machen

Gönnen Sie sich eine Pause nach längerer konzentrierter Arbeit am Computer – in gebückter Haltung.

Richten Sie sich auf. Machen Sie es sich im Sitzen bequem. Versuchen Sie, von der Arbeit abzuschalten und sich auf Entspannung einzulassen. Genießen Sie das Hier und Jetzt. Alles hat seine Zeit.

* Nun lenken Sie Ihre Aufmerksamkeit auf beide Arme. Beide Arme sind Ihnen jetzt ganz bewusst. Als Vorübung ertasten Sie bitte mit Ihren Händen beide Schultern. Streicheln Sie die Rundungen Ihrer Schultern. Modellieren und formen Sie wie ein Künstler Ihre Schultern. Dann legen Sie Ihre Hände wieder ganz ruhig in die Ausgangsstellung zurück. Atmen Sie mehrere Atemzüge lang sanft, tief und gleichmäßig.
* Bleiben Sie in Gedanken bei Ihren Schultern.
* Sie und Ihre Schultern sind eins.

Jacobson-Übung: Schultern nach hinten

* Nach dem inneren Signal „Jetzt" werden beide Schultern nach hinten gezogen (der Zug geht von den Schultern aus). Die Schulterblätter nähern sich an.
* 1–2 Atemzüge lang halten.
* Dann wieder loslassen.
* Die Übung vollendet sich in der Ruhe.

Denkformel (1–2 Minuten)

* Schultern warm und weich;
* Schultern warm und weich;
* Schultern warm und weich …

Impingement – was stößt denn da zusammen?

Das englische Wort „Impingement" heißt übersetzt „Zusammenstoß" und ist umgangssprachlich geläufig als Autokarambolage. Der Begriff hat Eingang gefunden in die medizinische Terminologie und meint hier den Zusammenstoß der Schultergelenkanteile wie Knochen, Sehnen, Muskeln und Nerven. Wenn diese Strukturelemente sich zu nahe kommen, reiben sie aneinander und es entstehen Entzündungen und Schmerzen. In diesem Moment, in welchem ich diese Worte am Computer schreibe, habe ich das Gefühl, meine Schultern zu eng gedrückt am Leibe zu halten. Von den Schultern geht ein Freiheitsimpuls aus, welchem ich nachkomme; ich gehe vor die Haustüre, hebe ein wenig mein Kinn, breite meine Arme wie Flügel aus und atme erleichternd mehrfach tief durch. Das tut mir und den Schultern gut. Entspannt kehre ich wieder an meinen Arbeitsplatz zurück.

Der Computer ist nicht an allem schuld; früher saßen wir in ähnlicher Haltung an der Schreibmaschine. Aber hinzugekommen ist das Smartphone, welches auch außerhaus und in den öffentlichen Verkehrsmitteln benutzt wird. Ich möchte mich nicht in der Statistik verlieren. Aber mit Sicherheit haben die Fallzahlen der minimal-invasiven Chirurgie der Schultern in den letzten Jahren zugenommen - auch im höheren Lebensalter. Deshalb sollten wir Jacobson-Übungen machen zur Pflege von Muskeln, Sehnen und Gelenken. Sie dienen der Entspannung, der Weite - und der Freiheit.

Literaturbeispiel: „Dieser leicht geneigte Kopf"

„Die rechte Wange senkt sich ein klein wenig zur Schulter. Das sieht lustig aus. Eine Bewegung, die man früher

bei Paaren beobachten konnte, wenn der eine ohne Worte etwas vom anderen erbitten wollte, eine Streicheleinheit, einen Kuss oder dass er den Arm um ihn legt. Eine Bewegung, die Mattigkeit und Hingabe ausdrücken mochte, verhaltenes Schmollen, aber auch Traurigkeit – all das konnte die Neigung des Halses bedeuten. Heute hingegen vollführt man diese Bewegung allein, mitten auf einem öffentlichen Platz oder irgendwo auf dem Bürgersteig, man verlangsamt den Schritt ein wenig, geht aber weiter, oder man tut es, wenn man am Strand sitzt oder auf der Straße vor einem Kaffee – überall. Überall diese sichtbar gemachte Schwäche, diese Sehnsucht nach einer Stimme, die Nähe einer Person, die fern ist.

Natürlich, es geht darum, ins Handy zu sprechen, und die Nachricht ist oft banal: Ich bin jetzt an der Ecke Rue d´Amsterdam, in zwanzig Minuten bin ich zu Hause, im Gemüsefach sind noch Tomaten und eine Gurke. Vielleicht hat es nur technische Gründe, weil es ringsum laut ist und man den Apparat ans Ohr pressen und ihn im Mantelkragen verbergen muss, zum Beispiel als Windschutz. Ja … vielleicht … Aber es erinnert auch an jenes Kinderspiel, bei dem man, eine Muschel am Ohr, nach dem Meere lauschte. Aber damit hat es natürlich nichts zu tun, hier kommuniziert man dynamisch in der schnellen Gegenwart.

Dennoch ist da dieser leicht geneigte Kopf, parallele Einsamkeiten treiben über die Bürgersteige. Als wären wir alle aus der Kindheit Vertriebene, die nicht so recht wissen, wo sie hingeraten sind.“

(Philippe Del Lerm)

Morgenritual

„Jeden Tag aufstehen,
auf eigenen Beinen stehen.

Jeden Tag im Leben stehen,
das Alte neu bestehen.

Jeden Tag andere ausstehen
und zu sich selbst stehen.

Jeden Tag verstehen,
dass Gott hinter allem steht.

Jeden Tag aufstehen
zu neuem Leben.

Jeden Tag
neu.“

(Petrus Ceelen)

Atemübung V

Ich habe die folgende Übung immer „Das Triptychon“ genannt: die „dreifach gefaltete“ Atembewegung.

Giacomo Puccini nannte eine Sequenz von drei Opern: „Il trittico“; die dritte dieser Serie ist die berühmte „Gianni Schicchi“. Die Assoziation mit Musik tut jeder Übung gut. Denn Entspannung und Atmung gelingen besonders tief, wenn Körper, Seele und Musik eine Verbindung eingehen.

Stellen Sie sich mit leicht gebeugten Knien in die Mitte des Raumes oder vor die Haustüre (oder am besten mit Blick aufs Meer, wenn das möglich ist).

* Beim Einatmen den ausgestreckten rechten Arm zur rechten Seite und sanft nach hinten wenden. Beim Ausatmen wieder in die Ausgangsstellung elastisch-fließend zurückwenden. Arm wieder locker an der Seite herunterhängen lassen.
* Beim erneuten Einatmen den ausgestreckten linken Arm zur linken Seite und sanft nach hinten wenden.
* Beim Ausatmen wieder in die Ausgangsstellung elastisch-fließend zurückwenden. Arm wieder locker an der linken Seite herunterhängen lassen.
* Beim erneuten Einatmen beide Arme zur Seite strecken und sanft nach hinten wenden, gleichzeitig das Kinn anheben und den ganzen Körper aufrichten (und übers Meer schauen!). Beim Ausatmen in die Ausgangsstellung gleiten.
* (Mehrmals wiederholen.)

Morgens lautes Rufen am Meer

In der Akademie am Meer, Klappholttal auf Sylt, wendeten wir nun unseren Rücken zum Meer – und machten folgendes Ritual: Kräftig ruckartig mehrmals eine Rückwärtsbewegung mit den Schultern und Ellenbogen ausführen, gleichzeitig laut rufen: „Hinweg! Hinweg! Weit übers Meer!“

Mit dieser Übung vertrieben wir – kinästhetisch – alle schlechten Gedanken …

Kräftige Bewegungen der Atemmuskeln werden als wohlig-angenehm empfunden. Das Anspannen der Atemmuskeln beim Einatmen und das Lockern in der Ausatmung bleiben in der Routine des Tages unbemerkt. Bewusstes starkes Einatmen suggeriert uns Kraft und Lebenshunger und vitales Ausatmen wird als Befreiung erlebt. Deswegen beenden wir unser morgendliches Ritual am Meer mit einem (oder zwei) kräftigen Rufen (oder Schreien) des Wortes „JA“! Dieses Wort sollte so vital intoniert werden, dass der ganze Körper in Bewegung gerät. Daraus entwickelt sich eine Gestik, welche ein „Ja sagen zum Leben“ (Viktor E. Frankl) symbolisiert.

„Ich habe die unleidliche Gewohnheit angenommen,
bisweilen auf der Straße zu brüllen.“
(Wilhelm von Kügelgen
in einem Brief an seine Schwester, 1842)

„Der Schrei war über ihn gekommen beim windverwehten Glockenläuten am Nachmittag auf einer dämmrig-warmen Wiese im heißen Nelkenduft; auch in der Nacht war er gekommen, wenn die Eicheln hart zur Erde prasselten oder bei dem hohen fernen Heulen des Sturmes im Herbst. Er lauerte in dem freien, starken Ruf der Kinder, die in der Dämmerung auf den Straßen spielten und in den leisen Stimmen im Spätsommer, in einem Frauenlachen auf der abendlichen Straße und in dem Rascheln eines Blattes an einem Zweig."

(Thomas Wolfe:
Geweb und Fels)

„Das Meer war ruhig, lau, die Sonne jetzt sanft auf den nassen Köpfen, und die Herrlichkeit des Lichts erfüllte diese jungen Körper mit einer Freude, die sie unaufhörlich schreien ließ."

(Albert Camus,
zit. nach Brigitte Sändig)

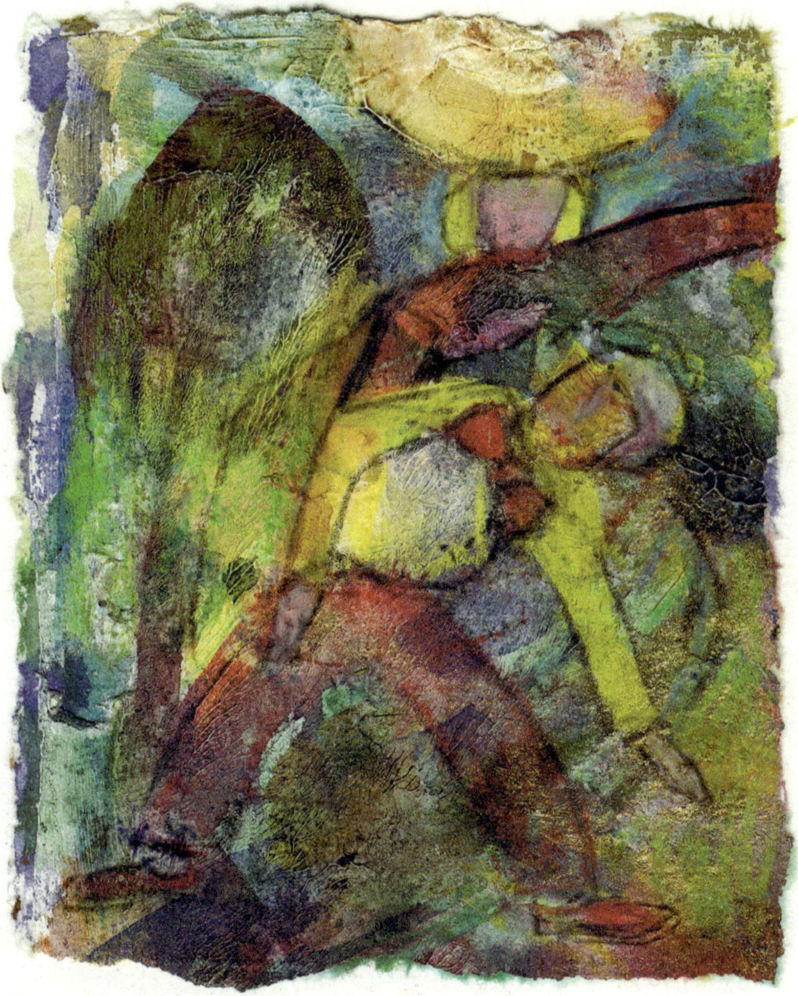

Am Anfang war Entspannung – Eigenbiographisches

„Ein guter Psychologe ist imstande, dich ohneweiters in seine Lage zu versetzen."
(Karl Kraus, 1874–1936)

Nach meinem Abitur 1966 sagte meine Mutter unvermittelt zu mir: „Du kannst bei meinem Augenarzt autogenes Training lernen. Dr. O. Mentz freut sich schon auf dich."

„Wieso das denn?", erwiderte ich.

„Na, nervös sind wir doch alle. Das kannst du für dein Studium gebrauchen."

Zunächst war ich abwehrend. Gerade vor meinem neuen beruflichen Lebensweg wollte ich meine Eigenverantwortlichkeit stärken; es sollte nicht immer alles über meinen Kopf bestimmt werden. Aber nach einer gewissen Zeit fand ich die Idee interessant. Selbständig vereinbarte ich ein Erstgespräch mit dem Augenarzt. Ich wurde freundlich empfangen. Das Gespräch entwickelte sich auf Augenhöhe; ich fühlte mich auch ernstgenommen als „zukünftiger medizinischer Kollege".

Dr. M. erzählte mir, dass er Assistent war bei dem berühmten Schöpfer des autogenen Trainings: Johannes Heinrich Schultz. Unvergesslich blieb mir seine originelle Begründung, warum er jetzt eine Augenarztpraxis in einer norddeutschen Kleinstadt habe. Eigentlich sei seine psychiatrisch-neurologische Karriere durch Prof. Schultz abgesichert und begünstigt. Ihm war ein Lebensweg als Psychiater vorgezeichnet. Aber irgendwie habe er in der psychiatrischen Arbeit den Boden unter den Füßen verloren; er fühlte sich selbst seelisch überfordert. Und nun kam der mir unvergessliche Originalsatz von Dr. O. Mentz: „Von dem größten unendlichen psychischen Thema bin ich dann auf das kleinste und übersichtlichste Fachgebiet gewechselt: die Augenheilkunde." Mit solchen vertrauensvollen Gesprächen konnte Dr. O. Mentz mich in seinen Bann ziehen. Schnell wurden die privaten Kurstermine in seiner Praxis ungefähr im Abstand von einer Woche festgelegt. Die Entspannungsübungen wurden in einem gemütlichen Hinterzimmer der Praxis durchgeführt. Ich musste mich auf eine Couch legen, die der von Sigmund Freud ähnelte: Eine große karierte Decke mit expressivem Muster lag auf der Liege. Das Prinzip des autogenen Trainings wurde mir erklärt: Imagination bewirkt Realisation. Das leuchtete mir ein und ich konnte mich vertrauensvoll fallen lassen.

Dr. M. hatte eine beruhigende Stimme. Er sprach die Übungen vor; dann verließ er den Raum und ich übte autogen weiter. Wichtig war auch: Die Tür blieb immer halboffen stehen. Dr. M. erklärte mir, er sei jederzeit erreichbar.

Diese Rahmenbedingungen nennt man in der modernen Psychotherapie das Setting.

Also mit dem Setting kam ich gut zurecht und auch mit der Methode. Das autogene Training hat mir auch im Studium geholfen. Ich benutzte die Methode auch zur Verinnerlichung schwieriger Lerninhalte.

Morgenritual

„Beim Erwachen mit Gefühlen der Verunsicherung
mich ein- und ausatmend erinnern,
dass die Vögel mein Gebet sind,
dass der Himmel mein Gebet ist,
dass der Wind in den Bäumen mein Gebet ist.

Beim Erwachen die Wirklichkeit wahrnehmen,
die bestärkt im Vertrauen,
dass die Lösung meiner Sorgen
in mir ist,
spürbar im Anerkennen meiner Stärken
und im Annehmen meiner Schwächen […].“

(Pierre Stutz)

„Die Sonne scheint durch die Jalousie [...], aber selbst durch die geschlossene Jalousie spüre ich, dass Berge in der Nähe sind. Bergluft erfüllt dieses Zimmer. Sie ist kühl und feucht und beinahe würzig. Jeder tiefe Atemzug macht mich bereit für den nächsten, und mit jedem tiefen Atemzug werde ich lebendiger, bis ich aus dem Bett springe, die Jalousie hochziehe und all das Sonnenlicht hereinlasse – strahlend, kühl, hell, scharf und klar.“

(Robert M. Pirsig)

Atemübung VI

Stellen Sie sich in die Mitte des Raumes oder vor Ihre Haustür oder ans offene Meer oder auf eine Bergkuppe … Spüren Sie den Boden unter Ihren Füßen.

* Nun verlagern Sie Ihr Gewicht auf das rechte Bein.
* Stellen Sie sich vor – einatmend –, die gesamte O_2-haltige Luft über den rechten Fuß und die rechte Körperseite aufzunehmen und nach oben zu leiten. Gleichzeitig geht Ihr Körper in die Mittellage. Wenn die Luft den Scheitel Ihres Kopfes als Umkehrpunkt erreicht hat, wendet sich die Strömungsrichtung nach unten und die gesamte Luft fließt langsam ausatmend in die linke Körperseite und hinab in den linken Fuß, wo die Luft durch den Fuß hindurch an den Boden abgegeben wird.
* Gleichzeitig mit dem Abwärtsstrom der Luft verlagert sich das Hauptgewicht auf den linken Fuß.
* Der nächste Atemzyklus beginnt einatmend mit dem linken Fuß und entwickelt sich spiegelbildlich zum ersten Atemzyklus.
* Zehn Atemzyklen ausführen.

Im Meraner Kursaal – wo alles anfing …

Es ist schon lange her. 1976 nahm ich als Assistenzarzt an einer Fortbildungsveranstaltung in Meran teil. Gespannt lauschte ich im vollbesetzten Kursaal dem Vortrag von Professor Klaus Bosse über die Wechselwirkungen von Haut und Psyche. Gelernt hatte ich die organischen Grundlagen dermatologischer Krankheiten an der Universitätshausklinik Heidelberg (Dir. Prof. Urs Schnyder). Das gleichzeitige Sehen psychologischer Faktoren war für mich neu. Prof. Bosse konnte sie sehr gut erklären und seine Hörer/-innen in den Bann ziehen. „Ich war jetzt ganz Ohr". Viele Krankheiten, die in der Regel lediglich mit Salben behandelt wurden, zeigten sich nun in einem psychosomatischen Licht, wodurch sich andere therapeutische Konzepte ergaben. Am meisten in Erinnerung geblieben ist mir der Abschluss der Vorlesung. Wenn ich davon erzähle, fühle ich mich zurückversetzt in den Meraner Kursaal.

Es war ein Spätvormittag, die Sonne schien durch den Raum, überall zufriedene Gesichter, etwas Abschiedsstimmung, einige packten ihre Schreibutensilien ein, Nachbarschaftsgespräche. Da sagte Prof. Bosse, er wolle eine Entspannungsübung mit uns allen zusammen probieren. So oder so ähnlich begann er: „Machen Sie es sich bequem; wer mag, schließe bitte die Augen – wir lenken nun die Aufmerksamkeit nach innen auf uns selbst – nun spüren wir unsere Atmung – alles in uns wird ruhig – Arme ruhig und schwer."

Alles hatte auf mich eine wunderbar entspannende Wirkung. Das Raumgefühl des großen Kursaals schrumpfte auf mein eignes Körpergefühl zusammen; ich fühlte nur meinen Sitzplatz; Menschen in meiner Nachbarschaft waren unwirklich oder ganz gleichgültig. Ich hörte nur meinen Atem: das leise Einatmen und Ausatmen an meinen Nasenöffnungen. Eine große Stille breitete sich aus. Außer meinem Atem hörte ich sonst nichts, kein Hüsteln wie im Konzertsaal.

Dann erhob Prof. Bosse wieder seine Stimme: „Wir kommen jetzt zum Ende, atmen Sie bitte tief durch und machen wieder die Augen auf ... Ich wünsche Ihnen eine gute Heimreise ... und auf Wiedersehen!"

Im Meraner Kursaal wurde der Grundstein für mein weiteres medizinisches Denken gelegt:

* Ich benutze gerne meine „psychosomatische Brille".
* Das Thema Entspannung wurde in therapeutische Konzepte eingebunden.
* Es wurde die Idee geboren, selbst Entspannungsübungen anzubieten.
* Und über allem steht die Vision: Wege in eine entspannte Gesellschaft – Entspannung im öffentlichen Raum.

Zur Einführung in das Thema Psychosomatik empfehle ich: Uwe Gieler, Klaus Andreas Bosse: Seelische Faktoren bei Hautkrankheiten.

Intermezzo – Nachdenken über Entspannungsmethoden

Worin liegt der augenfälligste Unterschied zwischen der Jacobson-Methode und dem autogenen Training (AT)?

Die Antwort ist klar und ergibt sich aus dem äußerlichen Erscheinungsbild der Entspannung. Die Jacobson-Praktizierenden bewegen sich regelmäßig nach einem rituellen Muster, wohingegen die AT-Übenden vollständig still und unbeweglich bleiben.

In einer Kurzform könnte man sagen:

* Jacobson ist Meditation in Ruhe und Bewegung.
* AT ist Meditation in Ruhe.

Die Progressive Muskelrelaxation bleibt das Leitthema unserer Ausführungen. Da die Jacobson-Methode sich aber auch mit Übungen des autogenen Trainings verbinden lässt, möchte ich auf wichtige Wesenszüge des AT eingehen.

Allein durch Vorstellung schaffen die AT-Übenden Veränderungen im Zustand von Körper und Seele: Vorstellung schafft Wirklichkeit.

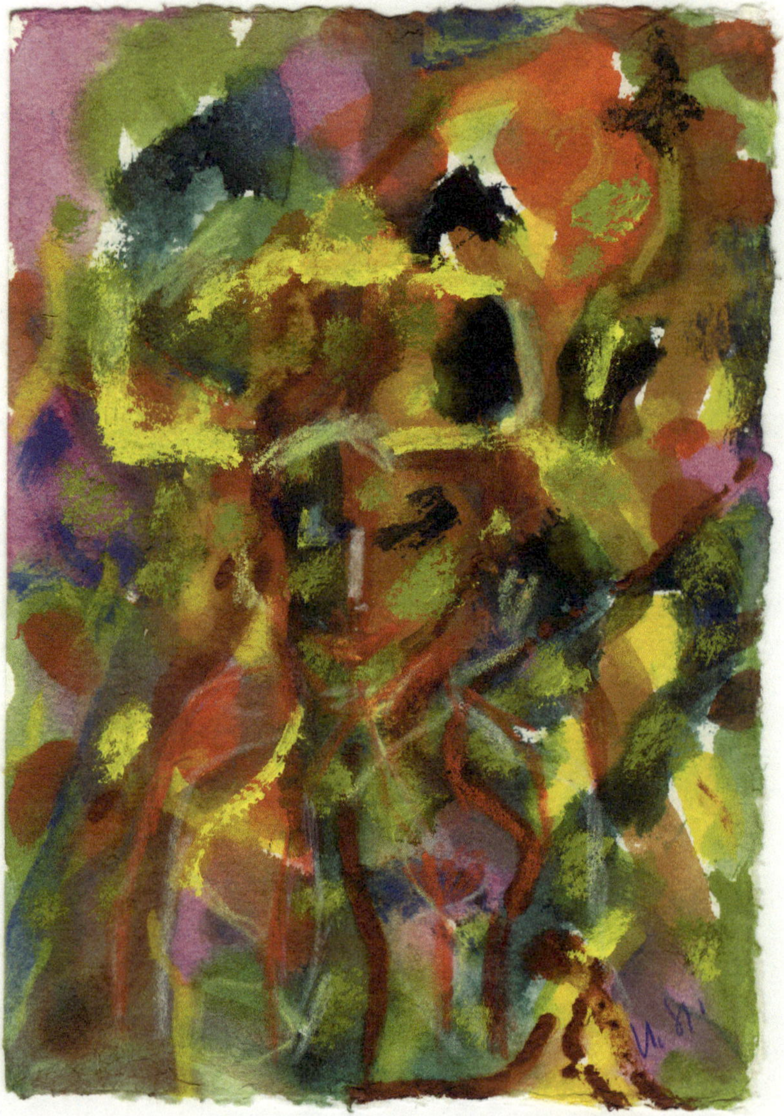

Übersicht über die AT-Übungen:

* **Schwere-Übung: Arme / Beine „ruhig schwer"**
* **Wärme-Übung: Arme / Beine „strömend warm"**
* **Atem-Übung: Atmung ruhig, tief, gleichmäßig**
* **Herz-Übung: Herz ruhig, kräftig, regelmäßig**
* **Bauch-Übung: Sonnengeflecht „strömend warm"**
* **Stirn-Übung: Stirn angenehm kühl**

Die Schwere-Übung

Der Auftakt des AT beginnt mit der inneren Formel:

* Rechter Arm „ruhig schwer" (6 ×). Dieser Übungssatz wird bei geschlossenen Augen innerlich – also stumm – gedacht. Das Gefühl der Schwere tritt nicht sofort ein. Eine gewisse Übungszeit ist erforderlich. Langsam geht man dann mit der Innenschau auf beide Arme über, dann zusätzlich auf ein Bein und schließlich auf Arme und Beine gemeinsam. Die Übungszeit ist sehr individuell; aber frühestens nach einer Woche kann die nächste Übung einbezogen werden. Ich hatte als Jugendlicher keine Schwierigkeiten beim Erlernen der diversen Übungen. Die Bedingungen – das sogenannte Setting – waren optimal. Es war eine Einzeltherapie. Und der Therapeut war mir sympathisch, auch seine Stimme angenehm beruhigend. Ganz anders sind die Verhältnisse in einer Gruppentherapie. Die Entspannungsfähigkeit der Übenden ist abhängig von der Gruppengröße und der personalen Zusammensetzung. Vielleicht sollte am Anfang eher im Sitzen geübt werden, weil die Liegeposition unserer Seele eine größere momentane Schutzlosigkeit signalisiert.

Zur Sprache

Schließlich möchte ich noch einige Anmerkungen zur Sprache machen. Es ist die Frage, ob der Begriff „Schwere" nur positive Gefühle auslöst. Man assoziiert damit „schwerblütig" oder auch „schwermütig" oder auch „schwere Beine". Ich bin in meiner Lernzeit ganz unvoreingenommen an die Übung herangegangen; natürlich auch, weil ich Vertrauen hatte. Aber möchten wir nicht alle die Leichtigkeit des Seins genießen?

Paradoxerweise gibt es eine kleine Gruppe von Übenden, bei denen sich keine Schwere, sondern eine Leichtigkeit einstellt: Manchmal wird auch eine Umfangsvermehrung oder Verdickung der Finger oder der ganzen Arme verspürt. Die Dimension der Schwere lässt sich nicht „herstellen". Gemeint ist ein „Sich-fallen-Lassen." Oder um es noch anschaulicher darzustellen: ein „Sich-der-Schwerkraft-Anvertrauen". Gerade darin liegt die Anfangsschwierigkeit.

Entspannungssuchende sagen gerne: „Herr Doktor, ich kann mich nicht fallen lassen." Die Antwort ist dann häufig: „Kommen Sie zu uns ins autogene Training."

Eine paradoxe Situation. Bei dieser Übung besteht eine Verwandtschaft zur Muskelrelaxation. Bei Jacobson spannen wir den Muskel an; nach dem Loslassen ist der Muskel entspannt. Beim autogenen Training geschieht alles in der Vorstellung (oder Phantasie). Die Formel heißt: „Mein rechter Arme ist ruhig-schwer." Gerade in dieser Vorstellung kann der Übende anfangs überfordert sein. Dem Übenden wird bedeutet, dass die wiederholte Vorstellung auch zur Schwere (= Entspannung) führen wird. Es kommt auf eine einfühlsame Anleitung an. Die Übung sollte man langsam wachsen lassen; sie ist ein denkfühlender Prozess. Alles hat seine Zeit. Der Anleitende sollte mit Herz und Seele dabei sein und Geborgenheit vermitteln. Im Vergleich zu Jacobson ist der Wirkungseintritt vom autogenen Training erst nach längerem Üben zu erwarten. Man benötigt eine Konstanz des Übens und eine gute

Motivation; beim längeren Nicht-Üben ist die Entspannungsfähigkeit wieder rückläufig.

Der Vergleich beider Methoden – Jacobson und AT – sollte die Charakteristika beleuchten; er zielt nicht auf einen Werte-Vergleich. Einige Übende bevorzugen Jacobson, andere kommen besser mit dem autogenen Training zur Entspannung. Wir könnten auch beide Methoden spielerisch miteinander kombinieren; erst Jacobson, dann AT.

Was würden die Herren Jacobson und Schultz dazu sagen?

Die Wärme-Übung

Die Formel lautet: rechter Arm strömend warm (6 ×), dann Ansprechen des linken Arms, des rechten Beins und linken Beins.

Das Bild von der strömenden Wärme erweckt sofort positive Gefühle. Wenn wir mit anderen Menschen „warm werden", dann drückt das ein besonders inniges Verhältnis im zwischenmenschlichen Bereich aus. Dieses Gemeinschaftsgefühl kann nicht formal in Sprache gefasst werden; es geht nicht nur um Übereinstimmung der momentanen Meinung. Wärme bedeutet in diesem Zusammenhang ganzheitliche menschliche Nähe.

Sprechstunde

Neuer Patient sagt:
„Herr Doktor, Sie haben es aber kalt hier."
- Antwort (falsch): „Sie haben Recht, dann stellen wir mal die Heizung höher."
- Antwort / Verhalten (richtig): Blick vom PC nehmen oder verschränkte Arme wieder zurücknehmen. „Sie sind das erste Mal hier – haben ja sehr lange warten müssen. Tut mir leid. Wie sollen wir denn jetzt beginnen? Nehmen Sie sich ruhig ein bisschen Zeit. Oder atmen erst mal in Ruhe durch."
(Trotzdem kann die Heizung wortlos höher gestellt werden.)

Verlauf:
Wenn beide sich näher gekommen sind, miteinander warm geworden sind, wird nie wieder das Heizungsproblem angesprochen.

Haut

Die Wärmeübung des autogenen Trainings ist nach meiner Erfahrung einfacher erlebbar als die Schwere-Dimension. Förderlich für das Fühlen der Wärme ist das Denken der Formel im Atemrhythmus. Man stelle sich vor, dass beim Ausatmen aus der Tiefe des Brustkorbs eine weiche, warme Welle in den Arm strömt. Und bei jeder Ausatmung gelangt noch mehr strömende Wärme in den Arm bis in die Fingerspitzen hinein. Und schließlich fühlt der/die Proband/-in eine Pulsation in den Fingerbeeren.

Die Temperaturfühler liegen in der Haut und im Muskel. Das Gefühl der strömenden Wärme ist subjektiv nicht von Hautwärme, Muskelwärme und allgemeiner Gewebswärme in den Extremitäten zu unterscheiden.

Unser „Haut-Ich“ (Didier Anzieu) hat eine besondere Stellung im Leib-Seele-Zusammenhang. Es sollte bei allen Entspannungsübungen – ähnlich wie die Atmung – ganzheitlich im Blickfeld der Körpererfahrung sein.

Die Haut ist als „muskuläre Hülle“ auch für das Wärmegefühl bei der progressiven Muskelrelaxation von Bedeutung. Also, Haut und Muskel sollten schon wegen ihrer Lagebeziehung gemeinsam betrachtet werden.

Beispiel Hautmuskel: An der vorderen Halsseite ist die Haut sogar mit der darunter liegenden Muskulatur verwachsen. Das ist das sogenannte Platysma (griech. Platte): ein Hautmuskel, welcher von Faszien des großen Brustmuskels (Pectoralis) und des Delta-Muskels (Deltoideus) zum Kinn zieht. Bei Ausdrucksbewegungen des Kiefers und des Gesichts ist dieser Muskel mitbeteiligt. Auch die Gesichtslähmung (Facialisparese) kann den Hautmuskel mit erfassen. Auch nach ausgeheilter Parese ist manchmal noch eine stärkere Halsmuskelfalte zu sehen als Ausdruck einer Verspannung.

Die Haut hat viele physiologische Funktionen:

* Schutzfunktion
* Sinnesorgan für Berührung, Temperatur, Schmerz
* Temperatur-Regulation (Schwitzen, Gänsehaut: Irritation des Haarbalgmuskels)
* Ausdrucksfunktion (Erröten, blass vor Schreck)
* Wirkstoff-Funktion: Umwandlung von 7-Dehydrocholesterol unter UV-Licht in Cholecalciferol.

Die Haut ist auch eine „psychische Hülle". Diese virtuelle Hülle kann als „löcherig" empfunden werden, wenn der Mensch nicht „Nein"-Sagen gelernt hat. Es geht also um das Nähe-und-Distanz-Problem, also auch um die Frage der Selbstbehauptung. Diese „psychische Hülle" ist quasi die Bühne, auf welcher sich seelische Konflikte manifestieren können.

Viele dermatologische Krankheitsbilder haben eine psychosomatische Komponente. Besonders erwähnenswert ist die Neurodermitis, die Schuppenflechte (Psoriasis) und die Nesselsucht (Urticaria). Umgekehrt werden für innere Befindlichkeitsstörungen gerne Sprachbilder der Haut benutzt:

* Aus der Haut fahren
* Unter die Haut gehen
* Dünnes / dickes Fell haben
* Mit heiler Haut davonkommen

Haut und Ohr?

„Je wacher du lauschst, desto bewusster lauschst du dich an einen Punkt heran, an dem Hören und Fühlen ineinander übergehen. In der Evolution haben sich Hören und Fühlen, Ohr und Haut aus dem gleichen Zelllappen entwickelt.“

(Joachim Ernst Berendt)

Berührung

Die Berührungsfunktion der Haut ist bedeutsam für unsere Seele.

In der frühkindlichen Entwicklung spielt der Hautkontakt mit der Mutter eine wichtige Rolle und symbolisiert uns Geborgenheit.

Zum künstlerischen Ausdruck kommt diese enge Zweisamkeit in der Ikonenmalerei der Orthodoxie. Unter allen Madonnen-Bildern gibt es einen Typus des engen Hautkontaktes zwischen Mutter und Kind: das ist die Madonna Glykophilousa, welche meistens mit „liebkosender“ Madonna übersetzt wird. Bei diesem Typus hält das Kind seine Wange an die Wange der Mutter; manchmal berührt zusätzlich ein Arm des Kindes das Gesicht der Mutter. Es ist eine Wirkung enger Zweisamkeit. Die Psychoanalytiker sprechen von der Dyade: der Zweiheit in der Einheit.

Diese Aspekte sind wichtig für die Hautfunktionen, aber auch im Hinblick auf besondere, in der Tiefenentspannung auftretende Verschmelzungsgefühle, die vielleicht frühkindliche Erlebnisse reaktivieren.

Ausblick

Die Corona-Krise mit ihrem „social distancing“ wird ihre Schatten vorauswerfen. Die Umarmungen im Freundschaftskreise sind kulturell gewachsen. Wir sprechen von „hautengen“ Gemeinschaftserlebnissen – gerade auch im kulturellen Bereich, wo wir vom Theater oder der Musik berührt werden. Wir vermissen sie und es wird eine Weile dauern, bis wir die alte Unbekümmertheit zurückgewinnen.

Schwieriger erscheint mir die Situation bei den Kindern. Ob das Fehlen des Hautkontaktes und der Umarmungen im Freundeskreis im späteren Leben wieder vollständig zu kompensieren ist, bleibt abzuwarten. Immerhin blieb die Grunderfahrung der Nähe und Geborgenheit in der engen Familie unangetastet; aber schon der Ab-

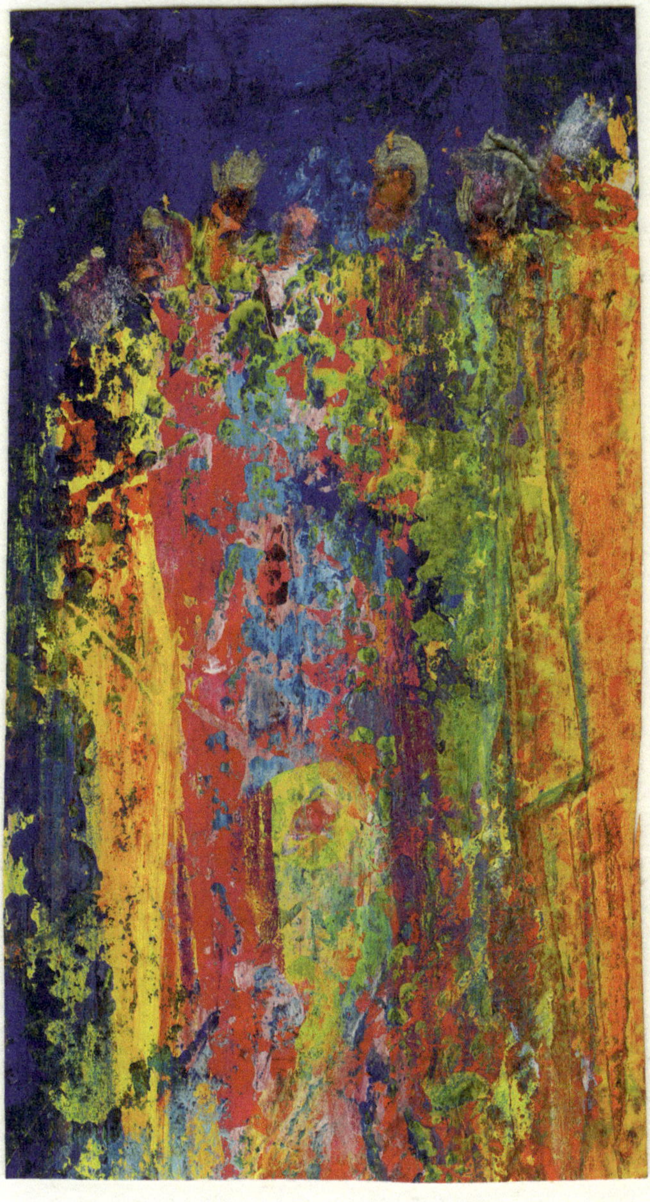

stand zu den Großeltern ist meist nicht mehr unproblematisch und wird vielfach durch Corona überschattet.

Zum Ausgleich unserer Psyche sind folgende Denkformeln empfehlenswert:

* Ich fühle mich wohl in meiner Haut.
* Meine Haut ist mein Kontakt zur Welt.
* Meine Haut ist sanft entspannt und wohlig warm.

„Die Haut als Medium an der Grenze zwischen innen und außen ist das Sinnesorgan, mit dem wir gleichzeitig äußere und innere Empfindungen wahrnehmen können."

(Sigmund Freud, 1923,
zitiert nach
Uwe Gieler / Klaus Andreas Bosse)

Atemübung VII –
Atem im autogenen Training

„Atmen ist Leben und nicht
vor dem Leben ausweichen.“
(Eugène Ionesco)

Die Atemformel wirkt einfach:
* „Atmung ganz ruhig“ (6 ×).

In dieser Einfachheit liegt auch ihre Einzigartigkeit. Sehr ähnlich ist die Atemübung der Atembeobachtung der östlichen Weisheitslehre. Aber im autogenen Training soll man gar nichts machen, noch nicht einmal die Atemluft beobachten. Nur die Formel vorstellen, eventuell auch die geschriebene Formel im Geiste lesen. Diese Idee von einer Formel, welche aus sich heraus wirkt, gilt auch für alle anderen AT-Übungen.

Diesem Aufgehen im eigenen Atem entspricht die wunderbare Formel:
* „Es atmet in mir“ (6 ×).
* Im eigenen Atem aufgehen. Da die Atemluft mit der Welt verbunden ist: sich in den Kosmos einschwingen (lassen) und bei sich eine Geborgenheit spüren (lassen).

„... wie die Vögel,
die auf dem Winde schlafen.“
(Tennessee Williams,
zit. nach Bernt Hoffmann)

Die dichterische Formel hört sich beruhigend an. Der einzige Hinweis auf die Atmung liegt in der Erwähnung des Windes – in dem Sinne wie: windige frische Luft einatmen. Und der Wind trägt die Vögel – sogar im Schlaf. Das wirkt zutiefst beruhigend und vertrauenerweckend. Ein wunderbares Getragensein.

Und im Schlaf funktioniert unsere Autoregulation – Atmung, Kreislauf, Stoffwechsel – ganz von selbst, ohne unser Zutun und ohne unsere Selbstbeobachtung.

„Es atmet mich.“

Nach wissenschaftlichen Untersuchungen der Max-Planck-Gesellschaft (3. August 2016) können Vögel tatsächlich beim Fliegen schlafen. Manchmal ist allerdings eine Hirnhälfte wach, um die Umgebung im Auge zu behalten. Das ist ein Zustand der Mitte, welchen auch J. H. Schultz für das AT vorgesehen hat: eine Art inneres Wachsein, also kein vollständiges Schlafen.

Die Herzübung

„Gegenwart,
das ist ein Herzschlag.“
(Arno Geiger)

Herzformel:

Herz (schlägt) ruhig, kräftig, regelmäßig (6 ×).

Oh, mein Gott, mein Herz!

Sprechstunde in der Praxis

Helferin: „Da ist Herr B. mit seiner Frau, es geht ihm nicht gut, sieht schlecht aus, blass, ängstlich. Wollten nicht ins Sprechzimmer. Frau B. wollte sofort den Arzt. Geht wohl ums Herz – wollte er aber nicht direkt sagen."

„Dann machen Sie sofort ein EKG, ich komme dann ins EKG-Zimmer."

Nach Fertigstellung des EKGs im Untersuchungsraum: „EKG ist in Ordnung."

Herr B.: „Da bin ich aber froh, ich dachte schon ... Hatte so Angst ... Direkt über dem Herzen ... da ... kam ganz plötzlich. Ich fühle mich jetzt wieder super."

Ehefrau: „Dann können wir ja jetzt auf den Markt fahren ...?!"

„Wir machen noch eine Laboruntersuchung. Und dann kommen Sie noch in mein Sprechzimmer zur Beratung des weiteren Procedere."

Herr B.: „Muss das sein?"

„Ja!"

Herzschlag

Arno Geiger schreibt so schön, Gegenwart sei ein Herzschlag. Kardiologen könnten das noch weiter differenzieren: Das ist der Raum zwischen zwei Herztönen, die den Beginn und das Ende der Kontraktion markieren.

Der erste Herzton verdankt seine Entstehung den (musikalischen) Schwingungen der Herzwand; der zweite Herzton entsteht beim Schließen der Klappen (Herztüren).

Hierzu eine kleine Episode aus meiner Kindheit: In der Regenerationsphase nach meiner Scharlach-Erkrankung untersuchte mein Hausarzt mich in der Wohnung, ob ich wieder zur Schule gehen konnte. Eingehend wurde ich auch mit dem Stethoskop abgehorcht. Er gab grünes Licht für die Schule und verabschiedete sich. Ich war erleichtert. Nur meine Mutter war skeptisch; der Hausarzt habe sehr lange auskultatorisch über dem Herzen verweilt. Möglicherweise – so meinte sie – habe er ein Geräusch entdeckt, was da nicht hingehört.

Objektiv hat sich diese Sorge nicht bestätigt. Wir können aus dieser Episode lernen, dass psychosomatische Zusammenhänge sich nicht nur auf Diagnosen oder Funktionsstörungen beziehen: Denn bereits die Untersuchung selbst ist ein psychosomatischer Vorgang.

In der Erwachsenen-Medizin wird vom Patienten der Untersuchungsvorgang genauestens wahrgenommen, z. B. bei der Ultraschalluntersuchung. Im Blickfeld ist das Verhalten des Arztes: sein Atem, sein eventuelles Räuspern in einer bestimmten Situation, sein plötzliches Verstummen im dialogischen Gespräch und die Dauer des Verweilens des Schallkopfs an einer bestimmten Stelle. Daraus wird ersichtlich, dass der Untersuchungsvorgang nicht nur ein physikalischer Vorgang ist, sondern dass auch seelische Wirkungen beim Probanden ausgelöst werden: Die Untersuchung ist also ein hochsensibler Vorgang. Auch die Wahl der Worte in der vorläufigen Beschreibung des Befundes kann zu Missverständnissen – oder Missklängen – führen, welche später nicht mehr revidiert werden können.

Man kann diese Überlegungen noch weiter fassen in dem Satz: Die Therapie – im Sinne des gemeinsamen psychosomatischen Gelingens – beginnt beim Erstkontakt.

„Oh Schreck! jetzt kommt das Herz dran! Das ist doch mein Problem. Es klopft mir jetzt schon bis zum Halse raus."

Allein die Erwähnung dieses emotionalsten aller Organe könnte eine solche Reaktion auslösen.

Die Originalformel von Schultz hat einige irritierende „Ecken und Kanten". Wir wissen um die Schwierigkeit, das Herz überhaupt zu erwähnen.

Er (oder sie) habe es „mit dem Herzen“; dabei werden bereits unausgesprochen Befürchtungen ausgedrückt, die im Gespräch gerne offen gelassen werden, um für Hoffnung Raum zu lassen. (Ähnlich war es früher mit der Formulierung, „es mit der Lunge zu haben“; vermieden wurde das Wort „Tuberkulose“).

„Das Herz schlägt“: Das Schlagen des Herzens empfindet ein Sportler bei Belastung völlig in Ordnung; Menschen, die übermäßig ihr Herz beobachten, haben das Gefühl, das Herz „schlägt nicht richtig“; eine übermäßige Angst vor Herzrhythmusstörungen kann daraus erwachsen. Die Betonung des „kräftigen“ Schlagens birgt bei Herzsensiblen das Risiko einer übermäßigen Selbstbeobachtung. Auch das letzte Wort „regelmäßig“ in der Originalformel fördert Unsicherheit und ängstliche Selbstbeobachtung: Wieso regelmäßig? Kann es auch unregelmäßig sein? Und wie ist es bei mir im Moment? Erstmal den Puls fühlen.

Alternativ können wir folgende Herzformeln versuchen:

* „Herz ganz warm.“
* „Es wird mir ganz warm ums Herz.“
* „In mir ein sanftes Pochen.“
* „In mir tiefe Ruhe und ein sanftes Pochen.“
* „Ich bin ein Herz und eine Seele.“
* „Alles pulsiert ruhig, strömend, warm.“

„Die tiefe Ruhe ist
die Bewegung in sich selbst.“
(Laotse)

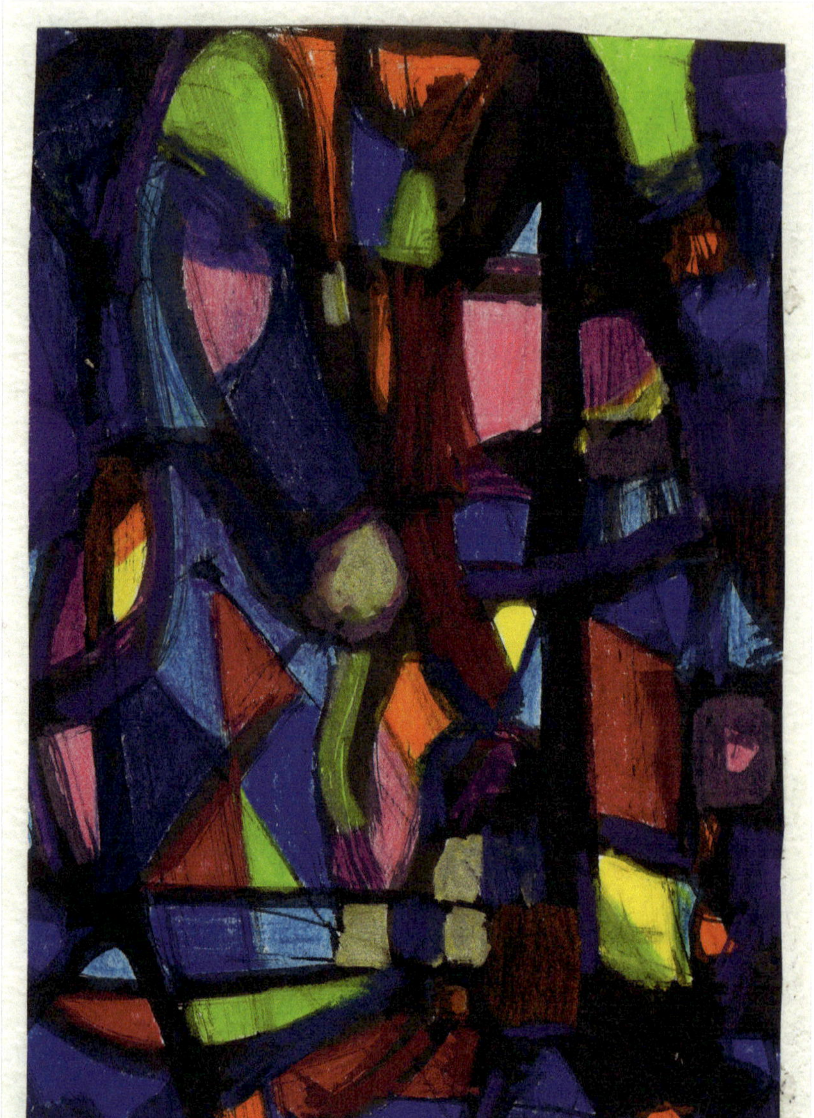

Herzflimmern im Park

Als ich vor Kurzem einen kleinen Dauerlauf im Park machte, kamen mir zwei 30–40jährige Jogger entgegen. Einer der beiden Sportler blieb plötzlich stehen und fasste sich an den Hals; er wirkte etwas unsicher und ängstlich.

Ich stellte mich als Mediziner vor und fragte, ob er eine Halsenge hätte (ich dachte an Angina pectoris). Nein, antwortete er, er wolle seine Herzfrequenz registrieren und finde den Pulsschlag nicht. Ah, aber jetzt sei es ihm gelungen. Alles gut. Er bedankte sich für meine Anteilnahme.

Wir wünschten uns einen schönen Tag und alle joggten fröhlich weiter.

Bauch

Die Bauch-Übung

Formel:

* Sonnengeflecht strömend warm (6 ×). (In der Ausatmungsphase denken.)

Autogenes Training

Wenn man jemanden fragt: „Kennen Sie das autogene Training?", wird meist geantwortet: „Ist das nicht die Sache mit dem Sonnengeflecht?"

Ja, „Sonnengeflecht strömend warm": eine wunderbare Formel. Man braucht gar nicht zu wissen, was damit gemeint ist. So ähnlich wie mit dem Lied „Es ist ein Ros entsprungen" – man wird augenblicklich feierlich. Die unbestimmte Ahnung von Sonnengeflecht und strömender Wärme hat schon an sich eine gesundheitsfördernde Wirkung. Ein Motto für den ganzen Tag. Morgens Sonnenaufgang, mittags strahlende Wärme, abends Sonnenuntergang – Ruhe nach getaner Arbeit.

Vielleicht sollte man gar nichts weiter erklären, einfach machen lassen. Wohlmeinende geben zu bedenken, dass die Übenden sich anatomisch nichts unter Sonnengeflecht vorstellen können. Alternativ wird in manchen Kursen „Magen strömend warm" geübt. Wenn ich am Anfang eines Kurses erkläre, wie es medizinhistorisch zu den bildhaften Begriffen gekommen ist, wird das mit Interesse aufgenommen. Die erstbeschreibenden Anatomen liebten lyrische Bezeichnungen oder auch Namen, die an die alten Griechen erinnerten: z. B. Achilles-Sehne, welche an den griechischen Helden Achilleus erinnert, welcher an der Ferse verwundbar war.

Der Begriff „Sonnengeflecht“ bezieht sich auf eine Ansammlung von Nervenzellen in der Nähe der Wirbelsäule, ungefähr in Höhe des Magens. Dieses Knäul von Nervensubstanz ist strahlenförmig angeordnet und – mit sehr viel Phantasie – wurde das Strahlenförmige mit der Sonne assoziiert. Der lateinische Name ist „plexus solaris“.

Das Sonnengeflecht hat eine regulierende Aufgabe für die Organe im Bauchraum. Gegenüber dem Zentralen Nervensystem hat es eine „Teil-Autonomie“ und wird deshalb auch als „Bauch-Gehirn“ bezeichnet. Wenn wir also in der Tiefe unseres Bauches eine Wärme verspüren, dann ist auch der Plexus solaris gut durchblutet und gestärkt. Und aus dieser Stärkung erwächst eine wärmende Durchblutung und Tonisierung für alle Bauchorgane – und darüber hinaus.

Ein wohliges Gefühl im Reich der Mitte.

Wo Licht ist, ist auch Schatten

Die Extremitäten-Formeln sind für die Übenden sonnenklar. Patientinnen und Patienten kommen bei Beschwerden mit dem Bewegungsapparat meist mit einer Eigendiagnose in die Sprechstunde: „Herr Doktor, hier am Daumengelenk habe ich ein Überbein oder eine Arthrose.“

Anders ist es im Bauchraum: Hier ist die „Geographie der Organe“ unübersichtlicher; die Körperlandschaft ist abwechslungsreich, aber hinter der Bauchwand verborgen – sie liegt im Dunkeln; wir können sie aber mit Ultraschall sichtbar machen:

* Straßen und Kurven (Magen, Darm),
* Nischen (Divertikel),
* Berge (Leber, Milz, Nieren)
* Gletscher, Schollen (Pankreas)
* und Flüsse (Bauchaorta) und Seen (Cysten, Blasen).

Während der Reise durch die Bauchorgane wird manchmal gefragt: „Herr Doktor, wo sind Sie gerade, kann ich das auch mal sehen?“

„Natürlich, gerne: Wir sind jetzt im rechten Oberbauch im Bereich der Gallenblase.“

Die Sprache der Bauchorgane ist manchmal wie ein Dialekt schwer verständlich. Ein gewisses Sprachverständnis kann aber für die Entspannungsübungen förderlich sein und auch die innere Körperwahrnehmung sensibilisieren. Wenn ich im Kurs erwähne, dass bei der Bauchübung auch die „Bauchdecken“ besser durchblutet werden, begegne ich manchmal fragenden Blicken. Nicht allen ist sofort klar, dass umgangssprachlich mit dem Wort „Bauchdecken“ die Bauchmuskeln gemeint sind. Hier einige immer wiederkehrende „Vokabeln“:

* Sodbrennen
* Magendruck
* Übelkeit
* Blähungen (Meteorismus)
* Aufstoßen (Singultus) / Erbrechen
* Krämpfe
* gurgelnde Darmgeräusche (Peristaltik)
* Durchfälle, Verstopfung

Die Organsprache hält sich nicht immer an die von den Anatomen festgelegten Grenzen. Die Notrufe können von einem Körperraum in den nächsten schallen oder wie ein Echo wirken.

Wenn Schmerzen im rechten Oberbauch auftreten und diese ausstrahlen in das rechte Schulterblatt, haben wir es meist mit Gallensteinen zu tun. Umgekehrt kann sich eine Angina pectoris des Herzen im Oberbauch manifestieren. Ein umschriebener Schmerz in der Mitte des Oberbauchs könnte auch auf ein Magengeschwür deuten. Bis in die 80er Jahre galt das Ulcus des Magens als psychosomatische Erkrankung. Barry Marshall und John Robin Warren entdeckten als krankmachenden Faktor das Bakterium Helicobacter pylori. Sie erhielten für ihre bedeutsame Forschungsleistung 2005 den Nobelpreis. Somit hat das Magengeschwür eine spektakuläre Karriere hinter sich: aus einer psychosomatischen Krankheit, welche vom Psychotherapeuten behandelt wurde (inklusive Entspannungstherapie), wurde eine Infektionskrankheit, die auf Antibiotika anspricht. Aus der psychosomatischen Diagnose-Schublade wurde das Ulcus (ventriculi et duodeni) herausgeholt und in die Infektionsschublade umgebettet.

Immerhin könnten Psychosomatiker argumentieren, dass eine gewisse seelische Disposition die Anfälligkeit für das Bakterium erhöht. Es könnte also immerhin eine psychosomatische Komponente vorliegen. Wir sollten kritisch bleiben und immer versuchen, ganzheitlich zu denken. Auch der multimodale Ansatz der Therapie bleibt bestehen: Sinnvoll ist neben der organischen Therapie auch die Entspannungstherapie und die Anti-Stress-Prophylaxe.

Als ich in den 1970er Jahren Medizinalassistent in der Hautklinik Heidelberg war, mahnte der Ordinarius Prof. Urs Schnyder alle Kolleginnen und Kollegen, dass sie – auch als Hautärzte – zwei Diagnosen nicht übersehen: die Blinddarmentzündung und die Schwangerschaft. Die Entzündung des Blinddarms ist eine große Schauspielerin im Bereich des Bauches; sie kann alles imitieren und an ungewöhnlichen Orten auftreten. Also: eine wiederkehrende Reizung oder Entzündung kann nicht mit Entspannungsübungen behandelt werden. Man muss immer daran denken bei Unklarheiten im Bauchraum. Vor jedem Entspannungskurs sollte gefragt werden, ob auch eine organische Diagnostik vorausgegangen ist.

Vor Jahren wurde ich in der Universitätsklinik Hamburg auf einen Flyer aufmerksam; der Titel sprang ins Auge: „Schlauer als Einstein sein“. Gemeint war, dass wir alle uns mit einer Krankheit Einsteins vertraut machen sollen. Der große Physiker hatte ein Bauchaortenaneurysma, an welchem er auch verstarb. Als Vorsorgeuntersuchung sei eine Ultraschalluntersuchung des Bauches empfehlenswert. Die Symptome der Bauchaortenerweiterung sind gering und uncharakteristisch. Sollte die Sonnengeflechtübung ohne Kenntnis der Diagnose durchgeführt werden, hat das keine Risiken, ist aber auch nicht sinnvoll. Der Mensch in seinem Leiden ist vielschichtig. Wir sollten nach allen Seiten offen sein und immer wieder Fragen stellen.

Schmetterlinge im Bauch

Das Herz wird gerne als unser emotionalstes Organ bezeichnet, aber auch Bauchgefühle können unsere Befindlichkeit und unser Verhalten beeinflussen. Liebe und zwischenmenschliche Gefühle folgen nicht einer mathematischen Gleichung, sondern der Intuition. „Mein Bauch sagt mir", wie ich mich in schwierigen Situationen verhalten soll. Das sind „Bauchentscheidungen", so hören wir es immer wieder.

Der rationale Benjamin Franklin gab seinem Neffen Harry brieflich einen Rat, wie er mit kniffligen Fragen umgehen sollte.

Brief an Harry, 8. April 1779

„Wenn du zweifelst, notiere alle Gründe, pro und contra, in zwei nebeneinanderliegende Spalten auf einem Blatt Papier […], prüfe, welche Gründe oder Motive in der einen Spalte denen an Wichtigkeit in der anderen entsprechen – eins zu eins, eins zu zwei, zwei zu drei oder wie auch immer –, wenn du alle Gleichwertigkeiten auf beiden Seiten gestrichen hast, kannst du sehen, wo noch ein Rest bleibt. Dieser Art moralischer Algebra habe ich mich in wichtigen und zweifelhaften Angelegenheiten bedient, obwohl sie nicht mathematisch exakt sein kann.

[…] Nebenbei bemerkt, wenn du sie nicht lernst, wirst du dich, fürchte ich, nie verheiraten.“
(zitiert nach
Gerd Gigerenzer)

Natürlich werden diese Entscheidungen nicht im Sonnengeflecht (plexus solaris) getroffen, sondern in unserem Kopfgehirn. Neben einer rationalen Vernunft haben wir aber auch eine Intelligenz des Unbewussten, mit der wir dann die „Bauchentscheidungen“ treffen (Gerd Gigerenzer).

Was hat das mit Entspannungsübungen zu tun?

In der Routine des Alltags sind wir gefangen in der Bewältigung formaler Dinge, so dass für Phantasie und originelles Denken wenig Raum bleibt. Wir sind froh, wenn der Computer und seine Vernetzung funktioniert. Gespräche verlieren im Stress an Lebendigkeit und degenerieren zu einem „digitalen“ Datenfluss. Das mehrdimensionale Gespräch hingegen bedeutet Offenheit in alle Richtungen unter Einbeziehung der emotionalen Intelligenz und der Intelligenz des Unbewussten. Wir müssen eine Atmosphäre bereiten, in welcher Raum ist für Phantasie, Empathie und Assoziation. Das gelingt nur, wenn wir uns Pausen gönnen und auch die Fähigkeit zur Entspannung wachsen lassen.

Entspannung zu üben, bedeutet in diesem Sinne, Verborgenes zur Entfaltung bringen.

Stirn

Die Stirn-Übung

Stirn angenehm kühl (6 ×).

Die mimische Muskulatur ist eng mit der Haut verwoben. Seelische Anspannungen spiegeln sich in einer sorgenvollen Miene. Auch minimale Tonusänderungen in der Gesichtsmuskulatur können schon eine Wirkung auf den Gesprächspartner haben.

„Du siehst so bedrückt aus."

„Wieso? Merke ich gar nicht."

Ein leichtes Stirnrunzeln oder eine Senkrechtfalte im Bereich der Nasenwurzel hat zu einer Erstarrung der Stirn- und Augenmuskulatur geführt. Es liegt gar kein Mienenspiel mehr vor. Im Spiel gibt es ja den Wechsel der Situation: Und das bedeutet die Lebendigkeit. Die sorgenvolle Miene gehört auch zu den Realisten oder den Experten in unserer Gesellschaft. Die Bedenkenträger sagen von sich, sie können weiterdenken als die Optimisten oder Naiven. Sie erkennen eine Kausalkette und können sich ausrechnen, welche Komplikation am Ende auf uns wartet. Diese rationale Haltung zum Leben kann man besonders gut in den Wartehallen der Flughäfen beobachten. Warten wird zur Hektik: einen Kaffee im Stehen, der wiederholte Blick auf die Tafel der Abfahrtszeiten, sorgenvolle Gestik zu den Mitreisenden: Wir haben ein Problem; möglicherweise schaffen wir den Anschlussflug nicht mehr. Die ganze Gruppe wird verunsichert, mit Stirnrunzeln wird auf die Smartphones geschaut; alle haben Bedenken und werden auch in der ganzen Körpermotorik hektisch, alle spiegeln Sorge, verschmelzen zu einem gemeinsamen „Spiegel-Neuron." Die moderne Leistungsgesellschaft verlässt sich auf die Perfektion der digitalen

Abläufe. Eine Katastrophe ist sofort, wenn diese Abläufe an einer Stelle haken. Geduld, Abwarten, Phantasie und Improvisation sind heutzutage nicht mehr gefragt und werden nicht geübt. Es ist eine Frage der Lebensphilosophie. Humorvoll merkt Oscar Wilde an: „Ein ewig heiterer Gesichtsausdruck ermüdet uns auf Dauer mehr als ein ständiges Stirnrunzeln." Vielleicht hat der Dichter diesen Gedanken auch ironisch gemeint …

Deshalb wenden wir uns jetzt der Übung zu.

Versuchen Sie (möglichst bei geschlossenen Augen), die Stirnhaut kühl zu denken. Die Haut ist ein Sinnesorgan. Stellen Sie sich einen leichten Lufthauch im Raume vor und bemühen Sie sich, diese minimale Luftbewegung auf der Haut zu fühlen. Man kann am Anfang des Übens die Stirnhaut sensibilisieren, indem man sie leicht befeuchtet.

Stirnkühle bewirkt Entspannung der Stirnmuskeln. Denn wenn wir hektisch werden, wirken wir „hitzköpfig".

Ein Ausflug in die Literaturgeschichte. Der Lufthauch in der Romantik ist ein Geisterhauch, „vom leisen Geisterhauch der Nacht umflüstert" (Theodor Körner). Und: „im Geisterhauch tönt's mir zurück" (Text von Georg Philipp Schmidt in der „Winterreise" von Franz Schubert).

Quintessenz

Die Kühle symbolisiert folgende Gemütsverfassungen: Ruhe, Gelassenheit, Rationalität, Vertrauen, Impulskontrolle, Souveränität, Selbstsicherheit, Contenance, Stoizismus, Coolness.

Cool ist auch jugendsprachlicher Gebrauch und meint vieles, was einfach „gut" ist.

Im weiteren Sinne ist hier auch die Lässigkeit (der 50er und 60er Jahre) zu erwähnen: Nonchalance, Ungezwungenheit, Unbekümmertheit (manchmal auch diese Eigenschaften vortäuschend).

Nach dem Intermezzo eine Pause …

„Die Pause gehört auch zur Musik."
(Stefan Zweig)

Zeit für Nachdenklichkeit

Das Leitmotiv „Entspannung" umkreist unsere Gedanken und Methoden. Es gibt verschiedene Wege der Entspannung, die auch zusammenlaufen, sich überkreuzen und sich wieder entfernen.

Wenn wir pragmatisch denken, dann kommt immer die Frage: Wozu das Ganze? Welchen Gewinn haben wir bei diesen Übungen?

Da wir alle symptomorientiert sind, bewerten wir, ob sich nach dem Üben ein seelisches oder körperliches Zeichen geändert hat oder zumindest gemildert wurde. Am liebsten würden wir uns an Ergebnissen von Doppelblindstudien orientieren.

Die Bewertung ist hier aber schwierig, da im Verlauf des Übens die Probanden unterschiedlich tief entspannt sind (oder auch unterschiedlich tiefenentspannt sein wollen).

Manchmal ändert sich nicht das Problem, aber die Einstellung dazu. Beispiel:

Gespräch am Ende der Sprechstunde anlässlich eines aktuellen Problems

„Auf Wiedersehen Frau M. – Moment mal bitte, da fällt mir noch etwas ein: Ich sehe gerade, vor fünf Jahren hatten Sie bei mir Entspannungsübungen gemacht, wegen Platzangst. Ist das jetzt weg?"

„Nein, Herr Doktor, ich mache immer noch Ihre Übungen, etwas besser ist es geworden ... Aber das wichtigste: Ich kümmere mich nicht mehr darum ... kann damit leben ...“

Über Entspannung philosophieren ...
ein immerwährendes Thema!

„Wer an die Sonne geht, wird braun, auch wenn er es gar nicht darauf angelegt hat. Wer sich in einen Salbenladen setzt und etwas länger verweilt, nimmt den Geruch dieses Ortes an – und wer bei den Philosophen war, wird in jedem Fall etwas mitnehmen, was ihm nützt, auch wenn er nur unaufmerksam zugehört hat. Wohlverstanden, ich sage: unaufmerksam, nicht: mit innerem Widerstand.“

(Seneca, 4 v. Chr.–65 n. Chr.)

Der Kapuzenmuskel – Jacobson mit Phantasie

„Diesen Rücken, den ich deutlich spüre, wenn ich auf dem Sofa liege, vermag ich allenfalls mit der listigen Hilfe eines Spiegels zu überraschen.“

(Michel Foucault, 1926–1984)

Für unser Ganzheitsgefühl ist es hinderlich, wenn wir unseren Rücken (und auch unser Gesicht) nicht spontan ansehen können. Es irritiert uns, wenn wir eine juckende Stelle zwischen den Schulterblättern nicht selbst inspizieren können. Auch das Ertasten von Verspannungen ist am eigenen Rücken nicht möglich. Vielleicht ist es für die Jacobson-Entspannung hilfreich, sich die anatomischen Verhältnisse vorzustellen. Im Folgenden eine kleine anatomische Einführung über einen großen Rückenmuskel.

Den oberen Rücken, die Schulterblätter und den rückwärtigen Hals bedeckt ein Muskel, dessen Anteile links und rechts zusammen ein großes Trapez bilden (Musculus trapezius).

Die nach unten ausgezogene Spitze erinnert an die Kapuzenspitze im Ordensgewand der Kapuzinermönche. Die alten Anatomen nannten den Muskel auch direkt „Kapuzenmuskel“ (M. cucullaris). Wenn Sie nun mit Ihren Händen über den Nacken streichen, dann fühlen Sie den oberen Anteil dieses Muskels. Die zwei seitlichen Spitzen setzen an den Schultern an. Ich erwähne diesen bildhaften Vergleich so ausführlich, weil man beim Üben durch Phantasie – einem denkfühlenden Prozess – das Körpergefühl intensivieren kann. Man muss sich plastisch vorstellen, dass eine große, warme Kapuze den oberen Rücken einhüllt und entspannte Geborgenheit vermittelt.

Die untere Spitze der Kapuze erinnert mit viel Phantasie auch an einen Tropfen, der in Richtung unterer Wirbelsäule zeigt. Eine Hilfsvorstellung kann das Wärmegefühl in der Erschlaffungsphase potenzieren: Vielleicht ist es Ihnen möglich sich vorzustellen, dass warmes Wasser vom Nacken entlang des Kapuzenmuskels zum unteren Rücken rieselt. *Phantasie fördert Entspannung.*

Jacobson-Variante – der Kapuzenmuskel

Nehmen Sie sich nun Zeit für eine kleine Übung im Sitzen. Machen Sie es sich bequem.

* Lassen Sie Ihren Atem kommen und gehen. Das erleichtert den Wechsel unserer Sinne von der Außenwelt auf unsere Innenwelt. Wenn Sie mögen, schließen Sie jetzt die Augen. – Gedanken und Wörter wehen vorbei wie Blätter im Wind; wir schauen ihnen nach – innerlich schmunzelnd.

* Nun lenken Sie Ihr inneres Fühlvermögen auf Ihren oberen Rücken und Ihre Halspartie. Vielleicht können Sie sich – denkfühlend – die wärmende Geborgenheit Ihres Kapuzenmuskels vorstellen.
* Nach dem Signal „Jetzt" beide Schultern und auch den Kopf mit angezogenem Kinn zurückziehen.
* 1–2 Atemzüge halten.
* Und wieder loslassen („in echt" loslassen und fallen lassen).
* Nachspüren, wie sich die Wärme in alle Richtungen ausbreitet, wellenförmig, über den ganzen Brustkorb.
* Sich vorstellen, wie warmes Wasser wohltuend über den Rücken fließt und rieselt, in immer neuen Wellen. Muskeln wunderbar weich.

Denkformel

* Licht, Liebe, Leben, Lachen … Licht, Liebe, Leben, Lachen …
* (1–2 Minuten).
* (Diese Formel ist natürlich auch mit jeder anderen Übung kombinierbar.)

Die Worte „Licht, Liebe, Leben" entstammen dem Motto einer Schule in Hamburg-Wilhelmsburg. Allgemein bekannt ist sie umgangssprachlich als „Licht-Liebe-Leben-Schule".

Die Metapher Licht kann man auf verschiedenen Bedeutungsebenen interpretieren. Es liegt auch eine Beziehung zur Aufklärung vor: zur Klarheit. Im Französischen heißt die Epoche der Aufklärung „Siècle des Lumières", im Englischen „The Age of Enlightenment".

Für eine Schule liegt im Wort „Licht" noch eine besondere entwicklungspsychologische Bedeutung: In jedem Kind leuchtet eine besondere Fähigkeit, und dieses noch so kleine Licht muss von den Pädagogen/-innen gesehen und gefördert werden.

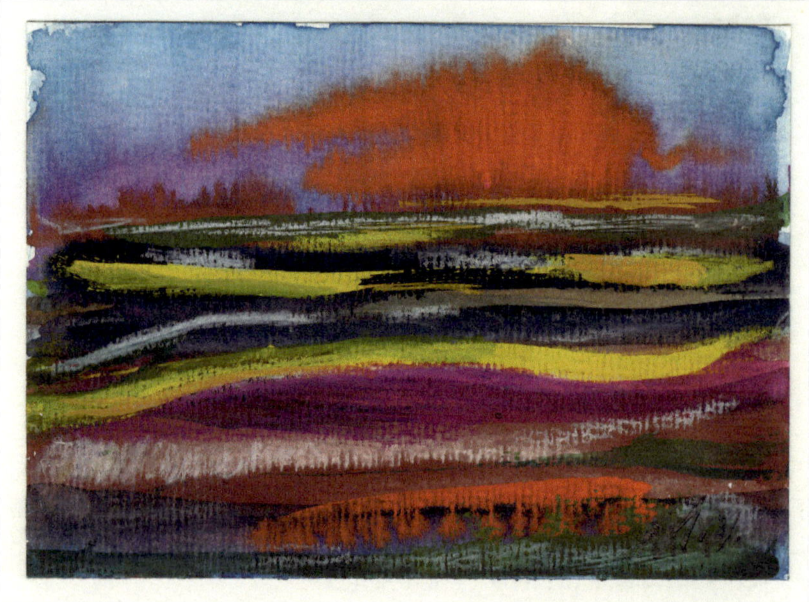

„Der bekannte Spruch: Erkenne dich selbst!, ist uns nicht nur zur Dämpfung unseres Hochmuts gesagt worden, wir sollen uns vielmehr auch über unsere Vorzüge klarwerden.“

(Cicero, 106 v. Chr.–43 v. Chr.)

Und was hat das mit Entspannung und körperlicher Muskelrelaxation zu tun?

Bei der Beschäftigung mit uns selbst – der inneren Reise durch unseren Körper – wird vieles seelisch neu durchdrungen, aber auch Altes reaktiviert. Die Psychosomatiker unterscheiden zwischen „Körperschema“ und „Körperbild“. Das Körperschema beinhaltet unsere objektive Gestalt (unsere Maße). Das Körperbild ist komplizierter; es beschreibt ein inneres Bild, welches wir von uns haben, auch unsere inneren Verletzungen. Pascal Mercier schreibt in seinem Buch „Nachtzug nach Lissabon“, „dass unsere äußere Gestalt den anderen nicht so erscheint wie den eigenen Augen.“

Wir sollten uns daran erinnern, dass unser Körperbild in der schulischen Entwicklungszeit geprägt wurde. Vieles haben wir im Erwachsenenalter verdrängt, gerade die Erinnerungen an den Sportunterricht. Ich erinnere mich an das Geräteturnen: Unser Lehrer teilte die Schüler in zwei Gruppen auf. Die guten Sportler sollten Platz nehmen auf einem Schwebebalken, die weniger Sportlichen auf einem anderen (wahrscheinlich, weil sie einfachere Übungen machen sollten). In der zweiten Gruppe waren die sogenannten „Säcke“, weil sicherlich einige Übergewichtige darunter waren.

In der Medizin sollten wir nicht verkennen, wie diese seelischen Wunden bis in die Gegenwart nachwirken. Der Kinderbuchautor Paul Maar beschreibt in seinen Erinnerungen eine belastende Erfahrung im Sportunterricht, die viele von uns kennen: das leidige Thema der Mannschaftswahl. Zwei gute Sportschüler/-innen bestimmen abwechselnd die Mitglieder ihrer Mannschaft. Natürlich werden die besten Schüler/-innen zuerst gewählt; für die „Schwächlinge“ ist es immer schmerzlich, wenn sie übrigbleiben: Jedes Mal erneut eine schmerzliche Niederlage.

„Was jetzt noch kam, war keine Verstärkung der Mannschaft, war nur noch Ballast. Ich kniete mich hin und tat so, als ob ich meine Turnschuhe zuschnürte. Ich konnte es nicht ertragen, dass sie mich anstarrten und die Scham auf meinem Gesichte ablasen. Die Angst, bis zuletzt übrig zu bleiben.“ (Paul Maar).

Sprechstunde

„Na, Herr X, wann soll Ihre kardiologische Reha beginnen?“

- *Antwort (50-jähriger Patient nach Herzinfarkt): „Morgen, habe bis auf den letzten Tag versäumt, mir Sportzeug zu kaufen, war gerade im Sportgeschäft mit meiner Frau. Seit der Schule nie mehr in Sportzeug gewesen.“*

„Warum denn nicht? Keine Lust, Sport zu machen?“

- *„Wir hatten keinen guten Sportunterricht ... Das ist eine lange Geschichte ... Nun, morgen geht es los ... Wetter soll schlecht werden ...“*

„Ich wünsche Ihnen alles Gute für die Reha. Ich bin sicher, Sie werden gestärkt zurückkommen. Auf Wiedersehen.“

Nach solchen kurzen Gesprächen mache ich manchmal eine längere Arbeitspause. Es wird mir bewusst, dass auch eine Reha überfordert ist, innerhalb von drei Wochen frühkindliche und jugendliche Verletzungen zu heilen.

Aber an dem Körperbild kann kreativ gearbeitet werden.

Manchmal schaffen es Physiotherapeut/-innen durch ihr begeisterndes Engagement, ein neues Verhältnis zum Körper aufzubauen – mit Humor und Musik. Vielleicht können dem Körperbild neue Farbtupfer gegeben werden. Das sind dann Sternstunden der Reha.

Gut gemacht! Selbstbestätigung am Strand

Wenn wir unsere Übungen am Meer machen, dann beendigen wir sie immer mit einem kleinen Ritual: Wir klatschen uns selbst auf beide Schultern und rufen laut: „Gut gemacht!“

Meist mündet diese aufmunternde Übung in ein Lachen ... Auch bei sonst ernsten „kopfgesteuerten“ Teilnehmern/-innen ... Ha, ha, ha ... Und da sind wir bei dem letzten Wort meiner Denkformel, welches ich bei der Licht-Liebe-Leben-Formel hinzugefügt habe: Lachen!

Man könnte auch an den Anfang noch „Leichtigkeit“ setzen: Leichtigkeit – Licht-Liebe-Leben-Lachen ...

Influencer und Entspannung

Was hat ein Influencer mit Entspannung zu tun?

Der Begriff ist abgeleitet vom lateinischen Wort: „influere = hineinfließen“. In der deutschen Übersetzung „beeinflussen“ finden wir immer das Bild des Fließens oder des Flusses.

Wenn etwas fließt, dann wissen wir aus Erfahrung, dass es physikalisch an Schwellen nicht Halt macht.

Wir wenden dieses Bild auch im zwischenmenschlichen Bereich an; im Werbegespräch oder allgemein in der Werbung sollen bestimmte Informationen in unser Gehirn fließen, ohne dass wir aktiv an der Schwelle unseres Bewusstseins einen wesentlichen Widerstand leisten. Der Vorgang der Werbung ist für uns selbstverständlich geworden und wir sind tagtäglich ihren offenen und versteckten Kampagnen ausgesetzt. Während ich diese Worte schreibe, erinnere ich mich daran, wie bei den letzten Spielen der Fußballnationalmannschaft vor Beginn der Übertragung mehrfach auf ein alkoholfreies Bier aufmerksam gemacht wurde. Die Werbung war besonders wirksam, da das Bewusstsein der Zuschauer ganz gespannt auf den Beginn des Spieles ausgerichtet war; die Wirkung der Werbung floss ohne Widerstände über die Schwelle des Bewusstseins in das Unbewusste. Wenn wir über dieses Phänomen in der Öffentlichkeit diskutieren, wird die Wirksamkeit der Fremdbeeinflussung von niemandem bestritten. Wenn wir die Frage der Selbstbeeinflussung in den Raum stellen, trifft man auf skeptische Reaktionen.

Aber genau diesen Aspekt hat Johannes Heinrich Schultz in das autogene Training eingebracht. Die Gedanken oder Formeln mit Selbstwirksamkeit bezeichnete er als „formelhafte Vorsätze". Mannschaftssportler kennen diese Selbstsuggestion: „Wir schaffen das", wenn das Spiel auf der Kippe steht. Auch hier lohnt es, der Bedeutung des Wortes „Suggestion" auf den Grund zu gehen. Suggerere ist lateinisch und heißt: unterschieben. Wir schieben unserem Geist oder unserem Denken etwas unter.

Noch anschaulicher wird es, wenn wir uns an das topische Modell von Sigmund Freud erinnern. Freud postulierte drei Bewusstseins-Schichten:

* das aktuelle Bewusstsein des Hier und Jetzt
* das Vor-Bewusstsein (Erinnerung)
* das Unbewusste

Ins Unbewusste verdrängen wir ungelöste seelische Konflikte oder Traumatisierungen. Der Verdrängungsmechanismus könnte auch als Deckel verstanden werden, welcher im täglichen Leben die traumatischen Erlebnisse vor dem Bewusstsein verschließt.

In der Tiefenentspannung ist der Zugang zum Unbewussten erleichtert. Somit kann man selbst mit formelhaften Vorsätzen dem Unbewussten etwas „unterschieben". Wenn man das selbst macht, ist das eine Autosuggestion, wenn ein Therapeut die Formeln spricht, ist das eine Heterosuggestion (gleichbedeutend mit Hypnose).

Grundsätzlich kann man die unbewusste Bewusstseinsschicht auch beim wachen Menschen erreichen, wenn die Botschaft werbepsychologisch besonders eindringlich ist. Seit 2000 wird dieser

Werbeberuf als „Influencer“ bezeichnet. Auf dem Entspannungssektor sind wir unsere eigenen Influencer; wir richten die Botschaften an uns selbst.

Die wichtigste Formel, die wir in unseren Kursen benutzt haben, heißt:

„An jedem Ort, zu jeder Zeit,
Ruhe, Mut, Gelassenheit.“
(Klaus Thomas)

Pause – wer bin ich?

Wir sind einer ständigen Beeinflussung ausgesetzt: im Freundeskreis, privat oder beruflich. Da im Alltagsleben die To-do-Liste und beruflich das Arbeitspensum abgearbeitet werden müssen, kommen wir selten zu uns selbst. Es fehlt einfach die Zeit zu fragen: Was wollen wir eigentlich und was können wir? Und was soll die Entspannung?

Immer wieder genial ist die Frage von Richard David Precht: „Wer bin ich – und wenn ja, wie viele?“

Im Klappholttal am Meer mache ich manchmal ein kleines Happening. Ich komme in den Entspannungsraum mit einer großen gerollten Wolldecke in der Hand, gehe in die Mitte des Raumes und lege die Decke auf den Boden.

Die Teilnehmer im Stuhlkreis sind mit ihren Gedanken noch ganz woanders, bei den Frühstücksgesprächen, wie das Wetter werden soll, was das Smartphone sagt.

Oh, da kommt schon wieder ein Anruf. Einige stoßen sich an, sei jetzt mal still, guck mal, was er da machen will. Was soll denn das werden?

Langsam, im Zeitlupentempo entrolle ich die Decke, mache mal kleine Pausen, schaue in die neugierig belustigten Augen der Teilnehmerrunde. Dann geht es weiter mit dem Rollen. Und da – die Decke ist fast ganz entfaltet – kommt eine bunte Kugel zum Vorschein, und dann noch eine Glaskugel und eine kleine blitzende Murmel: wie aus dem Spielzimmer der Enkelkinder. Man wundert sich belustigt. Ich sage: Das sind Dinge, die kommen in unserer Erwachsenen-Welt niemals mehr zum Vorschein; es ist alles durch die graue Alltagsdecke verborgen.

Eine große Idee der Entspannung ist die *Entfaltung* unserer Persönlichkeit, und das in jedem Lebensalter. Manchmal muss man sich zurückziehen an einen besonderen Ort, um zu sich selber zu kommen, mit dem Ziel wieder kreativ zu werden und Verborgenes zum Leben zu erwecken.

Ich sage: Gehen Sie am Strand spazieren, lassen Sie sich inspirieren durch Licht, Wellen und das Wolkenspiel am Himmel. Und es werden Ihnen Ideen kommen: Dinge, die Sie schon immer machen wollten. Schreiben Sie die kleinen Einfälle auf. In ein kleines Tagebuch.

Und ich habe eine Lektüre mitgebracht: Gedanken von dem Schweizer Schriftsteller Max Frisch, welcher sich hier auf Sylt an der Nordsee inspirieren ließ.

Tagebuch von Max Frisch, Kampen, Juli 1949

„Endlich ein Arbeitszimmer, wie man es sich wünscht: groß und licht, bequem auf eine nüchterne Art, zwei Fenster hinaus auf das Wattenmeer, viel Platz zum Gehen, Tische, wo man Papiere ausbreiten kann, Entwürfe, alte und neue, Briefe, Bücher, Muscheln und Seesterne, Ketten von trockenem Tang – ich bin schon die dritte Woche in diesem lieben Haus – und draußen flötet der Wind, Regen prasselt gegen die Scheiben, die vom Anfall des Windes zittern, Wolken jagen über das Uferlose. Man sitzt und schaut, ganz sich selber ausgesetzt. Hin und wieder kippe ich einen Steinhäger oder zwei; man

braucht das bei so viel leerem Himmel. Oder ich greif zum Feldstecher, der auf dem Sims liegt, schaue, ob jemand über die Heide stapft, ein Briefträger, ein Mensch. Das rötliche Gras, büschelweise im Winde wogend, hat das Fliehend-Bleibende von Flammen. [...] Man spürt den Raum, auch wenn man nicht hinausschaut; wenn ich lese oder an der Schreibmaschine sitze oder an dem Pültchen stehe, wie eben in diesem Augenblick, es hört ja nicht auf das Flöten des Windes, es bleibt das Gefühl, man befinde sich am Rande der Welt.“

(in: Kurt Lothar Tank:
Sylter Tagebuch, 1973)

Den richtigen Dreh finden

Im Bewegungsspiel des Menschen und seiner Muskeln geht es nicht nur um die geradlinigen Veränderungen der Beugung oder Streckung, sondern auch um spiralige Drehbewegungen.

Hier handelt es sich um ein Zusammenspiel oder eine Symphonie der Kräfte; es sind an diesen komplexen Bewegungsmustern immer mehrere Muskeln beteiligt. In der Kindheit und Jugend haben wir alle Muskelbewegungen – geradlinige, rotierende, spiralige – mit Begeisterung spielerisch betätigt. Mit zunehmenden Lebensjahren wird unser Bewegungsmuster immer einfacher und eintöniger. Wenn ich im Strandkorb auf der Sandbank in St. Peter-Ording sitze, so erfreue mich an den lebendigen Bewegungen der Kinder. Man kann so seine Bewegungsstudien machen. Kinder rennen über den Strand, bleiben plötzlich stehen, werfen sich auf den Boden, rollen auf dem Boden; dann werden sie unvermittelt ruhiger, setzen sich in den Schneidersitz, um dann spontan wieder aufzuspringen; unter fröhlichem Lachen wird gehüpft oder auf einem Bein werden Balanceübungen gemacht. Beim Ballspielen ändert sich das Bewegungsmuster, weil dann noch der Ball geworfen, gefangen oder über die Füße weitergegeben werden muss.

Wenn ich jetzt als betagter Mensch durch den Stadtpark von Harburg spaziere, dann drehe ich mich manchmal unvermittelt im Kreise oder bewege meine Arme wie Windmühlen. Das wirkt vielleicht komisch auf andere, aber es tut Leib und Seele gut. Meine Muskeln wollen das.

„Eckermann, wenn wir uns hier hinsetzen würden und würden uns anschauen, wie sich alles um uns herum dreht, dann kommt man doch nicht auf den Gedanken, dass sich die Erde um die Sonne dreht, sondern es dreht sich doch alles um uns."
(Goethe zu Eckermann, 1826)

Tja, lieber Herr Goethe: Selbst drehen oder zumindest mitdrehen …

Mitten im Leben

Für den Medizinstudenten ist das Lernen der Anatomie des Menschen eine schematische Angelegenheit, die einen nicht zu Begeisterungsstürmen hinreißen lässt.

Anders war die Vorlesung für Topographische Anatomie, die Prof. E. Wüstenfeld an der Universität Würzburg in den Post-1968er Jahren hielt.

Es war ein Spektakel, ein Schauspiel, eine Ein-Mann-Show. In einer Zeit, in der man noch keine digital-bewegten Unterrichtsmedien kannte, wurde alles live dargestellt. Die Arme wurden gehoben, der Kopf geneigt, mit den Augen gerollt, sich im Raume gedreht. Prof. Wüstenfeld lief sich warm. Sein Rumpf drehte sich nach einer Seite, der Kopf in die Gegenseite, das Standbein suchte Halt, das Spielbein war locker und leicht im Raum. Mit pädagogischen Kommentaren wurden alle Bewegungen begleitet. Prof. Wüstenfeld kam außer Atem; er bewegte sich wie ein Balletttänzer im Raum. Alles war aufeinander eingespielt: alles drehte sich, alles bewegte sich und wir bewegten uns innerlich mit. Und wir waren fasziniert von dem großen Theater.

Wir ahnten und spürten, dass die Muskelbewegungen ein Ausdruck der Lebendigkeit des Menschen sind; sie sind wie das Leben. Nein, sie sind das Leben.

Dreh-Übung

Die Innendrehung des Armes wird vom „breiten Rückenmuskel" (M. latissimus dorsi) bewirkt. Der Ursprung liegt breit, tief im Rücken an den unteren Brustwirbeln und allen Lendenwirbeln.

Der Ansatz der Muskelfasern läuft zusammen an der Körperseite nach vorn und wird wie ein „Tischtuchzipfel" unter der Achsel durchgereicht. Die Fasern umschlingen den Oberarmknochen vorne und setzen dann außen seitlich am Knochen an. (Das konnte Prof. Wüstenfeld dramatisch inszenieren.) Beim Zusammenziehen wird der Oberarmknochen nach innen gedreht.

Die beschriebene Topographie ist für unsere Körpererfahrung hilfreich; die Jacobson-Übung gelingt besser, weil wir nun eine gefühlte Anschauung haben. In der Erschlaffungsphase nach der Innendrehung können wir uns eine wohlige Wärme im breiten Rückenmuskel vorstellen.

Und außerdem: Der *große Brustmuskel* (M. pectoralis major) und Anteile des Delta-Muskels (modelliert unsere Schulter) und des inneren Schulterblattmuskels wirken bei der Drehung mit.

Und im gestreckten Arm (Rutenarm) ist auch der hintere Oberarmmuskel (Triceps) beteiligt. Alle Übenden sollten jetzt ihrer Phantasie freien Lauf lassen; im Loslassen werden sie dann eine einströmende Wärmedurchflutung vorne an der Brust und über den unteren Rücken und im Bereich der Schulterblätter fühlen und als Formeln denken: *eine Rundum-Wärme! Brust strömend warm! Brustkorb strömend warm!*

Wir können also Prinzipien des autogenen Trainings auch bei der Jacobson-Übung anwenden: *Vorstellung schafft Wirklichkeit.*

Jacobson-Innenrotation der Arme

Nehmen Sie eine bequeme Sitzhaltung ein. Es sollten die Arme frei nach unten hängen können. Wenn Sie mögen, schließen Sie nun die Augen.

* Gedanken vorbeiziehen lassen – wie Blätter im Wind.
* Nun machen Sie eine Innenschau. Lenken Sie Ihr Fühlvermögen auf beide Schultern und Arme.
* Nach dem Signal „Jetzt" beide Fäuste spannen, Arme strecken und nach unten ziehen und gleichzeitig nach innen drehen.
* 1–2 Atemzüge lang halten … und loslassen.
* Arme locker hängen lassen. Wärme in den Armen spüren und fließende Wärme auch im Rücken und Brustkorb spüren. Alles wohlig warm und locker.
* Die Übung vollendet sich in der Ruhe …

Denkformel

* An jedem Ort, zu jeder Zeit: Ruhe, Mut, Gelassenheit … (6 ×).

„Wenn du loslässt,
hast du zwei Hände frei."
(Chinesisches Sprichwort)

Atemübung VIII

Atemübungen sind immer ein Ausstieg aus der Zeit …

Ich erinnere mich an meine Kindheit. Vor meinen Augen erstehen die Elbmarschen mit den prächtigen Weiden, die als Charakterbäume die Landschaft prägten wie die Oliven den Mittelmeerraum. Der Bandreißer – ein Beruf, den es heute nur noch selten gibt – fertigte aus Weidenzweigen wunderbare elastische Körbe.

Die Anatomen haben nicht ohne Grund die elastische Hülle um die Atemorgane Brustkorb genannt. Immer wenn in der Anatomie von den Rippen, den Rippenmuskeln und Knorpeln die Rede war, dachte ich an die Weidenkörbe.

Wir machen jetzt eine kleine Atem-Meditation, bei welcher wir uns besonders auf die Bewegungen des Brustkorbs besinnen, welche ja auch – zusammen mit dem Zwerchfell – für den Anschwung der Atmung verantwortlich sind.

Machen Sie es sich im Sitzen bequem.

* Lenken Sie Ihre Beobachtung auf Ihre Atmung, auf das regelmäßige Ein- und Ausströmen der Atemluft. Das beruhigt Körper und Seele …
* Nun beobachten Sie die Bewegungen Ihres Brustkorbs. Lenken Sie das Fühlen auf den oberen Teil der Brustwand … Auch die Schlüsselbeine heben und senken sich … Ganz leicht bewegen sich auch die Schultern …
* Nun gehen Sie in den mittleren Bereich des Brustkorbs … Schwingen die Wände seitengleich? Vielleicht spüren Sie auch beim Einatmen eine leichte Bewegung nach hinten – gegen die Lehne?
* Die größten Ausschläge sind unten an den Rippenbögen zu spüren – bei genauer Wahrnehmung nicht immer symmet-

risch. Nach unten zum Bauchraum öffnet sich der Brustkorb wie ein Fächer …

* Wir spüren einen angenehmen Anschwung unserer Atmung – und ein müheloses Ausatmen …
* Alles zusammen ein *wohliges Volumengefühl* …

Ich denke bei der aktiven Erweiterung des Brustkorbs und der passiven Rückbewegung manchmal an den von außen gegebenen Anschwung, welchen wir einem Kind auf der Schaukel geben. „Bis in den Himmel", sagen sie manchmal. – Nach einer Zeit schwingt sich alles in einen optimalen Rhythmus ein. So soll es auch mit der Atmung sein.

Vielleicht können wir uns den Moment des Umschwungs von Einatmung zur Ausatmung noch ein wenig bewusster machen. Versuchen Sie nach längerer Atembeobachtung zwischen Ein- und Ausatmung innezuhalten und diesen Moment wahrzunehmen und vielleicht sogar einen Tick zu verlängern: eine kleine Atempause machen.

Vergleich

Im Folgenden ein – nicht ganz passender – Vergleich:

„Noch heute erzählt man sich immer wieder gerne die Geschichte, wie der Tänzer Vaslav Nijinski einen ungeplanten Sprung in seinen Soloauftritt einbaute – raumgreifend und riesig. Als er nach der Ausführung gefragt wurde, ob ein so hoher Sprung nicht schwierig auszuführen sei, antwortete er nur: „Oh nein. Gar nicht schwierig. Sie müssen nur hochspringen und oben eine kleine Pause machen." (Claudia Strand: Tanzbilder Bildertanz)

Der Weidenkorb

Wir wenden uns jetzt der Muskelentspannung der Brust zu. Dabei erinnern wir uns, dass die Brustwände elastisch sind wie ein Weidenkorb.

Übung – Entspannung der Brust:
Variante 1

Besonders geeignet am Morgen. Stellen Sie sich in die Mitte des Raumes, auf den Balkon oder vor die Haustür. Streichen Sie sanft längs oder kreisförmig über Ihre seitlichen Brustwände und auch vorne über Ihre Rippenbögen zur Selbstvergewisserung: Das sind meine Rippen, das ist mein Brustkorb und ich bin ich. Lassen Sie nun wieder beide Arme locker nach unten hängen.

* Lenken Sie nun Ihre Wahrnehmung auf Schultern, Rippen, Brustbein, Atmung.
* Nach dem inneren Signal „Jetzt" die Rippenmuskeln kräftig anspannen und die Brustwände nach außen spannen. Der Brustkorb erweitert sich … Weiter atmen über das Zwerchfell …
* 1–2 Atemzüge lang halten.
* Und wieder loslassen.
* Mit dem inneren Fühlen beim Brustkorb verbleiben. Spüren Sie eine angenehme Wärme?

Denkformel

* Atmung ruhig, tief, gleichmäßig (6 ×).

Übung – Entspannung der Brust: Variante 2

Einleitende Atembeobachtung. Auch die kühlende Luft an der Rachenhinterwand beim Einatmen spüren. Das Atmen hören …

* Nach dem inneren Signal „Jetzt" maximal einatmen. Volumen halten gelingt mit Verschließen der Stimmritze. Kurz halten.
* Dann loslassen und mit einem leichten, entlastenden Keuchen wieder ausatmen.
* Atembeobachtung. Weite Atemwege vorstellen und die Kühlung im Bereich der Stimmbänder.

Denkformel

* Es atmet in mir (6 ×).
* Die Formel denken und gleichzeitig fühlen: eine Mischung aus Denken und Fühlen, ein *denkfühlender Vorgang.*

Panta rhei – alles fließt

Dieser Satz von Heraklit ist besonders wichtig bei der Entspannung und bei der Atmung. Allerdings ist dieser Gedanke nicht ganz einfach anzuwenden. Halt! – Da sind wir schon in die Falle gegangen: Das Fließen können wir bei der Entspannung gar nicht anwenden oder herstellen. Im Kursus werde ich gefragt: „Wie soll ich es machen? Geben Sie mir eine genaue Anleitung, am besten schriftliche Arbeitsbögen!" Antwort von mir: „Nichts machen, gar nichts machen, einfach wirken lassen!"

„Aber ich soll doch die Übung durchführen?!"

„Ja, aber danach gar nichts machen. Alles fließen lassen … Muskeln weich werden lassen … Die Übung vollendet sich in der Ruhe.

In den Wiederholungen langsam die Entspannung wachsen lassen, allenfalls Störfaktoren – wie unbequemes Ambiente, Geräusche vermeiden."

Johannes Heinrich Schultz spricht vom „gärtnerischen Tun". Die Übungen sind eine Art des Gießens – oder des Begießens … An einer Häuserwand las ich neulich in Graffiti-Schrift: „Go with the flow".

Fermate

Die Fermate ist ein Begriff aus der Notensprache der Musik; sie bedeutet einen Halt, einen Stillstand oder Ruhepunkt im Verlauf des musikalischen Geschehens. Die Länge kann der Interpret / die Interpretin nach eigenem Belieben bestimmen.

Dieser Begriff eignet sich auch zur Charakterisierung der Pausen und Ruhepunkte bei den Entspannungsübungen.

In vielen Jacobson-Anleitungen werden Richtlinien über die Dauer der Anspannung und Entspannung gegeben. Bei den von mir beschriebenen Übungen habe ich für die Haltephase meist 1–2 Atemzüge angegeben. Das ist willkürlich und soll nur für den Anfang eine Richtschnur sein. Jacobson empfahl in seinem Buch „You must relax" eine Dauer der Anspannung von ungefähr einer Minute; die Pause zwischen den Übungen sollten mehrere Minuten sein.

Alle Übenden sind im Grunde ihre eigenen Interpreten und können ihre Haltedauer und ihre Ruhephase – also ihre Fermate – selbst bestimmen.

Es wäre schön, die Entspannungsübungen wie eine musikalische Symphonie aufzufassen. Sie erinnern sich: Am Ende einer großen musikalischen Darbietung, wenn sie richtig ans Herz gegangen ist, bleibt der Dirigent einen Moment regungslos: eine große Stille, allenfalls Blicke. Erst dann wieder Bewegung des Dirigenten, Verbeugung, Beifall.

Ein neues Ding drehen – die Außenrotation in den Schultern

„Sie trug ein sauberes Kattunkleid, und auf ihren runden Schultern ruhte leicht ein neues blaues Tuch.“
(Iwan Turgenjew: Väter und Söhne)

Wir können uns in die Schulter besser hineinfühlen, wenn wir uns vorstellen, welche Muskeln an der Außendrehung beteiligt sind.

Die äußere Gestalt der Schulter wird vornehmlich durch den Delta-Muskel modelliert. Wir erinnern uns: der griechische Buchstabe Delta stellt ein Dreieck dar; mit viel Phantasie kann man sich auch den Schulter prägenden (modellierenden) Muskel als delta-ähnlich (Deltoideus) vorstellen. Die Spitze des Deltas setzt außen an der Mitte des Oberarms an. Manchmal ist die Sehne auch entzündet.

Beim Drehen nach außen sind die hinteren – also rückwärtigen – Anteile beteiligt.

Gleichsinnig wirken kräftige Muskeln am Schulterblatt. In der Ruhephase nach der Anspannung können wir uns dann eine fließende Wärme an der hinteren Schulter und im Schulterblatt vorstellen. Dieser denkfühlende Vorgang intensiviert das Strömende in der Entspannung.

Vor Beginn der Übung versuchen Sie mal, beide Schultern mit ihren modellierenden Muskeln zu streicheln und zu ertasten. Bei der Rotation in Schultern und Armen wird eine Drehbewegung in den Unterarmen mit einbezogen.

Die beiden Unterarmknochen – Elle und Speiche – liegen normalerweise „überkreuz“ (wie ein X). Der Daumen ist sozusagen die verlängerte Speiche. Bei der Außendrehung wird die Speiche (und auch der Daumen) nach außen gedreht. Dann liegen Elle und Speiche parallel.

Jacobson-Übung:
Außenrotation der Arme in den Schultern

Nehmen Sie eine bequeme Sitzhaltung ein. Die Arme sollten ausreichend Bewegungsfreiheit haben. Lenken Sie Ihr Fühlen auf beide Schultern und Arme. Nehmen Sie wahr, wie beim Einatmen die Schulterhöhe leicht angehoben wird und wie bei der Ausatmung dieser Bereich wieder absinkt.

* Nach dem Signal „Jetzt" beide Fäuste ballen, Arme strecken und die gestreckten Arme (Rutenarme) nach außen drehen.
* 1–2 Atemzüge lang halten.
* Und wieder loslassen.
* Anschließend eine Wärme in den beiden Armen und Schultern wahrnehmen. Wohlige Wärme im Bereich der Schulterblätter und auch eine sich ausbreitende Wärme im oberen Rücken spüren. Sich hineinfühlen. Unterarme strömend warm. Arme und Schultern hängen lassen.
* Die Übung vollendet sich in der Ruhe …

Denkformel

* An jedem Ort, zu jeder Zeit:
  Ruhe, Mut, Gelassenheit (6 ×).

Der Arm – über die Entspannung hinaus

Der Arm ist nicht nur Medium der Entspannung, sondern auch eine besondere Körperlandschaft im Rahmen unserer Leib-Seele-Einheit. Bei jeder Handlung steht unbewusst im Hintergrund die Idee von der freien Verfügbarkeit unserer Arme und Hände, von der Autonomie des Menschen.

Ich mache gerne solche ausschweifenden Gedankenausflüge. Da haben die Dichter und Schriftsteller es leichter: denn aus allem, was sie schreiben, spricht der Mensch und manchmal auch das romantische Gefühl:

„Ich sehe wieder diesen schönen nackten Arm, ganz weiß im Mondlicht eines Gartens aus dem Schwarz der offenen Flügeltür sich mir entgegen heben; er war so weiß und kühl im Licht des Monds, dass ich erschrak, als er warm war. Und alles war so still. […]

Die warme weiße Hand tastete nach mir und zog mich hinein ins Dunkel stummer Küsse.
Ewig bist du, schöner Arm!“

(Rudolf G. Binding:
Erlebtes Leben)

Thomas Mann beschreibt im Zauberberg eine Szene, in welcher der Rücken, die Schultern, die Hände und der Brustkorb beschrieben werden:

„Da Frau Chauchat gewohnheitsmäßig verspätet zu Tische kam, so legte er es darauf an, ebenfalls zu spät zu kommen, um ihr unterwegs zu begegnen. […]

Auf diesem Wege, den Korridor entlang, von einer Treppe zur anderen, bot sozusagen jeder Schritt eine Chance, denn jeden Augenblick konnte die bewusste Tür sich öffnen – und das tat sie wiederholt: krachend fiel sie hinter Frau Chauchat zu. […] Dann ging sie vor ihm her und stützte das Haar mit der Hand, oder Hans Castorp ging vor ihr her und fühlte ihren Blick in seinem Rücken, wobei er ein Reißen in den Gliedern sowie ein Ameisenlaufen den Rücken hinunter verspürte, in dem Wunsche aber, sich vor ihr aufzuspielen, so tat, als wisse er nichts von ihr und führe sein Eigenleben in kräftiger Unabhängigkeit – die Hände in die Rocktaschen grub und ganz unnötigerweise die Schultern rollte oder sich heftig räusperte und sich dabei mit der Faust vor die Brust schlug – alles, um seine Unbefangenheit zu bekunden."

Das Spiel der Muskeln vermittelt unsere Körpersprache. Dabei geht es nicht nur um die mimische Muskulatur des Gesichts, die Muskeln des ganzen Körpers sind zu einem mimischen Ausdruck fähig. Wir erinnern uns: Der Mime (griech.) ist der Schauspieler. Tagtäglich schauspielern wir unseren Mitmenschen – bewusst und unbewusst – etwas vor.

Was sagt uns der französische Philosoph Michel de Montaigne (1533–1592)?

„Und noch das Schweigen hat seine Sprache. Es kann bitten und sich verständlich machen.

Und mit den Händen?

Wir fordern, wir versprechen, rufen, verabschieden, drohen, bitten, flehen, verneinen, verweigern, fragen, bewundern, zählen, bekennen, bereuen, fürchten, schämen uns, zweifeln, belehren, befehlen, reizen, ermuntern, schwören, bezeugen, beschuldigen, verdammen, verzeihen, beschimpfen, erachten, trotzen, zürnen, schmeicheln, loben, segnen, demütigen, spotten, versöhnen, empfehlen, lobpreisen, jubeln, frohlocken, beklagen, betrüben, grämen uns, verzweifeln, staunen, schreien, schweigen.

Mit dem Kopfe?

Wir rufen und weisen ab, bekennen, leugnen, bestreiten, begrüßen, ehren, verehren, verachten, fordern, verweigern, erfreuen, klagen, streicheln, schelten, unterwerfen uns, trotzen, ermahnen, drohen, versichern, fragen.

Was mit den Augenbrauen?

Was mit den Schultern?

Da ist keine Bewegung, die nicht spricht, in einer Sprache, die man ohne Unterricht versteht und die allgemein verständlich ist: Woraus, wenn man die Verschiedenheit und den unterschiedlichen Gebrauch der anderen Sprache betrachtet, folgt, dass diese viel eher der menschlichen Natur gemäß sein muss …"

(Mathias Greffrath:
Montaigne heute)

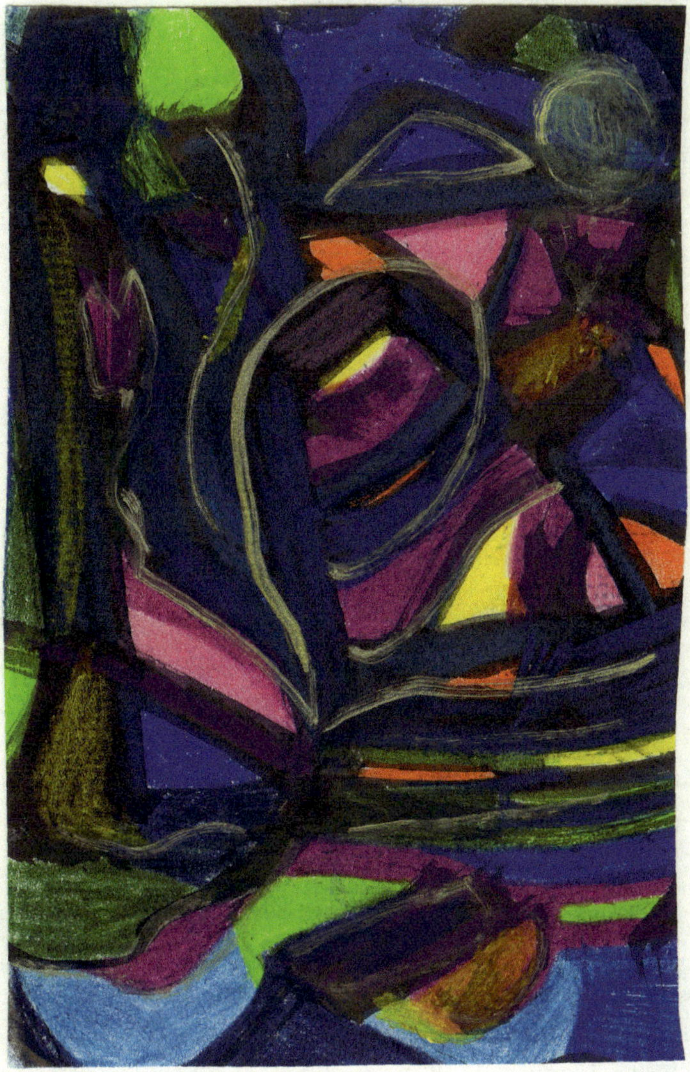

Übung: entspannter Rücken

Das Zusammenspiel der Rücken-Brustkorb-Übungen:
* Bewusste maximale Brustkorberweiterung
* Kinn auf die Brust / Nacken strecken
* Schultern heben
* Schultern nach unten
* Schultern nach vorne
* Schultern nach unten
* Schulter-Arm-Drehung

Denkformel

Brustkorb / Rücken strömend warm.

Rückwärts gewandt

Unseren eigenen Rücken können wir nicht sehen. Vielleicht verkennen wir deshalb, dass wir ihn unbewusst auch als Ausdrucksmittel benutzen. Da ist kein Körperteil, welcher nicht spricht, bemerkte Montaigne. Manchmal wenden wir in einer Tischgesellschaft unserem Nachbarn oder unserer Nachbarin den Rücken zu. Vielleicht machen wir das gezielt oder auch unbewusst. In anderen Fällen drehen wir nur eine Schulter von benachbarten Menschen weg. In Situationen der Anspannung heben wir beide Schultern und machen manchmal einen leichten Buckel – eine Art Abwehrreaktion im Sinne: Komme mir nicht zu nahe! Bei Badenden am Strand wird uns der unbedeckte Rücken präsentiert; wir werden ungewollt mit der

Sprache des Rückens konfrontiert. Auch Künstler wählen als Motiv den unbedeckten Rücken.

In diesem Zusammenhang verweise ich auf ein eindrucksvolles Rückenbild, welches von Henri de Toulouse-Lautrec gemalt wurde. Es hängt im Louvre in Paris. Dargestellt ist eine sitzende Frau, die dem Betrachter den freien Rücken zugewendet hat („Die Toilette", 1896, Ölbild).

Auch für Ärzte kann das Bild des Rückens ein diagnostischer Hinweis sein. Wenn sich an der Haut zahlreiche symmetrische Falten bilden, die konvex nach unten gerichtet sind, sollte man an Osteoporose und / oder eine allgemeine Bindegewebsschwäche denken. Dieses Zeichen nennt man „Tannenbaumphänomen".

„Verstehen kann man das Leben nur rückwärts.
Leben kann man es nur vorwärts."
(Søren Kierkegaard, 1813–1855)

Unterschiede im Halten und Berühren – ein Fingerspitzengefühl

Eine Entspannungsmethode ist logischerweise auf das Ergebnis der Übung – also auf den Entspannungszustand – ausgerichtet. Die Jacobson-Methode beginnt mit dem Gegenteil – nämlich der Anspannung der Muskeln.

Wir sollten diesen Teil der Übung auch wertschätzen. Die Muskeln – als Wunderwerk der Natur – sind auf unterschiedlichste Kraftanstrengungen ausgerichtet. Im täglichen Leben vergessen wir diese Fähigkeit mehr und mehr, insbesondere, wenn wir Apparate bedienen. Das Auto springt mit einem Druck auf den Anlasser an; es springt nicht wenig oder mittelgradig an, sondern der Motor ist voll da. Wenn wir unseren PC bedienen, genügt ein Mausklick. Bei Facebook konnte man lange Zeit nur „liken". Das führte zu einer undifferenzierten Reaktion, weil sie einem Alles-oder-Nichts-Gesetz entsprang. Heute gibt es mehr Auswahlmöglichkeiten zum Bewerten der Posts, aber sie sind immer noch sehr sprunghaft und tun der Bewertung Zwang an. Hat das eine Wirkung auf unsere Psyche und den Umgang mit unseren Mitmenschen? Gibt es nur „bombiges" Wetter oder „Mistwetter"? Nein, wir erleben wunderbare milde Herbsttage, „die Luft steht still, als atmete sie kaum" (Hebbel), hinter den Wolken lugt die Sonne hervor und lässt die Herbstblätter der Bäume golden erstrahlen. Nun, das sagt man wohl nicht zu seinem Mitmenschen, weil es abgehoben klingt. Aber herrliche mildfeuchte Luft bei verstecktem Sonnenschein kann man schon mitteilen.

Und nun zur Übung „Fingerspitzengefühl"

Mit geöffneten Augen spreizen Sie die Finger Ihrer Hände und drücken die Fingerbeeren gegeneinander; und wieder loslassen.

* Dann mit geschlossenen Augen – zunächst Ihre innere Aufmerksamkeit auf die Hände lenken, sich die Hände denkfühlend vorstellen.
* Nach dem inneren Signal „Jetzt" beide Hände heben und die Fingerbeeren maximal gegeneinanderhalten.
* 2–3 lang die Atemzyklen halten.
* Und wieder loslassen.
* Hände ruhen aus. Nachwirkung spüren.
* Wiederholung der Übung mit 50 % Kraftaufwand im Vergleich zur Anfangsübung.
* Wiederholung der Übung mit 25 % Kraftaufwand im Vergleich zur Anfangsübung
* Wiederholung der Übung ohne Kraftaufwand – nur mit minimalem Touchieren der Haut im Bereich der Fingerbeeren. Nicht alle Fingerbeeren sind gleichzeitig in Kontakt.

Denkformel

Ich handle ruhig und mit Gefühl.

Plakat

Auf dem Gelände des Universitätskrankenhauses Hamburg-Eppendorf sah ich an einer Häuserwand ein riesengroßes Plakat mit der folgenden Aufschrift:

Fingerspitzengefühl

Ohne geht's nicht
Mein Job ist anspruchsvoll
Und ich bewirke viel.

(Mathias George,
Gesundheits- und Kinderkrankenpfleger im UKE)

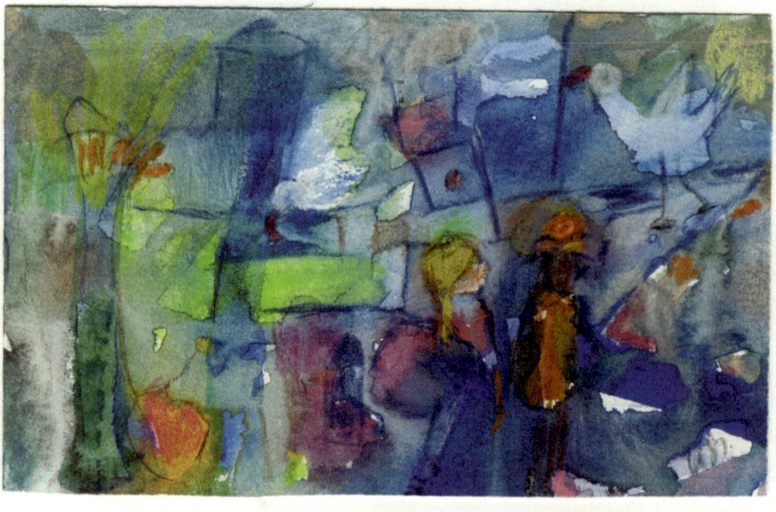

Mit gefühlvollem Anschlag

Als ich als Jugendlicher mit dem Fahrrad zum Klavierunterricht fuhr, dachte ich manches Mal, wie soll ich bloß die Stunde überstehen, weil wieder nicht ausreichend – oder gar nicht geübt. Erwartungsvoll öffnete mir meine Klavierlehrerin – eine rüstige über 70erin – die Gartenpforte. Energisch schritt sie voran auf dem kleinen Gartenweg zu ihrem verwunschenen Häuschen, aus dem einem schon ein musikalischer Duft entgegenschlug. Nach dem Betreten des Hauses spürte ich eine innere Nervosität und Verkrampfung und dachte, wie überstehst du nur die Stunde? Wir beide setzten uns vor den Flügel; mehrmals fielen Teile der Noten auf den Boden. Ich spielte dann die Träumerei von Schumann. Ich spielte und spielte, verspielte mich, nahm neuen Anlauf, atmete schwer. Schließlich hatte ich es geschafft. Meine Lehrerin sagte: „Du hast wieder nicht geübt, wie soll das noch werden?" Und dann überraschend: „Der Anschlag war in Ordnung – die vielen falschen Töne waren sogar mit Gefühl gespielt." – Diese kleine Anekdote habe ich zur Überleitung auf Worte des großen Klavierbegleiters Gerald Moore gewählt. In seiner Autobiographie: „Bin ich zu laut" („Am I too loud") beschreibt er die kompositorische Differenzierung in der Musik und ihre Ausgestaltungsmöglichkeiten durch den Interpreten.

„Dynamisch ist dieses kleine Vorspiel durchweg pianissimo, aber innerhalb dieses Pianissimos muss ein leichtes Ansteigen oder Anschwellen und ein darauffolgendes Absinken des Tons zu hören sein. Es ist ein Bogen – steigend und fallend; es ist der sanfteste aller Bogen, in dem sich ein Akkord dem anderen anschließt. So beschränkt ist der Raum, so gering der Unterschied zwischen dem leisesten und dem am wenigsten leisen Ton, dass alles verdorben ist, wenn der höchste Punkt des Bogens nur um einen Bruchteil überschritten wird. Wenn auch jeder der Akkorde seinem Nachbarn verwandt oder verbunden ist, hat doch jeder ein anderes Gewicht und der Unterschied beträgt nicht

mehr als eine Feder. Man muss sich beim Üben des Liedes selber sehr kritisch zuhören. Man experimentiert. Man spielt so, dass man jedem Akkord einen gleichmäßigen und sanften Druck verleiht und der Ton weder steigt noch fällt – alles pianissimo. Dann versucht man das kaum merkbare crescendo und diminuendo zu machen, das in Wirklichkeit nötig ist, um dieser Phrase Form und Sinn zu verleihen …" (Gerald Moore).

So ähnlich ist es auch mit unserem Bemühen um Entspannung. Wir müssen im Laufe der Zeit ein Gefühl für die dynamischen Unterschiede des Haltens und des Loslassens entwickeln. Dabei werden wir feststellen, dass im täglichen Leben Muskelspannungen in den aktiven Partien des Körpers ablaufen, aber gleichzeitig auch die nicht zur Bewegung notwendigen Partien verkrampft sind. Das ist der typische Stress-Effekt, welcher unökonomisch ist. Man sollte sich beim Üben kritisch zuhören, wie es Gerald Moore formuliert. Ich meine, mit etwas Achtsamkeit wird es uns auch gelingen, Unterschiede des Spannungs- oder Entspannungszustands *gleichzeitig* in verschiedenen Körperlandschaften zu fühlen: z. B. Schultern ganz entspannt, aber Mundpartie immer noch verkrampft.

Gerald Moore sagt auch: „Man experimentiert." Für die Entspannung und Körpererfahrung würde ich es etwas anders ausdrücken: Wir sind kreativ mit uns und unserem Körper. Das ist ein Aspekt von Entspannung und Gesundheitslehre. Lehre?

„Ich lehre nicht, ich erzähle."
(Michel de Montaigne,
1533–1592)

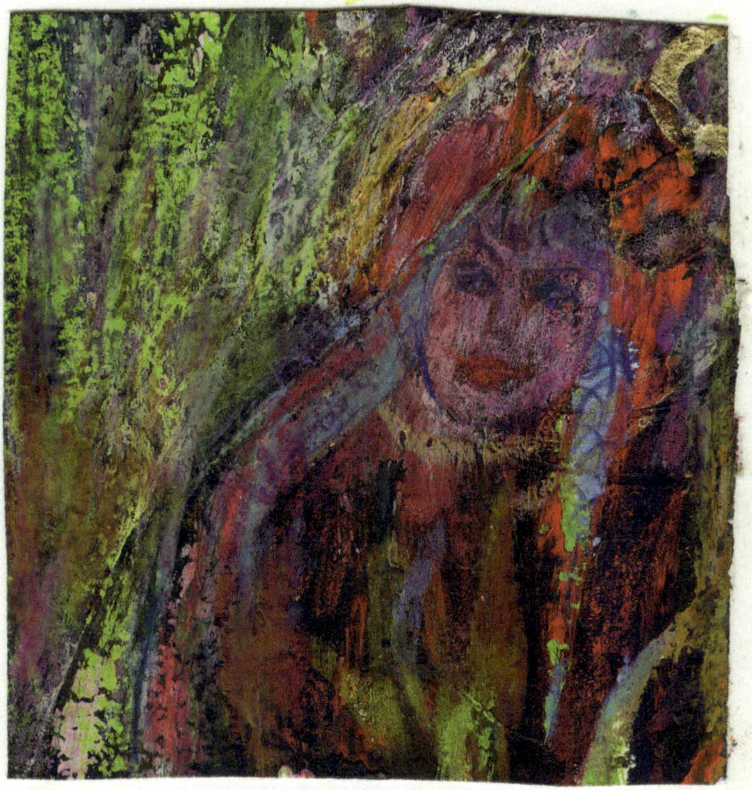

Biographisches

Als ich 1969 nach meinem Vorphysikum mit dem Präparierkurs der Anatomie begann, kamen mir Zweifel, ob die Medizin das Richtige für mich sei. Ich war grüblerisch, studierte weiter und kam zu keinem Ergebnis. Da erlitt ich eine schwere eitrige Halsentzündung. Der Arzt machte in meinem Studentenheim einen Hausbesuch. Ich erhielt das Sulfonamid Durenat®. Mitstudenten versorgten mich mit Essen. Ich erinnere auch, dass sie sagten, ich solle mich nicht so hängen lassen. Das erzwungene Kranksein durch die Infektion führte zu einer ausreichenden Zeit zur Reflexion in der Krise. Das griechische Wort Krisis bedeutet Höhepunkt, aber auch Umkehrpunkt. Nach der Gesundung war für mich klar: Ich mache weiter im Anatomie-Kurs. Und ich habe es nie bereut.

Einheitliche Zweiheit

Der Neurologe und Psychosomatiker Viktor von Weizsäcker (1886–1957) beschäftigte sich mit dem Verhältnis von organischen und funktionellen Krankheiten, insbesondere auf neurologischem Gebiet. Über Halsentzündungen hat er natürlich als Neurologe nichts geschrieben; ich versuche hier nur eine Analogie herzustellen (wenn es denn formal erlaubt wäre).

„*… die Prosopoplegie (sogenannte rheumatische Gesichtslähmung) ist organisch. Aber deren Begünstigung, Auslösung durch seelische Erschütterungen und Spannungen steht für mich außer Zweifel. Warum sträuben sich eigentlich manche Leute gegen diese Ansicht?*

Körper und Seele sind doch eine einheitliche Zweiheit.“ (in: Viktor von Weizsäcker: Warum wird man krank? Ein Lesebuch).

Mit der Formulierung des Begriffs der „einheitlichen Zweiheit“ versucht Viktor von Weizsäcker, auf das traditionelle Denken der Dualität von Körper und Psyche einzugehen; er betont aber gleichzeitig das „Einheitliche“: die gegenseitige Durchdringung von Körper und Seele.

Wie können wir uns diese „Vernetzung“ vorstellen?

Im Folgenden ein kleines Beispiel aus der Praxis. Wenn im äußeren Gehörgang eine chronische (allergische?) Entzündung vorliegt, dann ist sie vordergründig organisch und wird mit Cortison behandelt. Bei weiterem Nachdenken – warum ich? warum zum jetzigen Zeitpunkt? – wird offenkundig, dass die Erkrankung in einer besonderen Lebenssituation aufgetreten ist. Der / die Patient/-in ist möglicherweise beruflich überlastet; und der soziale Konflikt findet symbolisch seinen Ausdruck in der Redensart: „Ich kann das nicht mehr hören“. So könnte es sein; einen Beweis gibt es nicht.

Diese Nachdenklichkeit über die Medizin hat bei Viktor von Weizsäcker philosophische Anklänge. Sie wird von ihm als „Pathosophie“ bezeichnet.

Die moderne Medizin ist an objektiv nachweisbaren Daten orientiert. Die molekularbiologische Forschung ist in der Lage, uns viele Krankheitsursachen zu erklären. Auch bei den Covid-19-Krankheitsverläufen schienen genetische Prädispositionen eine Rolle zu spielen (Deutsches Ärzteblatt 8 / 22).

Psychologische Auslöser sind dagegen schwierig zu objektivieren. Vielleicht spielt auch das Verhältnis von Krankheitsfaktoren zueinander – ihre Konstellation – in einem bestimmten Lebensabschnitt eine besondere Rolle. Der Zugang zu diesen Überlegungen ist spekulativ. Aber wenn wir körperorientierte Übungen machen, werden immer wieder Fragen aufkommen – nach dem Verhältnis von Körper, Psyche und Lebenssituation (und individueller Biographie).

Überall

... beim Jacobson üben
auf den Körper achten –
ihn fühlen –,
denkfühlend bei ihm sein –,
darüber nachdenken –,
ganzheitliches Denken üben –,
sich fühlen –,
in Raum und Zeit sein –,
in der Welt sein –,
sinnieren –,
philosophieren ...

(Eckhart Stahmer)

„Man muss die Philosophie in die Medizin
und die Medizin in die Philosophie tragen."
(Hippokrates)

Morgenritual

(Laut lesen!)

Sozusagen grundlos vergnügt

Ich freu mich, dass am Himmel Wolken ziehen
Und dass es regnet, hagelt, friert und schneit.
Ich freu mich auch zur grünen Jahreszeit,
Wenn Heckenrosen und Holunder blühen.

Dass Amseln flöten und dass Immen summen,
Dass Mücken stechen und dass Brummer brummen.
Dass rote Luftballons ins Blaue steigen.
Dass Spatzen schwatzen. Und dass Fische schweigen.

Ich freu mich, dass der Mond am Himmel steht
Und dass die Sonne täglich neu aufgeht.
Dass Herbst dem Sommer folgt und Lenz dem Winter,
Gefällt mir wohl. Da steckt ein Sinn dahinter,
Wenn auch die Neunmalklugen ihn nicht sehen.

Man kann nicht alles mit dem Kopf verstehn!
Ich freue mich. Das ist des Lebens Sinn.
Ich freue mich vor allem, dass ich bin.

In mir ist alles aufgeräumt und heiter:
Die Diele blitzt, das Feuer ist geschürt.
An solchen Tagen erklettert man die Leiter,
Die von der Erde in den Himmel führt.
Da kann der Mensch, wie es ihm vorgeschrieben,
– Weil er sich selber liebt – den Nächsten lieben.

Ich freue mich, dass ich mich an das Schöne
Und an das Wunder niemals ganz gewöhne.
Dass alles so erstaunlich bleibt, und neu!

Ich freu mich, dass ich ...
Dass ich mich freu.

(Mascha Kaléko)

Mit Freude atmen am Morgen

Stellen Sie sich in die Mitte des Raumes – oder vor die Haustür oder auf die Terrasse – in lockerem Stand, Beine hüftbreit auseinander, Knie ganz leicht gebeugt, Wirbelsäule und Kopf ausbalancieren ... Locker bewegen in allen Richtungen ...

* Dann: Die innere Wahrnehmung auf die Atmung im oberen Brustkorb lenken – spüren, wie der obere Brustkorb sich bewegt ... Wie sich die Schultern leicht bewegen – und die Schlüsselbeine – und das Brustbein sich hebt und senkt – im Rhythmus der Atmung ... Spüren der Atembewegungen im mittleren Brustkorb ... Atemluft ruhig fließen lassen.
* Das innere Fühlvermögen auf das untere Drittel des Brustkorbs lenken ... Die Bewegungen nach allen Seiten spüren und genau beobachten – und fließen lassen ...

Musik: Pavane Op. 50 (Gabriel Fauré).

Die Kathedrale

Sich vorstellen, dass der Brustkorb und die Achseln durchlässig sind für Ihre Atemluft (Hiltrud Lodes). Sich den Brustkorb als Kathedrale vorstellen ... In diesem Sinne sind jetzt Ihre Brustkorbwände durchlässige Begrenzungen: wie die geöffneten Kirchenfenster der Kathedrale ...

Achsel-Übung

Beim Einatmen Achsel und gebeugten Ellenbogen heben: Luft strömt ein – Vorstellung durch den Brustkorb, durch die erweiterte Achselhöhle.

* Ausatmen: Achsel senken und Luft strömt aus.
* Üben auf beiden Seiten ... Mehrmals.
* Beim Einatmen Achsel und gebeugten Ellenbogen heben: Luft und Licht strömt ein durch den Brustkorb und die „erleuchtete" Achselhöhle.
* Beim Ausatmen Achsel sinken lassen: Luft und Licht strömt aus.
* Wiederholung auf beiden Seiten ... Mehrmals.
* Die Übung ist auch im Sitzen empfehlenswert: z. B. nach längerer Arbeit am PC.

Denkformel

* Der Brustkorb erstrahlt in Helligkeit,
  Weite und Freiheit.

Sonnenaufgang in Chartres

Ich hatte die besondere Gelegenheit, in der Kathedrale von Chartres zu erleben, wie der Tag erwacht. Wir waren eine kleine Gruppe. Vom Küster wurde uns in einer kleinen Gruppe – noch im Halbdunkel der Frühe – die Kirchentür aufgeschlossen. Erwartungsvoll mit einem feierlichen Gefühl betraten wir langsam und etwas scheu den großen sakralen Raum. Wir versuchten leise zu sein, doch unsere Schritte hallten deutlich wider von den weiten und hohen Wänden der Kathedrale. Ehrfürchtig schauten wir uns um; wir versuchten, den Raum zu erfassen: Wir konnten die Kirchenschiffe erkennen und erahnten die berühmten Fensterbilder und die große Rosette über der Eingangstür. Dann trafen die ersten Sonnenstrahlen auf die Fenster, welche in einem besonderen Licht aufblitzten. Man hatte das Gefühl, dass die Helligkeit aus der Farbe der Bilder erstand, dass in dem Glas „Licht angemacht“ wurde. Je heller der Raum wurde, umso deutlicher konnten wir erkennen, dass das Kirchengestühl zur Seite geschafft war, um uns das berühmte Platten-Labyrinth im Hauptschiff zugänglich zu machen. Wir konnten das Labyrinth begehen und es entwickelte sich eine Nachdenklichkeit über seine symbolhafte Aussage. Sicherlich ist unter vielen Interpretationen auch die Vorstellung eines Erlösungsweges in Betracht zu ziehen …

Das Erlebnis des erwachenden Tages ist mir immer in Erinnerung geblieben. Auch bei unseren Entspannungsübungen im Klappholttal am Meer spielten die Morgenübungen immer eine besondere Rolle.

Seit einigen Jahren gibt es im Klappholttal auch ein Labyrinth im Freien – nach kretischem Vorbild. Wir begehen gerne achtsam dieses Labyrinth und ergänzen es mit einem kleinen Ritual: Im Zentrum legt jeder von uns einen Stein ab.

Wir hatten vorher verabredet, dass die Teilnehmer/-innen am Meeresstrand jede/-r für sich einen besonderen Stein suchen und ihn dann für die nächsten Tage aufbewahren. Mit dem Stein sollte dann individuell symbolisch ein Gegenstand oder ein Konflikt verbunden werden, welchen man gern loswerden oder loslassen wollte. Das ist ein innerer Prozess, mit welchem man sich über Tage beschäftigen sollte.

Am Ende unseres Kurses betraten wir nacheinander das Labyrinth und legten unsere Steine am Ziel ab.

Es ging also wieder um unser Leitthema oder Leitmotiv: festhalten oder loslassen!

Halten und Loslassen – ein Labyrinth

„Solche Gesichter besitzen etwas ruhevoll Angespanntes."
(Mariam Kühsel-Hussaini)

Die Jacobson-Übungen wirken durch ihre Klarheit und Eindeutigkeit. Die erste Phase ist Anspannen – dann kommt Loslassen: einfach, plausibel; niemand kommt durcheinander.

Anders ist es im täglichen Leben, wenn wir diese Prinzipien in Bezug auf unser Verhalten überdenken: also wenn das Psychische hinzukommt.

Relativ einfach ist das Anspannen oder Halten im sportlichen Fitness-Bereich. Der gesellschaftliche Trend drängt uns zur Bewegung: wir werden quasi mobilisiert. Ob wir nun immer die richtigen Muskeln anspannen? Hier gibt es sicherlich unterschiedliche Meinungen. Vielleicht wird das Drehmoment und die Feinmotorik vernachlässigt. Eine sinnvolle Ergänzung wäre wohl das Tanzen, das auch auf unsere Stimmung wirkt.

Im übertragenen Sinne ist Aktivität, Anspannen und Halten untrennbar mit Leistung und Kreativität verbunden. Das Verfolgen von Ideen und Zielen ist spannend und erfordert Einsatz. Und wenn wir eine Begeisterung für eine Sache spüren, vergessen wir jede Form von Anstrengung. Es entsteht eine Leichtigkeit bei der

Arbeit. Das würde uns Pablo Picasso bestätigen, welchen wir schon am Anfang zitiert haben. Neben der Aktivität ist auch das Festhalten an Zielen von Bedeutung. Im Laufe unseres Lebens sollten wir diesen Lebenskurs immer wieder hinterfragen. Vielleicht geht das am besten, wenn wir uns gelegentlich aus der Routine des Alltags zurückziehen – ans Meer oder in die Berge. Eine Variante des Labyrinths – der Irrgarten – weist auch *Sackgassen* auf. Die Frage, ob wir irgendwie an unsere Grenzen stoßen oder uns immer wiederholen, ist im persönlichen Bereich oder in unserer Arbeitswelt nicht einfach zu beantworten.

Gerade auch im modernen Berufsbereich ist häufig das „prozessuale" Denken vordergründig; viel häufiger müssten sich alle Beteiligten (und unsere Gesellschaft) das „Wieso-weshalb-warum" fragen.

Nicht vom Vorgang her sind wir in einer Sackgasse, sondern von der Frage des Sinns her.

Im persönlichen Bereich ist das Halten symbolisch zu verstehen im Sinne eines „Zu-dem-Mitmenschen-Halten", auch eines „Zu-ihm-Stehen". Das Halten ist ambivalent verbunden mit dem Gefühl des Gehaltenwerdens. Es ist ein frühkindliches Gefühl der Geborgenheit, welches der englische Kinderpsychoanalytiker Winnicott als „Holding" bezeichnet. Die Einstellung zu diesen Verhaltensweisen ändert sich in unseren Lebensphasen und muss immer wieder neu durchdacht werden.

Ein Entspannungskurs im Sinne eines „Retreats" kann hilfreich sein. Manches hört sich kompliziert an. Es soll eigentlich nur bedeuten: Mal darüber nachdenken …

Loslassen – ein geistiger Vorgang

Das Loslassen ist gedanklich einfach – die tatsächliche Durchführung ist aber schwierig. Wir neigen eher zu einem „Loslassen ohne loszulassen". Das körperliche Loslassen wird mit der Jacobson-Methode klar und unmissverständlich demonstriert. Manchmal sind kleine Widerstände beim körperlichen Loslassen zu beobachten.

Wenn ich das Signal gebe: rechte Hand zur Faust ballen und „Jetzt" loslassen, dann beobachtet man manchmal in der Runde einige Probanden, bei denen die Hand nicht ganz locker auf der Unterlage liegt. Manchmal gebe ich den Zusatzhinweis: Bitte „in echt" loslassen.

Wenn wir uns die Frage stellen, was wir denn im übertragenen Sinne loslassen könnten, stehen wir vor einem chaotischen Überangebot von Marktangeboten, welche alle Bereiche des Lebens betrifft: Unterhaltung, Informationen, Fitness, Gesundheit, Reisen, Bildungsangebote, Komfort-Angebote für Wohnen und Mobilität, Supermärkte. Bei genauerem Hinsehen fühlen wir uns geblendet; wir sehen gar nichts mehr; alles blinkt, bewegt sich oder wird von einem Lächeln überstrahlt. Es flimmert, schwankt und wankt. Oh, ist das die Aura meiner beginnenden Migräne? Nein wir haben eine chronische Gesellschafts-Migräne: Alles brummt, zerspringt, ist in Spannung. Und Hören? Bei genauerem Hinhören stellen wir fest, da ist ein permanentes Hintergrundrauschen – in unseren Ohren oder außerhalb? Ein eigener oder ein „gesellschaftlicher Tinnitus"? Können wir noch schmecken? Alles fade oder alles Chili? Was kann uns helfen? Wie können wir eine gewisse Ordnung oder Übersicht in die Dinge bekommen? Was ist für uns wichtig? Da hilft immer wieder Entspannung: dann kommen wir auf einen Weg, uns selbst zu spüren und unsere Bedürfnisse zu erkennen. Und immer wieder sich ausklinken aus dem Trubel. Am Meer spazieren gehen – auf der einsamen Sandbank in St. Peter-Ording: Atmen, das Meer schmecken und hören. Wir werden möglicherweise erkennen, dass das Loslassen auch ein eigenbiographischer Vorgang ist, der vermischt ist mit Erinnerungen, Assoziationen und einem unbewussten „Haben-Wollen". Das Anstreben eines materiellen Wohlstands könnte der andauernde Versuch sein, Entbehrungen in der Kindheit zu kompensieren. Man tut sich etwas Gutes – man heilt das ganze Le-

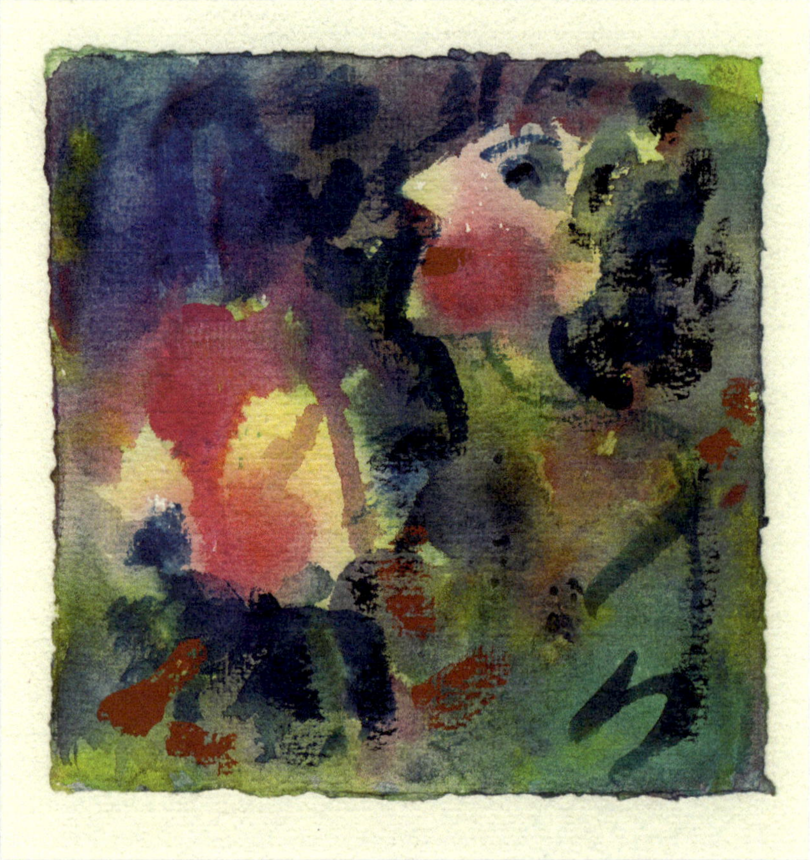

ben lang seine erlittenen seelischen Wunden. Wenn ich sagen würde: „Dann lass doch los", ist das eben nicht einfach. Es gilt zunächst, Zusammenhänge und Motive zu hinterfragen. Seit der Antike steht die Frage nach dem „einfachen Leben" im Raum. Viele fragen sich in der Mitte des Lebens, ob der Rhythmus der Leistungsgesellschaft unverändert weitergeführt werden sollte. Über allem steht die Frage von „Haben oder Sein" (Erich Fromm). Soll man ein alternatives Leben beginnen? Was könnte man gewinnen oder verlieren beim Loslassen des gewohnten Komforts?

Gerne wird in diesem Zusammenhang auch der Begriff der Freiheit angeführt; verführerisch ist der Gedanke, frei zu sein von den beengenden Dingen. Dagegen ist zu sagen, dass gewisser Wohlstand auch Handlungsspielraum und Sicherheit sein kann in Lebenskrisen, also auch gewisse Freiheiten garantiert oder neue Freiheiten ermöglicht.

Auf den ersten Blick erscheint das Loslassen von Gegenständen im Haushalt nicht so schwierig. Man denke an Porzellane, Vasen, Möbelstücke oder auch Bücher.

Ich habe eine Vase von meiner Großmutter geerbt. Meine Großmutter hat darin Süßigkeiten aufbewahrt. Durch Zufall habe ich diesen Gegenstand geerbt und er hat viele Umzüge überstanden. Aufgrund der Erinnerung, welche an diesen Gegenstand gebunden ist, möchte ich ihn nicht „aus der Hand" geben. Ähnlich sieht es mit dem Bücherschrank aus. Viele Bücher sind gelesen, könnten eigentlich aus dem Hause gegeben werden. Die junge Generation sieht das problemlos; sie erwirbt in erster Linie E-Books, die gerade auf Reisen einen Vorteil bieten, weil sie ohne Gewicht sind und keinen Raum einnehmen. Was ist das Reizvolle an den realen Büchern? Häufig weiß man, welches Buch an einem bestimmten Platz im Bücherschrank steht. Der Buchrücken hat einen Erinnerungswert; manchmal ist das Dekor vertraut aus früher Kindheit bei Eltern oder Verwandten. Viele Titel sind repräsentativ für das Leseinteresse einer bestimmten Zeitepoche.

Ich habe in Erinnerung: das Taschenbuch „Die Pest“ von Albert Camus mit gelbem Cover und schwarzer expressiver Farbschrift quer über das ganze Deckblatt (1965). Jetzt in Corona-Zeiten nehme ich es wieder in die Hand und fühle mich motiviert, es erneut zu lesen. Die Bücher im Bücherschrank sind keine leblose digitale Ablage; nein, sie sprechen mit dem Menschen und regen ihn zum Lesen und Nachdenken an. Das Gespräch vertieft sich, wenn wir das Buch in die Hand nehmen, das Gewicht spüren, das Schriftbild sehen, der Vorgang des Umblätterns und des Zurückblätterns – und ohne uns zu versehen, sind wir vertieft in Seiten, über die wir in der Jugend „hinweggelesen“ haben, weil es ja nur Landschaftsbeschreibungen waren.

Fazit: Das Loslassen hat viele Seiten. Wir spüren die eindeutige Frage, die an uns gestellt wird. Aber wir können häufig nur zwiespältig antworten – vielleicht nur mit einem „Jein“. Also einem *Loslassen, ohne loszulassen,* oder einem *Halten, ohne festzuhalten.*

Auf dem Weg der schwierigen Entscheidungen sind die Jacobson-Übungen mit ihrem klaren Konzept – dem Spannen und Entspannen – ein hilfreiches Modell.

„Es ist nicht schwer zu komponieren.
Aber es ist fabelhaft schwer,
die überflüssigen Noten unter den Tisch fallen zulassen.“
(Johannes Brahms,
1833–1897)

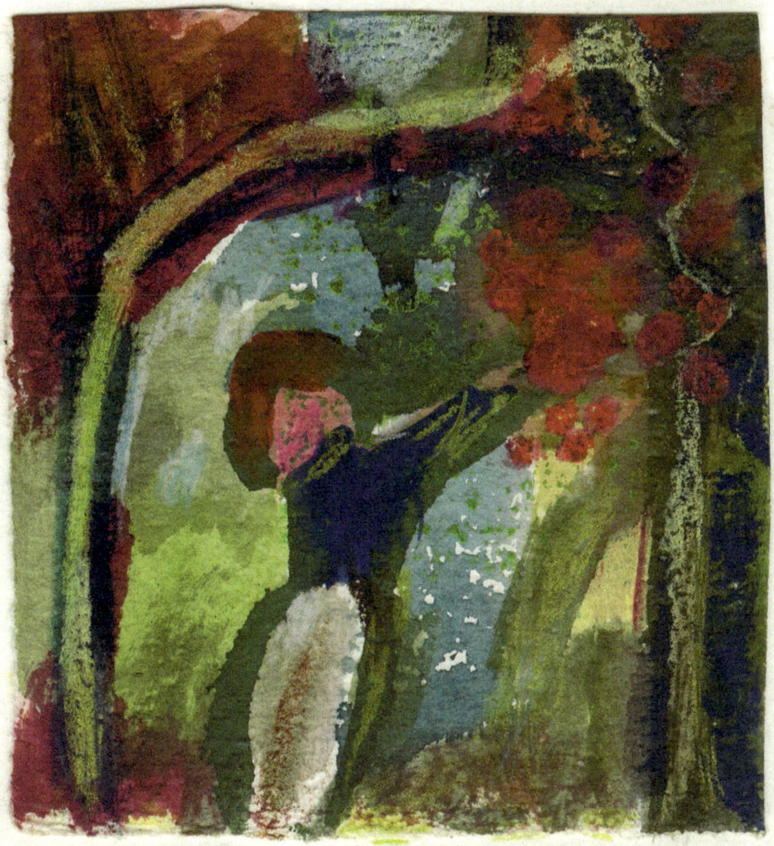

Michelangelo in der Taverne

„Nehmen wir die kalte oder warme Vorspeisenplatte?“, fragt meine Frau, als wir mit Freunden gemütlich in einer griechischen Taverne zusammensitzen und dabei sind, die Speisenfolge auszusuchen.

„Guck mal“, sage ich und verweise auf ein Bild im Nachbarzimmer, zu dem die Tür offensteht.

Da kommt der freundliche Wirt und stellt uns zum Auftakt reichlich Ouzo auf den Tisch. „Soll ich schon mal die Getränke aufnehmen?“, fragt er.

Alle wollen Retsina trinken. Ich sage: „Das Bild ist von Michelangelo, ist ein Gemälde aus der Sixtinischen Kapelle.“

„Ich denke, du meinst das im Nebenzimmer“, sagt einer. „Ja das ist doch ein Ausschnitt als Fotokopie von dem berühmten Bild. – Liebst du so alte Schinken? Das ist doch Manierismus.“

„Genau“, sage ich.

Der griechische Wirt kommt jetzt, um die Gesamtbestellung aufzunehmen. Da geht es hoch her in der Vorfreude, die Stimmen gehen durcheinander, man versteht sein eignes Wort nicht mehr.

„Noch Retsina?“

„Ja, klar“, rufen alle.

Dann kommt eine kleine – ich würde sagen – künstlerische Pause.

„Dargestellt ist der Schöpfungsakt.“

Alle gucken jetzt durch die halboffene Tür auf die Wand des Nebenzimmers. Unter dem Bild sitzen Gäste, welche glauben, wir wären auf sie aufmerksam geworden. Wir gucken alle wieder weg.

„Guckt euch die Hände und besonders die Zeigefinger von Gott und Adam an. Die Hand Gottes ist eher dynamisch, zielgerichtet; dagegen die Hand von Adam hochgradig entspannt, sie wird noch mit einem Minimalaufwand an Kraft gehalten – eine Art Eutonie: gerade so viel Aktivität, wie zur Aufrechterhaltung einer Bewegung notwendig ist. Und nun geht es um die Richtung, in welche die Zeigefinger deuten. Offenbar soll der Abschluss der Schöpfung symbolisiert werden; Adam wird aus dem Schöpfungsakt entlassen. Die Bewegung würde auf dem Bild nach links gehen. Aber wir haben das Gefühl, dass auch eine leichte Gegenbewegung von der Hand ausstrahlt, eine leichte Gegenbewegung wieder zum Schöpfer hin. Adam möchte gar nicht in die Selbständigkeit entlassen werden; dazu passt auch sein melancholisches Gesicht, während das Gesicht von Gottvater eher dynamisch wirkt. Die Überschrift des Bildes müsste eigentlich lauten: Loslassen, ohne loszulassen, oder Halten, ohne festzuhalten. Solche ambivalenten oder dialektischen Seelenverfassungen kennen wir alle aus unserem Leben: unsere Beziehung zu den Eltern, zu den Kindern, aber auch zu den Freunden, wenn wir sie eine Zeitlang entbehren müssen."

Alle schauen sich an.

Das Essen ist kalt geworden. Aber mit gutem Appetit beginnen wir das griechische – oder doch römische? – Essen.

Viele Wege führen nach Rom – verschlungene Entspannungspfade

Ich hörte jemanden sagen: „Ich psychologisiere nicht gerne." Müssen wir da nicht widersprechen? Sind nicht alle unsere Lebensäußerungen mit der Seele verknüpft? Sicherlich, im täglichen Leben verdrängen wir diese Zusammenhänge. Bei der Arbeit wollen wir und sollen wir in erster Linie funktionieren. Durch diese Gewohnheit verlernen wir, unsere psychische Befindlichkeit wahrzunehmen und sie mit Worten zu benennen.

Ich fragte mal meine Gesprächspartnerin: „Wie fühlst du dich?"

Antwort: „Ganz normal."

Normal ist kein Gefühl; die Normalität drückt allenfalls eine messbare Kategorie (eine Norm) aus, welche gerade das Gefühl nicht auszeichnet. Gefühle kann man nicht messen. Aber auch hier spüren wir den Drang der modernen Medizin, alles in Zahlen auszudrücken. Es wird gerne ein Score benutzt, um die Intensität der Gefühle benennen zu können. Zum Beispiel wird gefragt: Wenn Sie sich eine Skala von 0–10 vorstellen, wo würden Sie Ihre Schmerzintensität lokalisieren? Viele Proband/-innen sind mit der Beantwortung überfordert; manche kennen nur: „mega-schlimm" oder „alles gut".

Was hat das mit dem Thema Jacobson zu tun? Die Antwort liegt darin, dass das Wort „Entspannung" sich sowohl auf den Körper wie auf unsere Seele beziehen kann. Bei wiederholten Anwendungen merken wir, dass die körperlichen Übungen eine Brücke zur Seele sein können. Wenn wir uns in der Bereitschaft öffnen, dann entwickeln wir ein Gespür für unterschiedliche seelische Befindlichkeiten; wir lernen uns zu „finden". Wir merken, dass wir ruhiger werden und Ängste in den Hintergrund treten. Auch außerhalb der Übungen fühlen wir, wann wir ängstlich, fröhlich oder gereizt sind. Wir werden auch aufmerksamer für die Seelenlage unserer Mitmenschen. In meiner Praxis habe ich die Erfahrung gemacht, dass sich viele Menschen durch körperorientierte Entspannungsübungen auch der Möglichkeit einer Psychotherapie nähern können. Wenn eine Psychotherapie zu einem bestimmten Zeitpunkt abgelehnt wird – „möchte ich zurzeit nicht" –, dann empfehle ich immer alternativ Kurse für Jacobson oder autogenes Training. Nach Jahren höre ich manchmal nebenbei: „Im Übrigen, Herr Doktor, ich mach schon seit längerem Psychotherapie, wie Sie mal empfohlen hatten. Durch Jacobson bin ich dazu gekommen." – Manchmal gehen wir gerne Umwege.

Morgens in der S-Bahn

Wo soll man hingucken in einer vollbesetzten S-Bahn? Der Blick aus dem Fenster offenbart: Man ist nicht mehr da, wo man herkam, aber noch nicht angekommen, wo man hinwill. Schaut man im Smartphone auf aktuelle Nachrichten, dann werden gerade Bilder live aus einem anderen Kontinent übertragen; da möchte man vielleicht sein. Was ist Gegenwart? Was ist gerade *zu-gegen*? Mein Blick streift das Gesicht meines Gegenübers, welcher in digitale Medien versunken ist. Wir stehen alle dichtgedrängt; ich versuche an den vielen Köpfen vorbei nach draußen zu schauen; wo sind wir eigentlich? Welcher Bahnhof kommt? Eine Ansage in der S-Bahn informiert über die nächste Bahnstation. Ich bin gelangweilt, unwillkürlich streift mein Blick wieder den Kopf meines Gegenübers. Etwas fesselt mich an seinem Gesicht. Ja, es bewegt sich etwas, ganz leicht, fast minimal. Es sind Kaubewegungen im Kieferbereich und im gleichen Rhythmus Muskelkontraktionen im Schläfenbereich. Als Mediziner wird mir klar, dass der große Kaumuskel (Musculus masseter) und der unterstützende Schläfenmuskel (Musculus temporalis) in Aktivität sind. Nach außen wirkt der Fahrgast ruhig. Intuitiv habe ich aber das Gefühl, dass er eine innere Spannung ausstrahlt. Vielleicht werden Probleme des Arbeitstages unbewusst schon „durchgekaut". Man muss sich durchbeißen auf dem allgemeinen Arbeitsmarkt, vielleicht auch einzelne Kollegen/-innen in ihre Schranken verweisen: sie „wegbeißen".

Es mag sein, dass ich zu viel hineininterpretiere: Vielleicht ist es nur eine zu große To-do-Liste, die den Mitfahrenden belastet; vielleicht sehnt er sich nach Urlaub, nach einer Ruhepause, nach Entspannung. Es könnte sein, dass ihm ein Jacobson-Kurs helfen könnte – jetzt schweifen wir aber zu weit ab.

Beim Aussteigen denke ich: Vielleicht möchte der Mitfahrer nur aussteigen aus unserem Zeitgefühl, aus der prozessorientierten Arbeitswelt.

„Technology ist the answer, but what was the question?"
(Cedric Price)

Und: Wer bin ich? Wo will ich hin? Nur unterwegs sein?

ZEN-Geschichte

Ein Mann reitet in schnellem Galopp dahin.
Ein anderer Mann am Wegesrand ruft ihm zu:
„Wohin reitest Du?"
Der Reiter ruft zurück:
„Ich weiß es nicht, frag das Pferd."

(Thich Nhat Hanh,
buddhistischer Lehrer aus Vietnam)

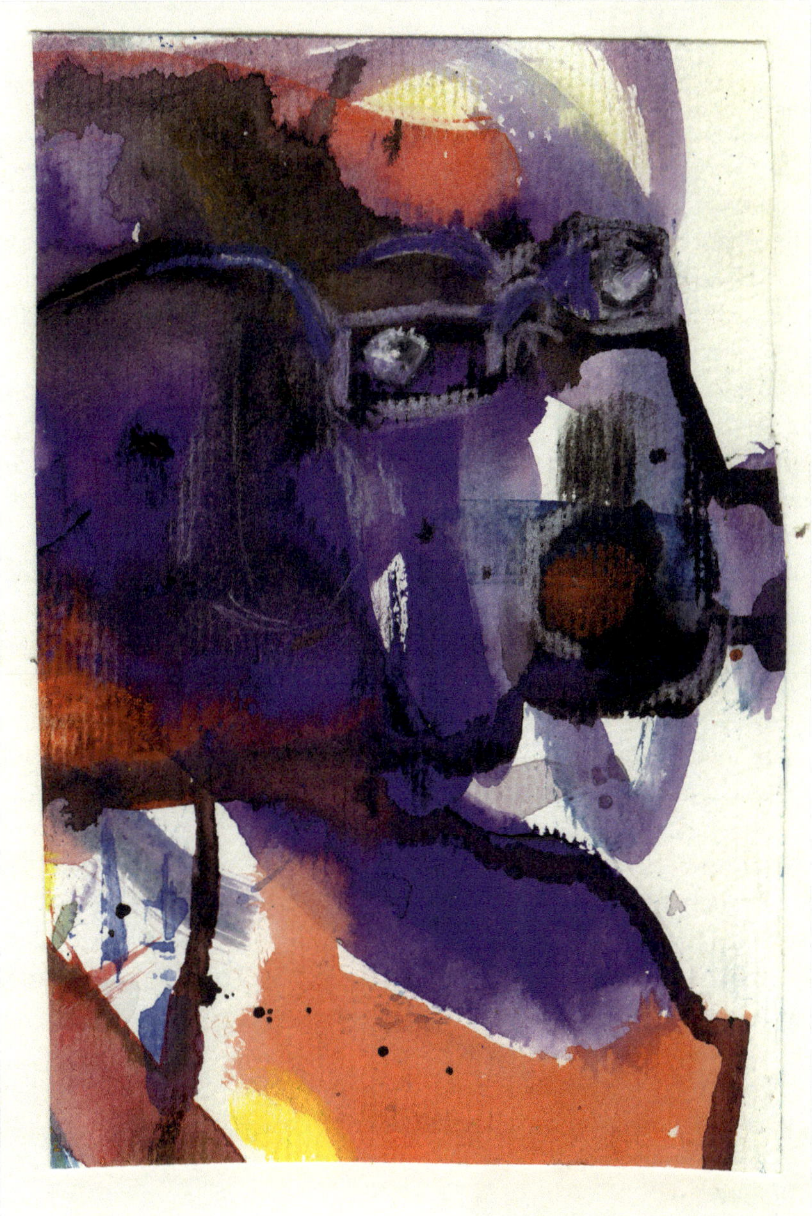

Innehalten am Meer – den Unterkiefer in den Wind halten

Zum Leben gehört nicht nur das Voranschreiten, das immer Weiterlaufen ohne Rast und Ruh. Man muss auch mal stehen bleiben – in die Weite schauen.

Das ist besonders schön am Meeresstrand. Den Wind spüren, das Meer riechen, den Blick über die Wellen zum Horizont tragen lassen. Ganz entspannt stehen und den Strand unter den Füßen fühlen. Alle Muskeln lockern, auch die Gesichtsmuskeln entspannen, die Lippen leicht voneinander lösen. Nun den Unterkiefer fallen lassen, ihn etwas im Wind bewegen, Kaubewegungen machen, die Kiefergelenke spüren, minimale Drehbewegungen machen, vom Winde inspirieren lassen, mal eher horizontal drehen, dann eher vertikal rotieren, Kreise spiralig größer werden lassen, auch den Unterkiefer mal vorschieben und wieder zurückrollen lassen – wie eine Schublade. Die Bewegungen noch einmal in ungeregelter Reihenfolge ablaufen lassen.

Ein abschließendes Kiefer-Ballett inszenieren (ca. eine Minute) – dann noch eine Zugabe: Auf den Gerhart-Hauptmann-Tagen im Deutschen Theater in Berlin (2012) wurde der Ausspruch von Ansorge aus dem Drama *Die Weber:* „Nu ja ja, nu nee nee … " als Motto gewählt.

Versuchen Sie nun den vertikalen Kieferbewegungen „Nu ja ja" zuzuordnen und den horizontalen „Nu nee nee". Das funktioniert nach einiger Zeit sehr gut, man mag gar nicht wieder aufhören. (Vielleicht 4 × „Nu nee nee" mit verneinender Bewegung und dann 4 × „Nu ja ja" mit Kopfnicken).

Und noch eine zweite Zugabe: Pfeifen Sie ein fröhliches Lied oder die ersten Takte von Mozarts „Kleiner Nachtmusik".

Das entspannt und macht fröhlich. Sie kennen die Redensart: „Pfeif drauf" …

Löwenzahn – Jacobson-Übung

Die Übung gelingt im Stehen, im Sitzen und auch im Liegen – und besonders gut am Meer …

Nehmen Sie eine bequeme Haltung ein.

* Fühlen Sie Ihre Kiefergelenke, nehmen Sie kleine Bewegungen wahr.
* Dann gehen Sie tastend mit den Fingern über Oberkiefer und Unterkiefer. Fühlen Sie die Form Ihres Kiefers. Streicheln Sie auch über beide Schläfen; der Schläfenmuskel ist ein Kaumuskel und hat eine lange Sehne, die in Kiefergelenknähe am Unterkiefer ansetzt. Während des Tastens machen Sie mal einige Kaubewegungen; dann spüren Sie die Bewegungen dieses Muskels.
* Anschließend gehen die Arme wieder in die bequeme Ausgangsstellung.

Übung

* Wenn Sie mögen, schließen Sie nun Ihre Augen …
* Nach dem inneren Signal „Jetzt" den Kiefer sanft zusammenpressen …
* Mehrere Atemzüge lang halten.
* Und wieder loslassen.
* Den Unterkiefer hängen lassen, die Schwere des Kiefers spüren; dabei die Lippen leicht gelöst, der Mund leicht geöffnet, Der Kiefer locker hängend. Ihr Kiefer „hängt in der Luft". Einfach *lassen* …

Denkformel

* Licht, Lieben, Leben, Lachen und: Staunen …

Staunen mit offenem Mund

Wenn wir als Kinder mit offenem Mund dastanden – versunken im Staunen vor etwas Neuem –, dann sagten die Erwachsenen: „Mach den Mund zu, sonst fliegen Schwalben hinein." Es war so schön, in den Augenblick versunken zu sein, zu träumen, mit der Welt verschmolzen zu sein. Dieser Zustand des Wunderns, in welchem wir selbstverloren waren, machte nach außen einen wunderlichen Eindruck; und das, glaubten die Erwachsenen, wäre „unvorteilhaft" für uns, man könne über uns lachen. Vielleicht sollten wir als Erwachsene uns wieder an unsere Kinderzeit erinnern und uns dem Staunen wieder mehr öffnen – und dem Lachen.

„Alle Philosophie und Weisheit beginnt mit dem Staunen. Der Anfang aller Erkenntnis ist die aus dem staunenden Verwundern geborene Frage nach dem Warum."
(Platon)

„Es gibt keine uninteressanten Dinge.
Es gibt nur uninteressierte Leute."
(G. K. Chesterton)

„Es gibt kein Wunder für den,
der sich nicht wundern kann."
(Marie von Ebner-Eschenbach)

„Alles in der Welt ist wunderbar
für ein Paar wohlgeöffnete Augen."
(José Ortega y Gasset)

Das Staunen und Wundern führt uns auch aus den eingefahrenen Wegen heraus. Oh, wir sind verwundert und sagen: Das ist ja interessant! Das könnte der Impetus für neue Taten sein: ein Reiseziel, ein Hobby, ein Buch?

Das Staunen ist auch der Anfang unserer W-Fragen: Wieso, weshalb, warum? Es kann ein allgemeiner Ansporn sein, über den Horizont hinaus zu denken.

„Willst du ins Unendliche schreiten, geh' nur im Endlichen nach allen Seiten."

(Goethe)

Das Staunen ist auch eng verwandt mit der Neugierde. Ein anfängliches Verwundern ist der Impuls, Neues zu erkunden und zu hinterfragen.

Und was hat das mit Entspannung zu tun?

Aus unserer Erfahrung wissen wir: In verspanntem Zustand sind wir weniger offen und weniger kreativ. Aber in der Entspannung, wenn wir gelöst und locker sind, dann sehen wir wieder die Blumen am Wegesrand.

„Wenn ich am Abend den Himmel staunend betrachte und das Heer der ewig in seinen Grenzen schwingenden Lichtkörper, Sonnen oder Erden genannt, dann schwingt sich mein Geist über diese so vielen Millionen Meilen entfernten Gestirne hin zur Urquelle, aus welcher alles Erschaffene strömt und aus welcher ewig neue Schöpfungen entströmen werden."

(Ludwig van Beethoven)

Blöde mit offenem Mund

„Ja, da staunst du, da stehst du mit offenem Mund." Solche Sätze hören wir, wenn andere unser Erstaunen registrieren. Der offene Mund und auch der hängende Kiefer sind in der Gesellschaft nicht hoch angesehen. Man wird gerne in die „blöde" Ecke gestellt. Wenn wir mit offenem Mund da stehen, registrieren andere Verträumtheit, mangelnde Konzentration oder Präsenz. Dabei kann diese Haltung auch entspannte Nachdenklichkeit oder kreatives Träumen bedeuten. Mit offenem Mund sind wir ganz in der Gegenwart. Wir schmecken die salzige Luft des Meeres oder wir lassen schöne Wörter im Munde zergehen.

Die Haltung und die Muskelbewegungen sind auch Ausdruck einer non-verbalen Sprache, welche auf die Gesellschaft einwirkt; umgekehrt hat sich in einer Gesellschaft auch ein Code entwickelt, an welchen man sich möglichst halten sollte, um erfolgreich zu sein. Wir sind eine „Ich-AG", die sich selbst vermarktet, und zu diesem Bild passt nicht der offene Mund mit hängendem Kiefer. Wenn wir im Stress sind, heben wir die Schultern an und pressen die Zähne zusammen; die Kaumuskeln der Wange und der Schläfe sind in Aktion zu sehen. Wir halten volle Contenance.

Offenbar ist der Gesichtsausdruck der Mode unterworfen. Wenn wir Rudolf G. Binding glauben dürfen, gab es in der wilhelminischen Kaiserzeit – zumindest in Militärkreisen – eine andere Vorstellung von standesgemäßer Mimik des Gesichtes:

„Aus einem unerklärlichen Grunde gehörte eine zur Schau getragene Blödigkeit des Ausdrucks über einem unsinnig hohen steifen Kragen des Waffenrocks zum Benehmen und Auftreten des deutschen Offiziers; sie wurde angestrebt. Denn ich weiß aus eigenster Anschauung, dass diese jungen Männer gar nicht so blöde waren wie sie sich den Anschein gaben zu sein.
Auf unerklärliche Weise kam eine anmaßende, knarrende Redeweise unter ihnen auf, die früher nicht bestand. Man verspottete sich selbst damit.“
(Rudolf G. Binding:
Erlebtes Leben)

„Die Welt ist ein Spiegel, in dem jeder sein eigenes Gesicht erblickt.“
(William M. Thackeray)

Löwengesicht – eine Übung

Bei dieser Übung werden der Mund und der Kiefer weit geöffnet; sie ist spiegelbildlich zur „Kieferschluss-Übung". Zusätzlich werden die Zunge und beide Arme an der Haltung beteiligt.

Stellen Sie sich in die Mitte des Raumes oder machen Sie es sich auf einem Stuhl bequem. Betasten Sie ihren Unterkiefer, die Mundpartie und die Gegend Ihrer Kiefergelenke und die Schläfenregion.

* Schließen Sie nun die Augen und lenken Sie Ihr Fühlen auf Ihre Mundpartie, Ihren Kiefer und beide Arme.

Übung: Kombination Kiefer-Arme-Finger

* Nach dem inneren Signal „Jetzt" den Kiefer weit – aber sanft – öffnen, die Zunge herausstrecken, gleichzeitig beide Arme in Außendrehung strecken, alle Finger spreizen, beide Daumen drehen nach außen.
* 2–3 Atemzyklen lang halten …
* Und wieder loslassen.
* Unterkiefer hängen lassen, mit leicht geöffneten Lippen, Wangen weich werden lassen …

Denkformel

* Gesundheit weiter wachsen lassen … (6 ×).

„Sag mal ‚aaah'..." Wir erinnern uns an unsere ersten Erfahrungen beim Hausarzt. Bei Halsweh sollten wir unseren Mund weit aufmachen; gleichzeitig wurde mit einem Spatel die Zunge heruntergedrückt. Das führte meist zu einem Würgegefühl. Häufig war das Kieferöffnen ungenügend, weil wir der Untersuchung einen Widerstand entgegensetzten. Dieses Abschließen von der Außenwelt kann symbolisch auch im Erwachsenenalter beobachtet werden. Auf der Sprachebene kennen wir die Redewendung: „Er/sie bekommt den Mund nicht auf." Das kann bedeuten, dass jemand in Gesellschaft sehr sprachfaul ist. Oder wir merken, dass andere eine sehr leise, monotone, „kehlige" Sprache haben, die schwer hörbar ist. Auch hier: Sie bekommen die Kiefer nicht auseinander. Es fehlt eine Öffnungsbereitschaft der Kau- und Sprechmuskeln. Umgekehrt können diese Muskeln in Ruhe übernormal angespannt und aktiv sein: Das führt zu dem Zähneknirschen im Schlaf.

Die Bewegungsstörungen des Kiefers sind nicht auf eine einzige Ursache zurückzuführen. Der übergeordnete Diagnose-Begriff heißt: Craniomandibuläre Dysfunktion (CMD). Die Beteiligung der Kiefer (= Mandibeln) verweist auf eine lokale Ursache, welche vordergründig zunächst vom Zahnarzt oder Kieferorthopäden untersucht werden sollte. Bei Unklarheiten sollte das diagnostische Feld erweitert werden. Die Ursache kann auch auf dem Fachgebiet des Neurologen, des HNO-Arztes oder des Orthopäden (HWS) liegen. Auch ein psychosomatischer Hintergrund ist zu erwägen. Psychoanalytiker kennen den Begriff der Verschiebung; unbewusst wird dabei die Aufmerksamkeit von einer konfliktbelasteten Region auf ein Organsystem verschoben, welches weniger beunruhigend wirkt (Thomas Auchter/Laura Viviana Strauss). Die Ursache des CMD könnte hiernach in einer entfernteren Region liegen. Wir schauen rückblickend bei der CMD auf einen ganzen Strauß von Möglichkeiten. Therapeutisch kann immer Jacobson versucht werden – auch in Kombination mit anderen Behandlungen.

Kiefer

Weit im Wind der Welt
Widerstand leisten
Durchbeißen
Zähneknirschend
Pressend
Durchkauen
Wiederkäuer
Staunen mit offenem Mund
im Augenblick
ergriffen sein
wie ein Kind
Wasser läuft im Munde zusammen
erhabenes Gefühl
Verschmelzungsgefühl
Kiefer
von der Hand umschmiegt
in Denkerhaltung
ruhig werdend
alles atmet
große Ideen.

(Eckhart Stahmer)

Der wachsende Baum

„Rabbi Uri lehrte: Der Mensch gleicht einem Baum. Willst du dich vor einen Baum stellen und unablässig spähen, wie er wachsen und um wie viel er schon gewachsen sei? Nichts wirst du sehen. Aber pflege ihn allezeit, beschneide, was ihm untauglich ist, wehre seinen Schädlingen, zu guter Frist wird er groß geworden sein.

So der Mensch:
Es tut nur not, die Hemmnisse zu bewältigen, auf dass er zu seinem Wuchs gedeihe; aber ungeziemend ist es, allstündlich zu prüfen, um wie viel er schon zugenommen habe.“

(Martin Buber)

Abendritual …

Mit ausgestreckten Armen
durch die Kornfelder gehen
aufmerksam
Schritt für Schritt
dem Sonnenuntergang entgegen
bestärkt dadurch
in der Hoffnung
dass immer mehr
in ökologischer Achtsamkeit
das ganz Einfache
im Leben entdecken
das Mitfühlen
um all-täglich
die große Reise
nach Innen zu gehen.

(Pierre Stutz, 1999)

Übung: Kiefer-Entspannung

Breitbeinig hinstellen. Oberkörper gebeugt nach vorne, mit den Händen an den Oberschenkeln abstützen.

* Unterkiefer hängen lassen, Mund leicht geöffnet – dann den Unterkiefer nach beiden Seiten ausschütteln …
* Mehrere Atemzüge lang in der Ausatmung brummende Geräusche machen … ein nachahmendes Wiehern, alles vom Tage abschütteln …

Beim Üben entdecken wir immer neue Fragen: Wo ist eigentlich unser Problem? Lokalisiert oder allgemein? Körperlich oder seelisch? Und wo sollen wir beginnen? Ist es sinnvoll, bei Rückenbeschwerden in erster Linie Lockerungsübungen im Bereich von Nacken und Schultern durchzuführen?

Ja, natürlich können wir mit den Körperregionen beginnen, die symptomatisch sind und am lautesten nach Veränderung rufen. Ergänzend sind aber auch Praktiken sinnvoll, die weit entfernt von den eigentlichen Beschwerden sind. Alle Areale stehen funktionell in Verbindung. Und jede Übung für sich hat auch einen Einfluss auf die allgemeine Abwehrlage.

Entsprechend könnten auch Denkformeln kombiniert werden:

* Lokal: Schulter-Nacken warm und weich
* Allgemein: Im Innern wachsen Kraft und Zuversicht

Man kann auch schematisch der Reihe nach vorgehen, ungefähr so:

* Beine
* Bauch
* Arme
* Schultern
* Gesicht

Der Wirkungseintritt ist geduldig abzuwarten. Die Entspannung lässt sich nicht „herstellen“.

Vielleicht sollten wir ganz langsam das Tor zur Entspannung öffnen. Das bedeutet, die Stille aufsuchen und lernen, sich mit sich selbst zu beschäftigen. Wenn wir bisher immer auf Reize von außen reagiert haben, bedeutet dieser Schritt eine Hinwendung zur Selbstfürsorge. Alles sollte langsam gemacht werden. Uhrzeit und Termine treten in den Hintergrund. Es wäre schön, wenn wir eine Art Zeitverlorenheit entwickeln würden.

Nun können wir uns unserer eigentlichen Aufgabe nähern: der Durchführung unseres Entspannungsrituals. Wir nehmen eine bequeme Haltung ein und schließen dann die Augen und beginnen unsere Innenschau. Wir üben, die Körpersignale zu lesen, und nehmen auch unsere seelische Befindlichkeit wahr. Alles will geübt sein. Der Weg entsteht beim wiederholten Gehen.

Alles sollte in einen hingebungsvollen Zustand münden. Schwierig ist es, die gelernte Kontrolle aufzugeben. Bei den Jacobson-Übungen ritualisieren wir das Loslassen der Muskeln, aber auch das Loslassen des Atems und das Fallenlassen des ganzen Körpers.

Das vollständige Loslassen ist nur möglich, wenn wir ein Vertrauen in die Methode aufbauen und unser Selbstvertrauen in der wiederholten Ritualisierung der Übungen wachsen lassen.

In einem Wort: biopsychosozial

Der Begriff „biopsychosozial" steht für eine ganzheitliche Sicht auf den Menschen. Das Wort wirkt künstlich zusammengesetzt und geht schwer über die Lippen. Manchmal liest man auch: bio-psycho-sozial (mit Bindestrich). Die Teilaspekte sind dann besser erkennbar: „Bio" steht für unseren Körper, „psycho" symbolisiert unser Seelenleben und „sozial" verweist auf unser menschliches Miteinander (J. W. Egger, zitiert nach Thure von Uexküll). Die psychosomatische Medizin steht für eine *Einheit in der Dreiheit*. Alles fließt in alle Richtungen, alles steht in Wechselwirkung.

Wenn der Mensch in einem sozialen Konflikt steht, dann steigt der Blutdruck, „es sträuben sich bei ihm die Nackenhaare", die Schultern werden abwehrbereit hochgezogen und in ihm steigt Wut hoch. Die Muskelspannung steigert wiederum seine Nervenspannung und verändert seine Seelenlage. Daraus ergibt sich ein komplexes Verhalten des Menschen, welches schwierig zu analysieren ist.

Die moderne Medizin lenkt ihr Augenmerk auf immer engere Teilgebiete, um den Anspruch auf Wissenschaftlichkeit nicht zu gefährden.

Das heißt: Der Spezialist wagt den Blick auf das Ganze nicht mehr, weil er Gefahr läuft, als nicht wissenschaftlich zu gelten. In meinen Ausführungen bewege ich mich deshalb auf „glattem Terrain", da ich auch Gedanken zur Literatur, zur östlichen Weisheitslehre, zur Medizin und zur Entspannung in einem Atemzug assoziiere.

„... und der Leser, der gewohnt ist, sich an Tatsachen zu orientieren, wird leicht eine Gänsehaut bekommen. Er hat – mit Recht – einen Horror vor philosophierenden Ärzten ..."

(Thure von Uexküll, 1963)

Schwebezustand – ein herkömmliches Erklärungsmodell

„Das herkömmliche, aus der computerbasierten Kognitionsforschung übernommene neurowissenschaftliche Modell besteht aus verschiedenen Ebenen, die unverbunden übereinander schweben.
Den Boden bilden Neuronen, über den Neuronen ist die Psyche, und über oder neben oder um die Psyche herum schwebt das Soziale."

(Siri Hustvedt, 2018)

Wie können wir uns die Gleichzeitigkeit von „biopsychosozialen“ Wechselwirkungen vorstellen?

Ich versuche mich hineinzuversetzen in die momentane Befindlichkeit eines/-r Entspannungssuchenden, der / die gerade den Kurssaal betritt. Welche Gedanken und Gefühle überlappen sich?

Soziale Einflüsse?

Konflikte aus der Berufswelt oder der Familie wirken aus der Vergangenheit durch die Gegenwart in die Zukunft hinein. Sorge, sich mit den anderen Kursteilnehmern nicht zu verstehen.

Psychische Einflüsse?

Wie ist die momentane Stimmung? – Besorgt? Ängstlich? Amüsiert? Neugierig? Hoffnungsvoll? Erschöpft? Wie wirkt der Raum auf die Psyche? Bedrückend, weil zu klein? Positiv, weil in schönen Farben? Einrichtung zu „cool“?

Körperliche (biologische) Einflüsse?

Herzklopfen? Nackenverspannungen? Trockener Mund? Innere Unruhe? Etwas zittrig? Harndrang? Kopfschmerzen? Platzangst? Bauchdrücken? Fröstelig? Übelkeit? Nervöse Atemnot? Kalte Hände? Verkrampfte Muskeln?

Achtsamkeitsübung

Versuchen Sie im täglichen Leben häufiger mal Kurzentspannungen einzuführen.

Lassen Sie mal Schultern und Kiefer hängen. Machen Sie eine Selbstbeobachtung beim Kaffeekochen. Wie gelöst ist in jedem Moment der kleinen Verrichtungen Ihre Wangen- und Schultermuskulatur?

* Beim Einfüllen des Kaffees in die Maschine?
* Beim Abmessen der Menge?
* Beim Bereitstellen der Tassen?
* Und schließlich beim Einfüllen des Kaffees?
* Und Lächeln beim Servieren?
* Das gleichzeitige Achten auf den äußeren Arbeitsvorgang und auf die innere Haltung ist nicht einfach und benötigt gewisse Übung.
* Diese Achtsamkeit nennen wir „distributive Aufmerksamkeit" und sie dient unserer Körpererfahrung.

Auf dem Zahnfleisch gehen

„Wenn sie lachte, wurde ihr Zahnfleisch
des oberen Kiefers sichtbar."
(Iwan Turgenjew:
Väter und Söhne)

Wenn wir auf dem Zahnfleisch gehen, dann bedeutet es, dass wir erschöpft sind und keine Energiereserven mehr haben. Das Zahnfleisch ist der weiche Teil des Kiefers, welcher in seiner Funktion in die Stress-Regulation einbezogen ist.

In den Redewendungen können wir unterschiedliche Einstellungen zu den Auslösern der Spannung erkennen. „Zähne zeigen“ bedeutet, in die Offensive mit dem Mitbewerber zu treten; „die Zähne zusammenbeißen“ ist eine Aufforderung zum Durchhalten mit unsicherem Ausgang. „Auf dem Zahnfleisch gehen“ ist die Beschreibung einer völligen Verausgabung.

Unser Gesicht – insbesondere mit seinen unteren Partien – ist spannungsmäßig immer an der Interaktion mit unserer Außenwelt beteiligt. Wenn wir uns auf eine innere Achtsamkeit einlassen, können wir diese Mitreaktion in jeder Phase unseres Verhaltens spüren. Die Jacobson-Übungen sensibilisieren uns für die Spannungsänderungen in Kiefer und Gesicht. Muskelbewegungen sind wie eine *Sprache ohne Wörter*. Diese Sprache läuft immer neben unserer Muttersprache ab; wir müssen sie lernen, damit wir sie übersetzen können.

„Nichts fremder als unser Körper. Seine Freuden und seine Leiden sind uns unverständlich.
Er ist ein seltsames Gebilde voller seltsamer Formen, worin nichts von den Gedanken, die wir haben, erscheint.
In welcher Sprache mag er ausdrücken, was wir von ihm verspüren? Oder in welcher drücken wir aus, was er ist?“
(Paul Valéry: Cahiers)

Selbstgespräche …

Entspannung ist eine Kunst. Einige Menschen haben eine Naturbegabung für Meditation und Entspannung; sie sind geborene Entspannungskünstler. Andere tun sich schwer bei den Lockerungsübungen und dem inneren Stillwerden. Bei ihnen dreht sich ein dauerndes Gedankenkarussell, welches vom eigentlichen Ruhigwerden ablenkt.

Folgenden Sketch habe ich meinen Kursteilnehmern vorgespielt mit der Frage, ob sie sich darin teilweise gespiegelt sahen.

„Eigentlich bin ich heute gar nicht auf Entspannung eingestellt … Wandern am Strand wäre mir lieber – im Moment, wo das Wetter so schön ist … Mal sehen, wie die Matten sind … Kopfkissen habe ich leider vergessen … So, jetzt vorsichtig hinlegen … Oh, der Fußboden ist aber kalt – auch leichte Zugluft … Wir sollen jetzt die Augen schließen … O.k. … Habe ich eigentlich meine Tür abgeschlossen? … Egal … Jetzt entspannen … Hab das akustisch nicht verstanden: Hände anspannen oder ganzen Arm spannen? Ich mache beides … Geht ganz gut – und lockerlassen … Geht auch, aber leider harte Unterlage … Frühstück war eigentlich besser als gestern … Hab viel zu viel gegessen … So, jetzt Schultern, ordentlich hochziehen – und wieder lockern … Rechte Schulter tut weh, muss mal wieder zum Orthopäden, aber zu einem anderen, wo die Wartezeit kürzer ist … Anneliese musste ja an der Schulter operiert werden, war gar nicht schlimm, sagte sie, aber leider immer noch Beschwerden … Eigentlich mehr als vorher … Kennt man ja … Am Fenster schnarcht einer … Das ging aber schnell – ich bin noch putzmunter … Was sagt er jetzt: An jedem Ort, zu jeder Zeit: Ruhe, Mut, Gelassenheit? … Das ist leichter gesagt als getan … Mein Rudi kann das gar nicht … Der ist immer gleich an der Decke … Dem muss ich das hier mal empfehlen … Meine Medikamente habe ich noch gar nicht genommen … Hoffentlich geht dann der Blutdruck nicht hoch … Dafür mache ich jetzt Entspannung … Die Musik ist etwas zu laut … Mozart oder so … Jetzt kommt die Bauchübung … Die Gesichtsübung habe ich gar nicht mitgekriegt … Geschlafen habe ich aber nicht … Mein Nachbar schläft jetzt auch – bewundernswert … Jetzt habe ich Wadenkrampf rechts … Am Rücken juckt es mich, eigentlich müsste ich auch auf die Toilette, kann aber noch durchhalten … Die Landschaft ist ja schön hier an der See, Zimmer etwas klein … Meine Gedanken sind immer woanders … Alle sind so ruhig im Raum … Draußen lachen Kinder – hier ist auch ein Spielplatz … Jetzt sollen wir dreimal mit den Armen beugen und strecken … So dreimal: fertig. Viel habe ich nicht mitgekriegt … Aber irgendwie war es entspannend – etwas Besonderes … Ja, mal sehen, wie es weitergeht … Das soll Jacobson sein? … Habe ich so ähnlich auch schon bei der Kur mal gemacht …“

Mund

Mündig sein – eine Übung

Nehmen Sie eine bequeme Sitzhaltung ein. Lassen Sie Ihre Schultern fallen. Heben und senken Sie Ihr Kinn leicht mit etwas geöffneten Lippen – dann in Mittelstellung ausruhen … Vielleicht ganz sanft den Kopf minimal nach links und dann nach rechts wenden – in Mittelstellung ausruhen … Gedanken kommen und gehen lassen … Atmung ruhig, tief und gleichmäßig …

Mundwinkel-Übung

Nun lenken Sie Ihr Spürvermögen auf Ihren Mund und Ihre Wangen.

* Nach dem inneren Signal „Jetzt" beide Mundwinkel maximal nach hinten ziehen (einen „Breitfroschmaul"-Mund machen).
* 3–4 Atemzüge lang halten.
* Und wieder loslassen.
* Anschließend Mundwinkel hängen lassen … Lippen einen Hauch gelöst … Alles im Gesicht sinken lassen … Wangen schwer werden lassen … Alles ruhig fallen lassen … Alles sinkt nach unten …

Denkformel

* An jedem Ort, zu jeder Zeit: Ruhe, Mut, Gelassenheit. (1–2 Minuten.)
* Oder: Mit Herz und Mund und Tat und Leben (Kantate J. S. Bach).

Redensarten über das Thema Mund

Wie aus einem Munde
Den Mund voll nehmen
Den Mund verbieten
Über den Mund fahren
In aller Munde sein
Aus berufenem Mund
Kein Blatt vor den Mund nehmen
Nicht auf den Mund gefallen sein
Wes das Herz voll ist, des geht der Mund über
Morgenstunde hat Gold im Munde

Entspannung und Gespräch

„Was ist kostbarer als Gold?", fragte der König.
„Das Licht", antwortete die Schlange.
„Was ist erquicklicher als Licht?", fragte jener.
„Das Gespräch", antwortete diese.
(Goethe)

Ein Goethe-Zitat öffnet immer den Bogen zur Nachdenklichkeit. Was hat Gespräch mit Entspannung zu tun? Den Anstoß zum Erlernen von Jacobson gibt ein Eigenbedürfnis nach körperlicher und seelischer Ruhe. Wenn unser Körpergefühl durch die Entspannungsübungen sensibilisiert wird, dann entwickeln wir auch einen kritischen Blick für die Befindlichkeit unserer Mitmenschen. Wir erkennen, dass Stress ein allgemeines soziales Problem ist. Nicht nur der Einzelmensch - als individuelles Schicksal - ist belastet. Auch die Kommunikation zwischen den Menschen ist gestört.

Der moderne „digitale Mensch" ist es gewohnt, leblose Daten in hoher Menge und Geschwindigkeit auszutauschen. In den Hintergrund getreten sind viele existentielle Belange des Menschen: das Erleben gemeinsamer Gegenwart, die freundschaftliche Nähe und das empathische gegenseitige Verstehen.

Förderlich für einen mitmenschlichen Austausch sind gelöste Gesichter aller Gesprächsteilnehmer. Nur wenn wir locker sind, können auch andere locker sein. Lächeln wirkt ansteckend.

Selbstfürsorge wird zur Weltfürsorge.

„Der Mensch wird erst am Du zum Ich."
(Martin Buber)

Kombinierte Kiefer-, Mund- und Wangenübung

Nehmen Sie eine bequeme Sitzhaltung ein. Lassen Sie Ihren Kiefer hängen – Lippen sind leicht geöffnet. „Balancieren" Sie Ihren Kopf bewusst auf Ihrer Wirbelsäule und bewegen ihn leicht hin und her. Und nun in einer bequemen Stellung zur Ruhe kommen.

* Dann mit den Händen beide Kiefergelenke abtasten und mit den Fingern über die Wangen streicheln – und den Unterkiefer abtasten. Mit den Armen wieder in die Ruhehaltung gehen. Nun lenken Sie Ihre innere Wahrnehmung auf Ober- und Unterkiefer, auf den Mund und beide Wangen … Kiefer weiter hängen lassen.

Übung

* Nach dem inneren Signal „Jetzt" Ober- und Unterkiefer sanft gegeneinander halten und zusätzlich beide Mundwinkel nach hinten ziehen.
* 4–5 Atemzüge lang halten.
* Und wieder loslassen.
* Anschließend alles sinken lassen, Wangen wie „Wangensäcke" schwer werden lassen, alles locker fallen lassen.

Denkformel

* An jedem Ort, zu jeder Zeit: Ruhe, Mut, Gelassenheit.
* oder: Medikamente wirken Wunder … Wieso jetzt? Was haben Medikamente mit der Entspannung zu tun?

Das erläutere ich im nächsten Kapitel.

Wie ist diese Denkformel gemeint? Welchen Stellenwert haben Medikamente im Zusammenhang mit der Jacobson-Entspannung?

Eindeutig können wir sagen, dass Medikamente nicht zur Vertiefung der Muskelrelaxation dienen.

Bei all unseren Überlegungen haben wir eine multimodale Sicht. Entspannung ist ein Weg; aber wir sollten auch links und rechts des Weges schauen und parallele therapeutische Ansätze im Blickfeld haben. Die meisten Menschen in der zweiten Lebenshälfte nehmen Medikamente ein. Und jede medikamentöse Therapie organischer (z. B. internistischer) Krankheiten ist ein psychosomatischer Vorgang. Voraus geht ein Verletzungsgefühl bei Feststellung der Diagnose; immer stellt sich die gleiche Frage: Warum ich?

Wenn ich in der Sprechstunde bei einigen Patienten/-innen einen Hypertonus diagnostiziert habe, versuchen die Betroffenen um eine Tabletteneinnahme herumzukommen. Meist wird gefragt: Kann ich es zunächst mit „Lifestyle"-Änderung versuchen? Denn die Einnahme der Tabletten ist wie eine Stigmatisierung: Jetzt ist man wirklich krank. Im Kreise der Freunde wird manchmal auf die bekannten Nebenwirkungen verwiesen und manchmal von der Einnahme abgeraten. Wenn die Patienten/-innen bereit sind zur Einnahme, dann prüfen die meisten in den ersten Wochen genau, ob eine Befindlichkeitsänderung eintritt. Es ist eine Phase der Skepsis und der Verunsicherung. Wichtig ist eine genaue Aufklärung zu Beginn der Behandlung und eine allgemeine *Positivierung* der Grundeinstellung.

Wenn einige Patienten/-innen die Tabletten über Monate zuverlässig einnehmen, ist trotzdem eine Dauertherapie noch nicht gewährleistet. Man muss mit einem Ermüdungsphänomen rechnen. Es kann der Zeitpunkt einer Verunsicherung kommen, bei welchem die Patienten/-innen morgens vor der Medikamenteneinnahme innehalten, mit Widerwillen dann die Tablette aus der künstlichen

Folie nehmen und sie unter Widerständen (mit Übelkeitsgefühlen) einnehmen – „einwerfen", wie man umgangssprachlich sagt.

Häufig wird auch die Medikation selbsttätig abgesetzt. Es kostet große Überredungs- und Erklärungskunst, die Betreffenden zur Wiederaufnahme der Medikation zu motivieren. Die Widerstände der Patienten/-innen sind nachvollziehbar, da in vielen Fällen die Medikation prophylaktisch ist und nur zur Behandlung von Risikofaktoren dient. Eine Befindlichkeitsverbesserung ist somit kurzfristig nicht zu erwarten. Dann fragt man immer nach dem Sinn der Therapie.

Ich verweise manchmal auf die großen Erfolge der Medizin in den letzten Jahrzehnten. Ungefähr bis zur Fußballweltmeisterschaft 1954 war die einzige Therapie des Bluthochdrucks die kochsalzarme Ernährung. Ab 1952 wurden die ersten Medikamente langsam erprobt und eingeführt (Rauwolfia serpentina). Zwischenzeitlich haben sich die Möglichkeiten der modernen Medizin immer weiter verbessert; das sollte alle Betreffenden nachdenklich und dankbar stimmen.

Gerade in einem Entspannungskurs haben wir die Zeit und die Möglichkeit, auf diese Zusammenhänge hinzuweisen. Entspannung und Medikation können Hand in Hand gehen. In einigen Fällen kann die Muskelrelaxation sogar die Wirksamkeit der Therapie fördern, insbesondere dann, wenn bei der organischen Krankheit ein deutlicher Spannungsfaktor zu verzeichnen ist: z. B. beim Spannungshochdruck. Aus meiner Sicht steht die Entspannungstherapie nicht in der Peripherie, sondern im Zentrum einer multimodalen Behandlung.

Denkformel

* Medikamente wirken Wunder! Medikamente wirken wirklich gut.
* Hand in Hand: Relaxation und Medikation!

Kreisende Gedanken …

Gespräch in der Praxis

Das ist doch wunderbar; wenn Sie nachts fünf Stunden schlafen können, ist das in Ihrem Alter ausreichend. Da brauchen Sie keine Schlaftabletten.

Ja, Herr Doktor, aber ich wache immer wieder auf und dann kommen dunkle Gedanken.

Diese Episode ist aus dem Leben gegriffen. Viele Menschen klagen über Einschlaf- oder Durchschlafstörungen. Und in diesen wachen Zeiten kreisen die Gedanken um die gleichen Themen. Meistens sind es Sorgen oder Ängste, die sich zwanghaft immer wieder aufdrängen. Das ist sehr belastend.

Wie können wir nun mit Entspannungsübungen eine Gedankenberuhigung erreichen?

Zum Grundverständnis unseres Vorgehens sollten wir uns wieder das psychosomatische Modell vorstellen. Genauso wie Angst zu Verspannungen der Bewegungsmuskulatur führt, so bewirken Gedanken eine Innervierung und Aktivierung unserer Sprechorgane. Die Zunge ist sozusagen in „Hab-Acht-Stellung"; sie ist darauf vorbereitet, die Gedanken in Sprache umzusetzen (im Traum sprechen wir manchmal).

Wenn es uns gelingt, unsere Sprechorgane zu entspannen, dann fördert dieser Vorgang – im Umkehrschluss (somato-psychisch) die Beruhigung unserer Gedanken. Die Mund- und Kiefer-Übungen, welche wir schon kennengelernt haben, sind ebenfalls förderlich in diesem Sinne.

Kreise unterbrechen

Vielleicht schreiben Sie das kreisende Thema auf einen kleinen Zettel und legen Sie diesen beiseite; unbewusst glaubt dann unser Gehirn, dass der Gedanke am Folgetag nicht vergessen wird; jetzt vorm Einschlafen kann man davon lassen.

Übung „Der kühlende Atem"

Mund leicht geöffnet. Wenden Sie nun die Zungenspitze nach hinten, ohne den Gaumen zu berühren (anfangs etwas Zungenakrobatik). Dann nach 3–4 Atemzyklen Mund wieder schließen.

Zungen-Gaumen-Übung (Jacobson)

* Bei geschlossenem Mund die Zunge kräftig an den harten Gaumen drücken. Nach 3–4 Atemzyklen Zunge wieder lösen.
* Zunge sinkt mit schwerem Gefühl tief in die Mundhöhle.
* Eventuell 1–2 × wiederholen.

Denkformel

* Gedanken ganz gleichgültig.
* Ich schlafe ruhig ein.

Man gähnt vergnügt und löscht die Lampen aus.
Nur auf der Straße ist noch etwas Licht.
Man legt sich nieder. Doch man schläft noch nicht.
Der Herr von nebenan kommt erst nach Haus.
Man hört, wie er mit der Dame spricht.

Nun klappt man seine Augendeckel zu,
und vor den Augen tanzen tausend Ringe.
Man denkt noch rasch an Geld und solche Dinge.
Im Nebenzimmer knarrt ein kleiner Schuh.
Wenn doch die Dame in Pantoffeln ginge!

Man legt den Kopf auf lauter kühle Kissen
Und lächelt in den kühlen Raum hinein.
Wie schön das ist: Am Abend müde sein
Und schlafen dürfen und von gar nichts wissen!
Und alle Sorgen sind wie Zwerge klein.

Der Herr von nebenan ist froh und munter.
Es klingt, als ob er ohne Anlass lacht.
Man hebt die Lider schwer und senkt sie sacht
Und schließt die Augen – und die Welt geht unter!
Dann sagt man sich persönlich Gute Nacht.

Wenn bloß der Schwarze dieses Mal nicht käme!
Er steigt ins Bett und macht sich darin breit
Und geht erst wieder, wenn man furchtbar schreit.
Man wünscht sich Träume, aber angenehme,
und für Gespenster hat man keine Zeit.

Man war einmal ein Kind, ist das auch wahr?
Und sagte mühelos: „Mein Herz ist rein."
Das würde heute nicht mehr möglich sein.
Es geht auch so, auf eigene Gefahr …
Man zählt bis dreiundsiebzig. Und schläft ein.

(Erich Kästner)

Irritationen: Was soll es bedeuten?

„Das Schiff Geist schwebt und schwankt auf dem Ozean Körper.“
(Paul Valéry)

Wenn wir morgens aufwachen, haben wir manchmal einen trockenen Mund. Und wir sind müde, müder als sonst.

Schließlich – es wird Zeit – haben wir uns durchgerungen, mit Schwung aufzustehen. Was ist das denn jetzt? Ein unangenehmes Reißen in allen Gliedern. Nun, ja: man wird alt.

Später im Badezimmer tastet man beim Abtrocknen eine kleine Erhebung in der Achsel (tut auch etwas weh). Talgdrüse? Schweißdrüse? Lymphknoten? … Anyway … Erst mal beobachten. Die Uhr schreitet voran … Es wird Zeit. Im Magen ein leichter Druck. Man tastet: Was ist das denn? Ein knorpeliger Fortsatz vom Brustbein, war wohl schon immer da … So deutlich habe ich den aber bisher nicht ertastet. Im Stehen etwas Müsli – ist ja so gesund. Dann ein eigenartiges Kitzeln im Rachen, dann Hustenanfall. Stauballergie? Oder kommt es doch von meinem Medikament (ACE-Hemmer) … Es wird schon besser. Es wird Zeit, das Haus zu verlassen, zur Arbeit. Beim Einsteigen ins Auto ganz leichtes Ziehen in der Lendenwirbelsäule … Oder kommt es von der Niere? Egal, jetzt zügig losfahren. Bei der roten Ampel mal kurz die Scheibe runterlassen, um Frischluft reinzulassen. Gleich wieder das Fenster schließen. Juckreiz im linken äußeren Gehörgang, war noch nie da … Von der frischen Luft? …

Ankunft auf der Arbeitsstelle. Gruß nach allen Seiten: Guten Morgen, positiv den Tag beginnen! Ich höre meine Mutter sagen: „Jeden Tag was Neues.“

Das sind alles keine gravierenden Symptome; aber es ist schon erstaunlich, zu welcher Vielfalt die Sprache unseres Körpers fähig ist.

„Was wäre das für ein Buch mit dem Titel: Tagebuch meines Körpers!" – so merkt Paul Valéry in seinen Cahiers an (in: Ich grase meine Gehirnwiese ab. Paul Valéry und seine verborgenen Cahiers).

Mit dem Gesicht zur Welt

„Die Welt ist in ihrer Messbarkeit erweitert, in ihrer Innigkeit verkleinert worden.“
(Günter Eich)

„Es gibt keine Körperregion, die nicht spricht“, so meint der Philosoph Michel de Montaigne. Für viele Körperteile müssen wir uns darüber erst klar werden; die sprechende Funktion des Gesichts erscheint uns selbstverständlich. Über unsere Stimme und über unsere Mimik haben wir ständigen Kontakt zur Welt. Es ist ein Austausch von Signalen, welcher in beide Richtungen geht: ein Geben und Nehmen. Im Wort „Kontakt“ ist das lateinische Verb „tangere“ (berühren) verborgen. Unsere Blicke können liebevoll „streichelnd“ die Außenwelt erfassen. Und manchmal sind wir berührt von Dingen, die wir hören oder sehen.

Antlitz und Entspannung

Bevor wir mit den Entspannungsübungen des Gesichts weitermachen, sollten wir uns das reiche Ausdrucksspektrum unseres Gesichts vergegenwärtigen. Äußere und innere Stressfaktoren erreichen augenblicklich unser Gesicht: Die Augenbrauen werden zusammengezogen und die Senkrechtfalte auf der Stirn wird deutlicher, Kaumuskeln werden bewegt. Aber auch eine Freude kann spontan unser Gesicht erhellen. Es ist ein Zusammenspiel vieler Muskeln, welcher den positiven – manchmal nur flüchtigen – Gesichtsausdruck hervorruft.

„Es huscht ein Lächeln über ihr / sein Gesicht.“ Dieser einfache Satz beinhaltet drei grundsätzliche Eigenschaften des Menschseins: Lebendigkeit, freundliche Gefühle und Präsenz.

Huscht

Dieses Verb benutzen wir gerne in Verbindung mit einer superschnellen Bewegung, der wir kaum mit den Augen folgen können. Haben wir da etwas gesehen? Wo? Und schon ist es wieder weg. Wir denken auch an das Huschen einer Maus. Die Bewegung ist an die Funktion unserer Muskeln gebunden. Das Wort Muskel stammt vom lateinischen Wort „mus“ = Maus. Musculus ist die kleine Maus, also das Mäuschen. Ein wesentliches Merkmal unserer Lebendigkeit ist die Bewegung. Im Laufe unseres Lebens nimmt die Fähigkeit zur schnellen Bewegung immer weiter ab. Wenn wir das Gefühl haben, jemand sei jung geblieben, dann spüren wir ihr / sein temperamentvolles Mienenspiel. Die vielen kleinen Falten übersehen wir dann. Manche Menschen sehen deshalb auf Photos älter aus als im lebendigen Gegenüber. Eine kosmetische Anti-Falten-Therapie (Botox®) kann eventuell das lebendige Mienenspiel behindern – ein Effekt, welcher nicht erwünscht sein kann. Intuitiv erfassen wir in der Mimik (Mime = Schauspieler) unserer Mitmenschen sozusagen „auf der Bühne ihres Gesichts“ ihre momentane Gemütsverfassung. Wir spüren, ob jemand abgespannt, verspannt, überspannt oder in gespannter Aufmerksamkeit vor uns steht. Diese Zusammenhänge werden von Joachim Bauer anschaulich geschildert in seinem Buch: „Warum ich fühle, was du fühlst“.

Ein Lächeln

Im Lächeln äußert sich unsere momentane Gefühlslage. In der Regel verbinden wir mit dem Lächeln eine positive Signalwirkung von einem Menschen zum anderen (im Gegensatz dazu gibt es auch ein spöttisches Lächeln). Genauso wie es viele Übergänge unserer Gefühlsskala gibt, lassen sich in Worten nicht alle Übergänge des menschlichen Lächelns ausdrücken: ein liebendes Lächeln, ein humorvolles Lächeln.

Eine Mutter wendet sich mit einem warmherzigen Lächeln ihrem Säugling zu. Das Verhältnis von Mutter zu Kind wird in unendlichen, feinsinnigen Varianten in der Kunst dargestellt, auch in den Madonnenbildern.

Wir können uns auch mit einem tröstlichen Lächeln dem kranken Mitmenschen zuwenden. Die Dimension des Trostes – gerade in seiner humorvollen Äußerung – sollte vielleicht wieder mehr in der sonst so ernsten Medizin geübt werden.

Ein schönes Beispiel ist der Film „Patch Adams", in welchem Robin Williams sterbenskranke Kinder aufheitert. Über dem Haupteingang des Wiener Allgemeinen Krankenhauses steht der Widmungsspruch von Joseph II.: saluti et solatio aegrorum. (Der Gesundheit und dem Troste der Kranken.)

Eine Patientin sagte mal zu mir: „Als der Chefarzt der Psychiatrischen Abteilung mit einem fröhlichen Lächeln den Raum betrat, war ich schon wieder gesund."

Unterscheiden sollten wir von dem spontanen ehrlichen Lächeln ein angelerntes erstarrtes Lächeln, welches wie ein „Smiley" zu jeder Tageszeit anzutreffen ist. Beim unechten Lächeln sind nur wenige Muskeln aktiv; beim lebendigen Lachen sind alle Muskeln des Gesichts einbezogen, auch die Stirn, deren skeptische Senkrechtfalten verwischen. Wir sollten positiv den Tag beginnen und an die Lösungen schwieriger Aufgaben glauben. Wir sollten innerlich Marc Twain zitieren: „Jeder Tag ist ein Juwel." Und dann betreten wir mit einem Lächeln den Raum und grüßen nach allen Seiten freundlich – mit blitzenden Augen: „Guten Morgen, das wird ein guter Tag!"

„Die unterhaltendste Fläche auf der Erde für uns ist die vom menschlichen Gesicht."
(Georg Christoph Lichtenberg)

Von Angesicht zu Angesicht: das ist für uns die höchste Form des Gesprächs. Im Gesicht manifestiert sich nicht nur unsere momentane Befindlichkeit, sondern es klingen auch tiefere Schichten unserer Persönlichkeit durch (personare = durchklingen). Bei jeder sprachlichen Kommunikation spricht auch gleichzeitig unser Gesicht. Wir begegnen unserem Gegenüber mit offenem Gesicht oder wir versuchen etwas zu verbergen, um unser Gesicht zu wahren.

Keine Körperregion ist so mit unserem sensiblen Ich verknüpft wie unser Antlitz. Wir schauen jeden Morgen in den Spiegel: Wo stehen wir heute? Wer möchten wir sein? Und: wer sollen wir sein? Ein Teil des Gesichts gehört uns gar nicht. Das ist der gesellschaftliche Teil unseres Äußeren, d.h. der soziale Körper. Hier geht es um die Hautbeschaffenheit: die Durchblutung, das Erröten, die schreckhafte Blässe. Bei keiner Körperregion wird die Haut von uns so genau inspiziert wie im Gesicht. Das beginnt bereits in der Pubertät, wo wir am liebsten alle Spiegel verhängen möchten. Es ist die Zeit, wo wir uns seelisch annehmen müssen. Es ist eine psychologisch bedeutsame Phase, in welcher wir das Abenteuer in der Entwicklung vom reinen Körperschema (Größe, physikalische Gestalt) zum individuellen seelisch durchdrungenen Körperbild durchmachen. Mit Humor müssen wir akzeptieren: Die etwas dicke Nase wurde geerbt von der geliebten Großmutter mütterlicherseits und die etwas zu großen Ohrläppchen stammen aus der Familie des Vaters.

Fast alle jungen Menschen leiden in dieser Entwicklungsphase unter unreiner Haut, der sogenannten Pubertätsakne. Und manchmal entwickelt die Haut aus unerklärlichen Gründen (Stress?) vor Beginn des Tanzkursus einen entzündlichen Schub mit eitrigen Pusteln.

Aber auch im späteren Leben beobachten wir genau die Hautveränderungen im Zeitintervall.

Die Rosazea (rosazeaartige Dermatitis) wird als Akne der zweiten Lebenshälfte bezeichnet. Die Haut blüht wie eine Rose auf: Das hört sich aus der Sicht des dermatologischen Erstbeschreibers lyrisch an. Subjektiv möchte kein Mensch auf einem Empfang mit roten Wangen und roter Nase erscheinen. Leider verstärkt sich die Röte durch einen minimalen Sektgenuss.

Es gibt auch schwerwiegende chronische Hautveränderungen im Gesicht, mit welchen sich viele Betroffene nicht mehr in die Gesellschaft wagen. Das ist die sogenannte Wolfskrankheit (Lupus Erythematodes, nicht zu verwechseln mit dem Lupus vulgaris, der Haut-Tbc). Der Direktor der Berliner Nationalgalerie in der zweiten Hälfte des 19. Jahrhunderts – Hugo von Tschudi – litt an dieser Krankheit, mit anderem Namen auch als „Schmetterlingsrötung" bezeichnet. Da er naturgemäß im Zentrum der Öffentlichkeit stand – auch Gespräche mit dem Kaiser bestehen musste –, ließ er sich schließlich in der Charité eine Gesichtsmaske anfertigen, welche die untere Hälfte des Gesichts bedeckte.

Sehen und gesehen werden sind existentielle Dimensionen unseres Lebens.

Das herausragende Organ ist unser Gesicht; dabei sind für unsere Wirkung in der Öffentlichkeit nicht nur unsere Physiognomie und unser Mienenspiel von Bedeutung, sondern auch unsere Hautbeschaffenheit: Didier Anzieu spricht vom „Haut-Ich".

Wenn wir einen Raum betreten, dann schauen wir uns um, welche vertrauten oder auch unbekannten Gesichter wir sehen. Wir erfassen augenblicklich intuitiv, ob wir selbst wahrgenommen werden, auch ausreichend gesehen werden. Erst dann fühlen wir uns angenommen und beginnen wir uns wohlzufühlen.

Der Psychoanalytiker Martin Altmeyer sagt in Abwandlung von Descartes („Ich denke, also bin ich"): „Ich werde gesehen, also bin ich."

Und wie beschreiben die Dichter das Gesicht?

„Noch niemals hatte er Frau Chauchats Gesicht so nahe, so in allen Einzelheiten klar erkennbar vor sich gehabt: […] Das Entscheidende war wohl die Betontheit der hochsitzenden Wangenknochenpartie: sie bedrängte die ungewohnt flach, ungewohnt weit voneinander liegenden Augen und trieb sie ein wenig ins Schiefe, während sie zugleich die Ursache abgab für das weiche Konkav der Wangen, […] das wiederum die leicht aufgeworfene Üppigkeit der Lippen bewirkte. Dann aber waren da namentlich die Augen selbst gewesen, diese schmal (so fand Hans Castorp) schlechthin zauberhaft geschnittenen Kirgisenaugen, deren Farbe das Graublau oder Blaugrau ferner Berge war, und die sich zuweilen, bei einem gewissen Seitenblick, der nicht zum Sehen diente, auf eine schmelzende Weise völlig ins Schleierig-Nächtige verdunkeln konnte […].“

(Thomas Mann:
Der Zauberberg)

„‚Ich heiße Jewgenij Wassiljewitsch', anwortete Basarow mit etwas müder, aber männlicher Stimme, klappte den Kragen seines Mantels herunter und ließ Nikolaj Petrowitsch sein ganzes Gesicht sehen. Lang und mager, mit einer breiten Stirn, einer an der Wurzel flachen, unten spitz zulaufenden Nase, großen grünlichen Augen und einem herabhängenden sandfarbenen Backenbart, war es von einem ruhigen Lächeln belebt und drückte Selbstvertrauen und Intelligenz aus.“

(Iwan Turgenjew:
Väter und Söhne)

„Tschudi stützte sich den fiebrigen Kopf mit der Hand, die am Tisch lehnte, zwinkerte in immer kürzer werdenden Abständen ins Fenster hinaus.
Da, wo sein Mund verzogen und verstummt war, da war jetzt tiefes Ultramarin.
Da, wo seine Nase wie ein zerschmetterter Turm lag, darüber war unmittelbares Lila gestrichen, voll und leicht gepinselt, in die traurigen Wangen hinein, mit reichlich Juli-frischem, duftenden Baumschattenlicht, das im ganzen Zimmer zu kreisen begann, goldbunte rauschende Ast-Silhouetten, die sich schüttelten an der Decke über ihm.
Hellrosane und hellgelbe Tupfen auf den Brauen. [...] Violett silbrige Wimpern, die sich schlossen und nicht wieder öffneten.“

(Mariam Kühsel-Hussaini, Tschudi
[Anm. Beschreibung des kranken Gesichts im Krankenhaus])

„Fabricius drehte sich langsam nach mir herum. Sein Gesicht war völlig ausdruckslos. Es war nicht ernst oder besorgt. Es war ohne jeden Ausdruck. Offenbar hatte er auch meine Meldung nicht gehört. Plötzlich erkannte er mich. Im gleichen Augenblick füllte sich sein Gesicht, wie ein Schlauch sich mit Wasser füllt. Er lächelte. Aber sein Lächeln war noch leer. Dann setzte das Großhirn bei ihm ein.
Das Lächeln wurde vollendet liebenswürdig. Er musste ganz und gar erschöpft sein.“

(Peter Bamm:
Die unsichtbare Flagge)

In meinem Zimmer hängt ein großes Plakat von einer Liebermann-Ausstellung in der Kunsthalle Bremen (16.12.95–24.3.96). Dargestellt ist der Kopf des Chirurgen Ferdinand Sauerbruch. Es ist der Bildausschnitt eines berühmten Porträts, welches von Max Liebermann gemalt wurde.

Ich habe dieses Plakat erst wieder hervorgeholt und aufgehängt, nachdem ich den Charité-Film gesehen habe; ich wollte mir die Biographie von Sauerbruch wieder mehr gegenwärtig machen.

Das Gesicht ist beeindruckend, aber die Präsenz und Lebendigkeit von Sauerbruch wird erst richtig deutlich, wenn man sich das Gesamtbild anschaut.

Dann sieht man nicht nur die leichte Seitenneigung des Kopfes nach rechts, sondern auch eine leichte Drehung nach links zu der etwas nach vorne verschobenen linken Schulter. Die Arme sind gegeneinander verschränkt: die rechte Hand unterstützt den linken Unterarm. Das linke Bein ist über das rechte Bein geschlagen.

Der Oberkörper ist leicht nach vorne gebeugt; diese Haltung könnten wir als Zuwendung zum Betrachter interpretieren. Die verschränkten Arme deuten eher eine gewisse Contenance und Reserviertheit an. Beide Positionen stehen in einer gewissen Balance. Wir erinnern uns an Montaigne: Da ist nicht ein Organ, das nicht spricht. Man könnte sagen, der Körper imponiert als „erweitertes Gesicht“ des ganzen Menschen.

Wenn wir die Gesichtsübungen nur als Einzelübungen betrachten, dann sind sie nicht mehr als eine „lokale Gymnastik.“

Wir sollten uns daher bemühen, über Körper und Geist eine „schwebende Aufmerksamkeit“ wachsen zu lassen, um auf diese Weise dem „Ideal der Ganzheitlichkeit“ näher zu kommen.

Wir werden deshalb auch Kombinationsübungen kennenlernen und praktizieren, die gleichzeitig Gesicht, Rumpf, Beine ansprechen.

Über das Gesicht fahren

Vor weiteren Gesichtsübungen machen wir eine kleine Körperreise. Wir „fahren" sanft mit den Händen über unser Gesicht. Mit allen Fingern streifen wir die Stirnpartie symmetrisch von der Mitte zu den Seiten aus. Dann verbleiben wir im Bereich der Schläfen. Wir spüren eine Ebene oder ein Tal in dieser Körperlandschaft, je nach Konstitution. Unter den Fingern liegt mit der Haut verwachsen ein Kaumuskel: der Schläfenmuskel (M. temporalis). Wenn wir unsere Kiefer sanft zusammenpressen, dann wölben sich die Kaumuskeln unter unseren Fingerspitzen deutlich hervor. Dieser Muskelbauch ist auch von außen sichtbar.

Wartende

Wenn ich in der Praxis mit prüfendem Blick Wartende vor der Rezeption beobachte, dann kann es sein, dass ich bei einem / einer Patienten/-in Kaubewegungen an den Schläfen sehe. Selbst wenn die Gesamterscheinung scheinbar ruhig wirkt – also der / die Betreffende die Contenance bewahrt –, ist an der Schläfenbewegung eine innere Spannung erkennbar. Manchmal ist in diesem Bereich auch eine „Zornesader" geschwollen. Klug ist es, die Gesamtsituation zu erfassen und ggf. sofort lösungsorientiert zu handeln (z.B. mit einer formellen Frage an den Wartenden, die nur diskret im Nebenzimmer zu beantworten ist). Die Schläfenregion kann auch auffällig schmerzhaft sein bei Berührung; dann liegt eventuell eine Entzündung vor, die auf den rheumatischen Formenkreis deutet (Entzündung der Schläfenader; Arteriitis temporalis). Bei der Überfunktion der Schilddrüse (M. Basedow) beobachten wir manchmal eine besondere Schwäche und Rückbildung des Schläfenmuskels (hormonelle Muskelstörung; endokrine Myopathie).

* Wir gehen dann weiter mit unseren Tast-Übungen. Die Grenze zu den Augen bilden die Augenbrauen. Sanft gleiten unserer Hände von außen nach innen über die feine Haarstruktur. Mit zunehmenden Lebensjahren dünnen die Haare etwas aus.

Bei Hormonstörungen (Schilddrüsen- und Hypophysen-Unterfunktion) sind es die seitlichen Areale, die betroffen sind (Hertoghe-Zeichen). Beim Tasten der Augen wandern wir auch von den inneren Augenwinkeln nach außen.

Lage und Größe der Augen können für Mediziner wegweisend sein: Man kann Hinweise für eine Schilddrüsenerkrankung erhalten; es gibt auch lokale augenärztliche Ursachen.

Mit zunehmenden Lebensjahren entwickelt sich manchmal eine Bindegewebsschwäche an den Lidern, welche dann entsprechend der Schwerkraft nach unten hängen: sogenannte Schlupflider. Das belastet die Betroffenen, weil die schlaffen Lider einen müden Gesichtsausdruck hervorrufen können.

Tast-Übungen

Versuchen Sie mit den Zeigefingern die Kiefergelenke zu fühlen; bewegen sie hierzu den Unterkiefer. Anschließend mit allen Fingerspitzen von den Schläfen über die Wangen bis zu dem Unterkiefer streicheln.

* Wir gehen nun zu den Ohren. Zwischen Daumen und Zeigefinger umfassen Sie Ihre Ohrmuscheln und wandern tastend hin und her. Dann ziehen Sie sanft an den Ohrläppchen.

* Schließlich halten Sie beide Hohlhände über die Ohren. Beim Einatmen nehmen Sie die Hände zur Seite und beim Ausatmen legen Sie die Hohlhände wieder über die Ohren. Mehrfach ein- und ausatmen.
* Sie entwickeln den Eindruck, dass das Hörorgan Ihnen näher ins Bewusstsein rückt.

„Je stiller du bist,
umso mehr kannst du hören.“
(Chinesisches Sprichwort)

Und schließlich nehmen Sie beide Zeigefinger und streichen Sie sanft über Ihren Nasenrücken – werden Sie sich wieder der Anatomie Ihrer Nase bewusst.

Bei der Erwähnung der Nase erinnere ich mich an ein Bild aus dem Lesebuch meiner Schulzeit: Der Großvater mit seinem Enkel von Domenico Ghirlandaio („Bildnis eines alten Mannes mit einem Knaben“). Immer wieder schlug ich die Seiten dieses Bildes auf: Ich war fasziniert von der Anatomie der großväterlichen Nase, welche als Knollennase imponierte. Diese besondere Physiognomie beeinträchtigte in ihrer Wirkung aber nicht die liebevolle Beziehung zwischen Großvater und Enkel – im Gegenteil: Ich hatte das Gefühl, dass eine besonders innige Poesie von diesem Bilde ausging.

Medizinisch handelt es sich um ein sogenanntes Rhinophym, welches durch eine harmlose Zunahme der Talgdrüsenformationen an der Nasenspitze entstehen kann; mit zunehmenden Lebensjahren hat die Haut die Tendenz, solche „Jahresringe“ an der Nase wachsen zu lassen.

Nach Abschluss dieser kleinen Reise sind Sie Ihrem sensiblen Organ Gesicht (in seiner Außen- und Innenwirkung) vielleicht wieder näher gekommen.

Ich erwähne noch einmal die Gesichtskrankheit des Kunstexperten Hugo von Tschudi (1851–1911). Er litt an einer schweren Autoimmunerkrankung, welche sich bei ihm auch mit entzündlichen Erscheinungen im Gesicht manifestierte.

Auf dem Kunstgebiet war Tschudi ein Experte des Sehens, welches auch die Betrachtung von Gesichtern und Porträts einschließt. Auf diesem Gebiet war er ein Meister. Aber bei der Betrachtung des eigenen Gesichts lag seine Verunsicherung. Das Gesehen-Werden bereitete ihm Schwierigkeiten; er ließ sich eine Gesichts-Halbmaske anfertigen, welche zumindest die untere Gesichtshälfte bedeckte.

In einem fiktiven Gespräch mit Rudolf Virchow beschreibt die Schriftstellerin Mariam Kühsel-Hussaini das Anliegen Tschudis:

„‚Ich', begann er, ‚trage die Apokalypse im Gesicht, wie Sie ja sehen können. Ich will Sie bitten, mir eine … Maske anzufertigen. Manchmal sind die Menschen so nah, dann fühle ich nur noch kalte Augen überall, dann verliere ich den Boden unter meinen Füßen und das … das kann ich mir nicht leisten, ich habe so viel zu tun in der kommenden Zeit und ich brauche den Rückzug, um nicht … wahnsinnig zu werden.'"

Dieses Beispiel demonstriert, wie Herr von Tschudi, welcher laut Zeitzeugen von seiner Größe und Ausstrahlung her beeindruckend war, durch das Innen-Erleben seines Gesichts an die Grenze der seelischen Belastbarkeit kommen konnte. Die Innenspiegelung und die Außenspiegelung sind bei uns allen in permanenter Reflexion. Wie sehen wir uns? Wie sehen uns die anderen? Und wer wollen wir sein? Machen wir manchmal ein „Maskengesicht"?

Das versuchen auch die großen Künstler in den Gesichtern und Porträts darzustellen. Es wäre lohnend, bewusst mit dieser psychologischen Fragestellung eine Kunstbetrachtung durchzuführen. Neben dem Raum für künstlerische Maltechnik und Ikonographie ist dann die Gemäldegalerie auch ein *Spiegelsaal der Seele*.

Wir werden Schauspieler: Jacobson-Übungen der mimischen Muskulatur

Nehmen Sie eine ruhige Position ein: entweder im Sitzen oder Liegen.

* Lenken Sie Ihre Wahrnehmung zum Gesicht, lassen Sie den Kiefer etwas hängen, Lippen leicht geöffnet. Gehen Sie mit Ihrem Spürvermögen zu den Augenbrauen.
* Nach dem inneren Signal „Jetzt" beide Augenbrauen nach oben ziehen.
* 1–2 Atemzüge lang halten.
* Und wieder loslassen.
* Spüren, wie die Augenbrauen sanft zurückgleiten.
* Fühlen, wie die Stirn ganz glatt wird und auch die ganze Kopfhaut-Muskulatur. Entspannung über das Gesicht gleiten lassen.

Denkformel

* Stirn angenehm kühl (3 ×).

Pause …

* Dann bei den Augenbrauen verbleiben.
* Nach dem inneren Signal „Jetzt" Augenbrauen nach innen ziehen. So tun, als ob sich die Augenbrauen innen berühren sollen.
* 1–2 Atemzüge lang halten.
* Und wieder loslassen.
* Vorstellen, wie die Senkrechtfalte verstreicht und die Stirn ganz glatt wird.

Denkformel

* Stirn angenehm kühl (3 ×) oder: Immer cool bleiben (3 ×).

Pause …

* Achten Sie nun auf Ihre Augen und Lider.
* Nach dem inneren Signal „Jetzt" beide Augen sanft zusammenkneifen.
* 1–2 Atemzüge lang halten.
* Und wieder loslassen.
* Nachspüren. Vorstellen, wie die Augen entspannt tief nach unten auf den Boden der Augenhöhle sinken.

Denkformel

* Ich bin strahlende Lebenskraft (3 ×).

„Versuchen Sie nun
hinter den Augen zu lächeln."
(Östliche Weisheit)

* Pause … Atmen und lächeln …
* Gehen Sie nun zur Mitte Ihres Gesichts: zur Nase.
* Spüren Sie Ihre Nasenphysiognomie, besonders Ihre Nasenflügel. Spüren Sie, wie die Atemluft über Ihre Nasenöffnungen ein- und ausströmt. Registrieren Sie, wie der Atem kühl eingeatmet wird und wärmer wieder ausströmt. Schon diese innere Wahrnehmung hat beruhigende Wirkung.

Übung

* Nach dem inneren Signal „Jetzt“ beide Nasenflügel nach oben ziehen und halten.
* 1–2 Atemzüge.
* Und wieder loslassen.
* Die Nasenflügel entspannen. Um die Nase herum entspannen.

Denkformel

* Ich erfreue mich am Duft der großen weiten Welt (3 ×).
* Ich atme den „Duft der Zeit“ (Byung-Chul Han) (3 ×).

Ihre Nase wird nun in Ihrem Bewusstsein stärker wahrgenommen: Vielleicht riechen Sie wieder bewusster?

In der östlichen Weisheitslehre hat die Nasenatmung eine besondere Bedeutung. Beim Yoga wird die wechselseitige Nasenatmung praktiziert: Nadi Shodhana Pranayama. Dabei wird mit Nadi die sensible Nervenversorgung der Nase bezeichnet und Shodhana heißt sinngemäß ihre Reinigung. Die Pranayama-Übungen sind Rituale zur Zusammenführung von Körper und Seele. Bei der Yoga-Nasen-Atmung werden die Atemgänge abwechselnd mit den Fingern verschlossen.

In der Nachbereitung unserer Jacobson-Übung beobachten wir nur die Wege unserer Atemluft.

Durchführung

* Wir lenken die Wahrnehmung auf das rechte Nasenloch, beobachten die Einatmung rechts, bei der Ausatmung konzentrieren wir uns auf das linke Nasenloch, fühlen die Ausatmung links.
* In der Vorstellung wird die Einatmung über die linke Seite und die Ausatmung wieder über die rechte Seite beobachtet (usw.).

„Er hatte eine intelligente Nase."
(Peter Bamm)

Wir lenken nun unsere innere Aufmerksamkeit zur Mundpartie.

* Nach dem inneren Signal „Jetzt" werden die Mundwinkel nach unten gezogen.
* 1–2 Atemzüge lang halten.
* Und wieder loslassen.
* Locker lassen. Mundpartie weich werden lassen, Lippen leicht öffnen. Ein leichtes Lächeln auf den Lippen …

Denkformel

* Lachen ist die beste Medizin (3 ×).

„Voltaire sagte, der Himmel habe uns zum Gegengewicht gegen die vielen Mühseligkeiten des Lebens zwei Dinge gegeben: die Hoffnung und den Schlaf. Er hätte auch das Lachen dazu rechnen können."

(Immanuel Kant,
zitiert nach Manfred Geier)

Jacobson-Übungen sind keine Psychotherapie im engeren Sinn; sie sind eine Form der *Achtsamkeit*, bei welcher wir von innen auf unseren Körper schauen. Bei den gerade vorgestellten Gesichtsübungen konzentrieren wir uns auf unsere mimische Muskulatur. Wir achten auf die Feinheiten unseres Gesichts; dabei machen wir uns unser Mienenspiel ganz bewusst. Innerlich sagten wir uns: „Das ist meine Stirn, wenn ich sie in Falten lege – so fühlen sich meine Nasenwurzeln an, wenn ich sie anspanne usw."

Unser Gegenüber sieht uns möglicherweise anders. Die Gesellschaft fordert in gewisser Hinsicht auch ein anderes Gesicht von uns (eine soziale Maske) – z. B. mit einer besonderen Frisur oder einer „sportlichen" sonnengebräunten Haut. Manchmal haben wir das Gefühl, dass bei Menschen, die in der Öffentlichkeit stehen, das Lächeln wie eingeübt wirkt. Es wirkt dann wie ein gesellschaftliches Spiel. Die Maler haben im Selbstporträt die besondere Freiheit, ihre Persönlichkeit nach eigenem Wunsche zu gestalten und durchklingen zu lassen. Diesen Blick auf sich selbst kann man besonders bei Rembrandt beobachten, welcher in verschiedenen Lebensphasen zahlreiche Selbstporträts gemalt hat.

In meiner Wohnung hängt ein Ausstellungsplakat mit neun Selbstbildnissen Rembrandts – von der Jugend an bis ins höhere Lebensalter. Wenn wir ein Kunstmuseum besuchen, können wir uns ganz auf die künstlerische Gestaltung konzentrieren; wir haben aber auch die Möglichkeit, die Begegnung mit der Kunst als Eigenreflexion und spontane Selbsterfahrung zu erleben (oder auch zuzulassen).

Morgenritual: Aufrichten

Ein gebeugtes Sitzen ist die gewohnheitsmäßige Haltung vieler Menschen. Aus diesem Grunde ist es für die Körperbalance wichtig, den Körper möglichst mehrmals am Tage in eine Gegenbewegung zu bringen. Das gelingt durch ein bewusstes Strecken aller Glieder und Wirbel.

Streckübung

Stellen Sie sich in die Mitte des Raumes. Machen Sie sich so lang wie möglich. Strecken Sie Ihre Arme und Beine und Ihren Rumpf ganz bewusst. Bemühen Sie sich, die Zimmerdecke mit den Fingerspitzen erreichen zu wollen. Stellen Sie sich auf Ihre Zehenspitzen. Wenn Sie etwas aus dem Gleichgewicht kommen, versuchen Sie es erneut. Möglichst 30 Sekunden durchhalten.

* Dynamisch und spielerisch: Kirschenpflücken …
  Stellen Sie sich vor, Sie stehen unter einem Kirschbaum mit zahlreichen reifen Kirschen über Ihnen. Nun bewegen Sie sich wie in der Kindheit: Sie möchten mit ausgestreckten Armen die Kirschen pflücken. Dies führt zu einer sehr starken Asymmetrie Ihrer Streckbewegungen. Um an die höheren Zweige zu gelangen, ist es notwendig zu springen und zu hüpfen. Das gelingt besonders gut in der Gruppe; das Spielerische wird durch Lachen und humorvolle Bemerkungen gefördert. Eine ausreichende Weite des Übungsraumes fördert die ausladenden Streckungen und Drehungen. Der Kreativität der Bewegungen sind keine Grenzen gesetzt.
* Musik: Ralph Vaughan Williams: „Fantasia on Greensleeves."

Herr Keuner und Freiübungen

„Ein Freund erzählte Herrn Keuner, seine Gesundheit sei besser, seit er im Garten im Herbst alle Kirschen eines großen Baumes gepflückt habe. Er sei bis ans Ende der Äste gekrochen, und die vielfältigen Bewegungen, das Umsich- und Übersichgreifen müssten ihm gutgetan haben.

‚Haben Sie die Kirschen gegessen?', fragte Herr Keuner, und im Besitz einer bejahenden Antwort sagte er: ‚Das sind Leibesübungen, die ich auch mir gestatten würde.'"

(Bertolt Brecht)

Am Spätvormittag …

Nach einem Dauerlauf im Park lenke ich meine Schritte auf einen einsamen Nebenweg. Hier mache ich zum Ausklang einige spielerische Bewegungen. Ich laufe rückwärts, dann seitwärts, hebe meine Arme nach oben. Dann mache ich anschließend Drehbewegungen mit dem ganzen Körper – in beide Richtungen. Schön und wirkungsvoll ist das Gestikulieren mit den Armen – lustig auch das Hüpfen auf einem Bein.

Der Phantasie sind keine Grenzen gesetzt. Die Arme können als Windmühlenflügel benutzt werden. Am Ende mal kräftig mit den Knien schlottern. Die Waldluft tief ein- und ausatmen. Auch Keuchen ist erholsam. Herrlich, dieser Atem des Waldes! Viele Figuren habe ich den Kindern am Strand abgeguckt.

Sollten einige Wanderer zufällig auch den einsamen Nebenweg begehen, dann wundern sie sich – vielleicht drehen sie sich mit einem kleinen, vielsagenden Lächeln noch einmal nach mir um.

Wenn ich diese Übungen vor den Augen meiner Enkelkinder mache, freuen sie sich und verstehen mich. Man kann ihnen dann noch das Gedicht über das Lachen von Mascha Kaléko vorlesen.

Chassidische Legende

„Wie man Geschichten erzählen soll?
So, dass sie einem selbst helfen.

Mein Großvater war lahm. Einmal bat man ihn, eine Geschichte von seinem Lehrer zu erzählen. Da erzählte er, wie der große Baalsche beim Beten zu hüpfen und zu tanzen pflegte. Mein Großvater stand und erzählte, und die Erzählung riss ihn so hin, dass er hüpfend und tanzend zeigen musste, wie der Meister es gemacht hatte.
Von der Stunde an war er geheilt.
So soll man Geschichten erzählen!"

(Ja zu jedem Tag,
Neukirchen)

Und siehe da: ein Dromedar … Die innere Uhr

Was ich nicht messen kann, glaube ich nicht – sagen manche Menschen in unserer vernunftorientierten Welt. Was nicht in Zahlen ausgedrückt werden kann, ist nicht existent: in diesem Sinne offenbart sich unser aufgeklärter Zeitgeist. Im Sport können wir Leistung mit elektronischen Uhren messen. Gebannt schauen viele Läufer und Läuferinnen auf die Zahlen ihrer Uhren am Handgelenk während des Laufens. Aber wann soll der Mensch ausruhen, schlafen oder eine Mittagspause machen?

Dafür haben wir unsere innere Uhr, die so alt ist wie die Menschheit. Der innere Rhythmus – von Anspannung und Entspannung – ist scheinbar nur etwas Gefühltes oder Irrationales; überraschenderweise entspricht er aber hormonellen Veränderungen, die gemessen werden können.

Unser Stresshormon Cortisol hat in den Morgenstunden seinen höchsten Wert; die Konzentration sinkt langsam bis zur Mittagszeit in ein mäßiges Tal ab; in den Nachmittagsstunden steigt der Messwert zu einem „flachen Hügel“ wieder an, um dann in den Abendstunden und Nachtstunden auf sehr niedrige Werte abzufallen.

Wenn man zahlreiche Messwerte durch wiederholte Blutentnahmen bei einem gesunden Menschen aufzeichnet und die Zahlenwerte auf einer Kurve verbindet, dann könnte man mit Phantasie sagen: „Und siehe da: ein Dromedar! – im Profil.“

Der morgendliche hohe Wert entspricht dem langen Hals und Kopf, der Nachmittagsanstieg könnte dem Höcker des Tieres entsprechen.

Die Schwankungen unseres Stress- oder Aktivitätshormons haben auch eine Wirkung auf unsere Gemütslage. In der Mittagszeit – in der Senke zwischen Hals und Höcker des Dromedars – sehnen wir uns nach einer Ernährungspause und vielleicht nach einem kleinen Nickerchen.

Die Gewohnheit der Mittagspause wird gerne mit äußeren kulturellen Faktoren erklärt. In den Mittelmeerländern sei es zu heiß zum Arbeiten, wenn die Sonne hoch am Himmel steht. Die Siesta ist der gewohnheitsmäßige Mittagsschlaf in Spanien; das Ritual und das Wort haben aber auch die Italiener übernommen. In den nordischen Ländern steht einem eine Mittagspause zu; sie ist auch durch Arbeitskämpfe rechtlich erstritten worden. Häufig wird sie ganz pragmatisch als Essenszeit gesehen. Wir vergessen in diesem Zusammenhang unseren inneren natürlichen Körperrhythmus, der uns zu einem Innehalten – körperlich und geistig – gemahnt.

Im Mittelhirn wird der „Thermostat" verstellt auf Mittagszeit. Das Gehirn tritt auf die Bremse: es wird weniger Freisetzungshormon (Corticotropin Releasing factor) für die Hirnanhangsdrüse ausgeschüttet. Diese übergeordnete Drüse vermindert jetzt die Stimulation unserer Nebenniere, wo das Stress- und Aktivitätshormon Cortisol hergestellt wird. In der Folge sinkt unsere Cortisolproduktion. Es wäre nun paradox, wenn unsere innere Cortisol-Fabrik auf Ruhe schaltete und wir in unseren äußeren Tätigkeiten (Büro, Fabrik) unvermindert auf hohem Niveau weiter agieren würden. Es gibt somit auch innere Gründe innezuhalten: Wir sollten also in uns hineinhorchen, wann im Mittelhirn unser „digitaler" Regelkreis umgestellt wird.

Das Sehnen nach einer Pause gehört auch zur Körpererfahrung. Das Fühlen dieser inneren Veränderungen will geübt und zugelassen werden. Das ist auch ein besonderes Ich-Erlebnis.

Auf-hören … Mach mal Pause!

In dem Wort Pause ist die griechische Bedeutung „pauein" – d.h. aufhören – enthalten. Das mag uns verdeutlichen, dass der Schritt in die Pause dem Genießen der Pause vorgeschaltet ist. Wir müssen uns sagen: „Jetzt höre ich auf und gehe in die (wohlverdiente)

Pause." Die Leistungsgesellschaft zwingt uns Bedingungen auf, welche eine sinnvolle Pausenkultur zumindest erschwert. Aus betrieblichen Gründen ist eine bestimmte Pausenzeit vorgeschrieben. Nicht jeder / jede kann nach Lust und Laune die Arbeit niederlegen und sagen: Ich bin dann mal weg. Das verstehe ich und jede andere Forderung wäre wirklichkeitsfremd. Aber wie ist es mit den kleinen Pausen zwischendurch? Im Kollegenkreis wird diese Frage sicherlich kontrovers beurteilt: wie lang darf eine Mini-Pause sein?

Hierzu eine kleine Anekdote aus meinem Klinikleben: Es war Dezember. Draußen schneite es. In der Röntgenabteilung der Universitätsklinik Heidelberg war viel zu tun. Zahlreiche Patienten und Patientinnen warteten in ihren Rollbetten vor der Nierenuntersuchung. Eine Röntgenassistentin fragte: „Wo ist eigentlich Herr Dr. T.?" Es sollte eine Kontrastmittelinfusion angelegt werden. Herr Kollege T. war wie vom Erdboden verschwunden. Nach ca. einer Stunde war er wieder zur Stelle mit den Worten: „Habe jetzt einen schönen Weihnachtsbaum erstanden". Die Verkaufsstelle wäre auch für die anderen empfehlenswert. Diese mir unvergessliche Episode ist heute nicht mehr möglich.

Aus gesundheitlichen Gründen sind aber Mini-Pausen notwendig und empfehlenswert. Das „Auf-hören" bedeutet auch auf eine innere Stimme hören, die uns bedeutet, dass der Nacken schmerzt oder die Konzentration nachlässt.

Dann sollten wir eine Kurzentspannung nach Jacobson machen

Sich vor dem PC etwas aufrichten, die Arme seitlich locker fallen lassen.

* Dann nach dem inneren Signal „Jetzt" die Schultern nach hinten ziehen.
* 1–2 Atemzüge lang halten.
* Dann loslassen, lockerlassen.

Denkformel

* Ich lasse los (6 ×).
* Und: Meine Ideen sprudeln wieder (3 ×).
* Danach aufstehen, sich strecken und einige Schritte im Raum umhergehen – falls Sie die Möglichkeit dazu haben.

Eine kleine meditative Atemübung hilft bei der Kurzentspannung.

R-R-Atemübung

In der Einatmungsphase lassen Sie gedanklich den kräftigenden Sauerstoff in alle Bereiche des Körpers fließen; wenn Sie die Atemluft wieder loslassen, dann lassen Sie gleichzeitig – „denkfühlend" – auch Ihre Schultern los.

* Phase 1: Regeneration
  und
* Phase 2: Relaxation. (Aladar Kogler: Yoga für Sportler)

Im Homeoffice ist es vielleicht auch möglich, für eine kurze Zeit den PC auf ein Stehpult zu stellen. Sie haben nun die Freiheit, einige

Schritte im Zimmer zu machen und gelockert wieder zum Stehpult zurückzukehren und neue Gedanken in den PC einzugeben. Muskeln und Geist stehen in Wechselwirkung. Das bedeutet: festgefahrene Gedanken können durch Muskeltätigkeit wieder bewegt werden. Als ich Goethes Wohnhaus in Weimar besuchte, bewunderte ich Goethes Stehpult. Ich stellte mir vor, er ginge im Zimmer hin und her, hielte dann inne (kurze Pause), ginge wieder zum Pult und schrieb die nächste Zeile eines Gedichts – vielleicht war es so (oder auch anders).

Gehen Sie auf Goethes vermeintlichen Spuren!

Abschließend noch eine Bemerkung zur „Mini-Minipause." Ich erinnere mich an eine Episode in meiner Praxis. Es war Januar; von allen Seiten stürmte Arbeit auf mich ein, ich war im Stress und wusste nicht, wo mir der Kopf stand. In dieser hektischen Phase stellte meine Helferin unvermittelt ein Telefonat eines besonders anspruchsvollen Patienten in mein Zimmer durch – mit der Bemerkung, Herr R. wolle mich sofort sprechen. Ich habe den Vorgang bewusst etwas verzögert, habe den Hörer nicht sofort abgenommen. Habe eine Atemübung gemacht. Bewusstes Einatmen mit Konzentration aufs rechte Nasenloch – bewusstes Ausatmen durchs linke Nasenloch. Durchs linke Nasenloch einatmen und durchs rechte wieder ausatmen. Und „hinter den Augen lächeln" (chinesisches Sprichwort).

Sprechstunde

Dann „entspannt" das Telefonat beginnen:

- Hallo?

„Bin ich mit dem Doktor verbunden?"

- Ja, was gibt es denn?

„Also, meine Frau und ich meinen … "

- Soll ich sofort kommen?

„Nein, überhaupt nicht, es ist was ganz anderes, … äh …"

- Ja, was denn? … Sehr dringlich?

„Eigentlich ja, wenn ich nicht störe … Meine Frau und ich möchten Ihnen ein gesundes Neues Jahr wünschen."

Der Cortisol-Wert sinkt verschämt (eigentlich unser Aktivhormon) hinter dem Dromedar-Nacken in eine kleine Senke. Wir gähnen schon mal zur Einstimmung und gönnen uns dann – wenn die Umstände es erlauben – einen kleinen Mittagsschlaf. Im Stationszimmer des Krankenhauses legte ich mich gerne auf die Untersuchungsliege und schlief sofort ein – auch ohne Entspannungsübungen. Nach ca. 15 Minuten wachte ich erfrischt auf. Die Schwestern und Pfleger wussten: den Arzt nicht stören, er hält Mittagsschlaf. Es war ein Rhythmus, welchen ich seit meiner Kindheit kannte.

Ich erinnere mich, wie der Postbote um circa 14 Uhr ein Päckchen bei uns zu Hause abgeben wollte. Er hatte mehrmals vergeblich geklingelt. Dann erschien mein Vater an der Tür und sagte gequält: „Konnte ich ja nicht hören, bin jetzt aus dem Mittagsschlaf aufgeschreckt." Man bedankte sich beim Postboten und besänftigte ihn mit den Worten: „Nichts für ungut, konnten Sie ja nicht wissen."

Der Mittagsschlaf wurde bei uns als kulturelles Ritual mit nachträglichem Kaffeetrinken zelebriert. Thierry Paquot schrieb ein schönes Buch über „Die Kunst des Mittagsschlafs". Er erinnert sich: *„Mein Großvater mütterlicherseits hielt fröhlich Mittagsschlaf. Er hatte dabei jedoch weder etwas von einem Sonderling noch von einem Mönch: Er organisierte seine Zeit, indem er sie genoss und vielleicht besser als wir ihre Dichte ermaß. […]* Im Weiteren schreibt Paquot: *„Tolstoi gibt sich mitten im russischen Winter mit Genuss dem Ritual der Siesta hin. Die Lektüre einer ohnehin niemals vollständigen Liste der Schriftsteller, die mehr oder weniger ausgiebig die Siesta erwähnen, wäre ermüdend. Doch man kann nur staunen, wie häufig das Wort Mittagsschlaf in Romanen, Tagebüchern, Briefsammlungen und Ähnlichem vorkommt."* (Thierry Paquot: Die Kunst des Mittagsschlafs, L.S.D., 2011)

Aber nicht jedem ist es vergönnt, einen Mittagsschlaf halten zu können; berufliche Gründe. Wie kann man dann das kleine Cortisol-Tief überwinden? Der Psychoanalytiker Paul Parin erinnert sich an seinen Lehrer Professor Otto Loewi, welcher regelmäßig um 14 Uhr eine Vorlesung halten musste. Wiederholt habe Loewi als Pharmakologe die Vorzüge des Kaffees beschrieben. Allein der Genuss von zwei Tassen Kaffee mache es ihm möglich, zu dieser Tageszeit, die eigentlich dem rituellen Mittagsschlaf geweiht ist, die Vorlesung durchzustehen. (Paul Parin: Weise Pharma-Greise, in: Kursbuch, Juni 1997)

Entspannungsübung – Einleitung des Mittagsschlafes

Nehmen Sie eine entspannte Haltung ein. Lenken Sie die innere Wahrnehmung auf Ihre Augen.

Übung 1: Blinzeln

Das Wort *Mystik* kommt aus dem Griechischen: myein = blinzeln. Blinzeln Sie ein wenig mit Ihren Augenlidern. Versuchen Sie, eine minimale Sehspalte zu erhalten, ganz sanft blinzeln … Spüren Sie, wie sich Ober- und Unterlider berühren – sich auch asymmetrisch sanft bewegen – und immer wieder anders touchieren. Im minimalen Sehspalt verschwimmen Licht und Strukturen.

* Dann die Augen ganz schließen. Oberlider schwer werden lassen. Die Lider decken die Augen zu.

Übung 2: Augen-Innen-Oben-Übung

* Mit der Fingerspitze des Mittelfingers sanft die Mitte zwischen beiden Augen berühren – etwas oberhalb der Nasenwurzel.

* Jetzt die geschlossenen Augäpfel nach innen oben drehen, mit geschlossenen Augen von innen den Berührungspunkt des Mittelfingers anschauen.
* Die Seh-Achsen kreuzen sich im Berührungspunkt.
* 1–2 Atemzüge lang halten.
* Und wieder loslassen, Augäpfel gleiten wieder in Normalstellung, Hand wieder zurücknehmen in die Ausgangsstellung.

* Vgl. Yogi Deenbandhu: Das rororo Yoga-Buch für Anfänger und für Fortgeschrittene.

Der Berührungspunkt zwischen den Augen entspricht in der östlichen Weisheitslehre einem energetischen Sammlungsort: der Ajna Chakra. Ungefähr in Projektion zur Nasenwurzel liegt die Hirnanhangsdrüse. Sie heißt in der medizinischen Terminologie „Hypophyse"; sie ist eine übergeordnete Hormondrüse, die auch in die Regulation unseres Cortisols eingebunden ist. Und schon sind wir wieder bei der wunderbaren Regulation unserer Aktivität: der Dromedar-Kurve.

Östliche Weisheitslehre und westliche Entspannungstheorien sind sich nahe – berühren und ergänzen sich.

Urbi et orbi

Wir kennen diesen lateinischen Segensspruch. Er bedeutet: „der Stadt und dem Erdkreis."

Das lateinische Wort „orbis" bedeutet Kreis, Rundung, aber auch Kreislauf. Von „orbis" abgeleitet oder eng verwandt ist der Begriff „Orbita": kreisförmige Wagenspur. Es ist der anatomische Name für die Augenhöhle, welcher schon im Mittelalter von Gerardus Cremonensis (1114–1187) geprägt wurde (Julius Hirschberg: Geschichte der Augenheilkunde, 1908).

Beim Wort „Wagenspur" denken wir sofort an Pferd und Wagen, die in Bewegung sind. Die sich drehenden Organe sind die Augäpfel. Die Beweger der Augäpfel – die Pferde – sind die Augenmuskeln. Wir haben auf jeder Seite vier gerade und zwei schräge Augenmuskeln.

Und welche Funktion haben die Nerven im Bild von „Pferd und Wagen"? Sie sind die Zügel. –

Die Orbita (Augenhöhle) wäre also eine Rundung oder kreisförmige Bahn, auf welcher sich die Augäpfel bewegen. In der Astronomie nennen wir die Umlaufbahn der Satelliten auch „Orbit" (wieder ein neuer Begriff).

Nach dieser kleinen Einleitung wenden wir uns den Muskelübungen der Augen zu.

Vorbereitende Übungen

Diese Übungen dienen der Wahrnehmung unserer Sehorgane und dem bewussten Fühlen unseres Sehens. Stress kann sich auch auf die Augen auswirken: „flackeriger Blick". Unruhige Gedanken haben ebenfalls Einfluss auf die Augen. Auch „akustische Vorstellungsbilder werden von Anspannung begleitet, und zwar meist in den Augenmuskeln, als ob die Augen nach der Quelle des Geräusches suchten." (Edmund Jacobson: Entspannung als Therapie, Pfeiffer, 1996, S. 165)

* Um unseren Gedankenfluss zu beruhigen (kreisende Gedanken), sollten wir neben der Sprechmuskulatur auch unsere Augenmuskeln entspannen.
* Nehmen Sie eine entspannte Haltung ein. Lockern Sie sich in den Schultern. Bewegen Sie in Zeitlupentempo ganz leicht den Kopf nach rechts, dann wieder nach links. Dann ein wenig das Kinn anheben und wieder langsam senken und in der Mittelstellung zur Ruhe kommen.
* Bewegen Sie nun vorsichtig sanft Ihren Kopf nach rechts und wieder nach links und versuchen Sie nur die Farbe Rot wahrzunehmen.
* Wiederholen Sie die Übungen mit den Farben Blau, Gelb, Grün. (Lisette Scholl: Das neue Augentraining, Goldmann, 1994)

Die Hinwendung zur Innenschau wird gefördert durch die Blinzel-Übung.

Wir versuchen die Lidspalte ganz eng zu stellen, so dass sich Ober- und Unterlider sanft berühren. Dann Minimalbewegungen mit den Lidern machen und schließlich die Augen vollständig schließen.

* Machen Sie jetzt kreisförmige Bulbus-(Augapfel-)Bewegungen im Uhrzeigersinn (4 ×), dann rotierende Bewegungen in der Gegenrichtung (4 ×).
* In der Mittelstellung ausruhen. Innehalten und sich erinnern, wie der Raum rechts von Ihnen beschaffen ist. Erinnern Sie sich an Details? Gegenstände? Farben? Dann erinnern Sie sich, wie der Raum oben, unten und links beschaffen ist.
* Dieses Erinnern fördert Ihre meditative Versenkung.

Augen-innen-oben-Übung

Lenken Sie Ihre Sehachse nach innen oben, schräg in Richtung eines visionären Punktes zwischen den Augen (Energiezentrum: Ajna-Chacra).

* 1–2 Atemzüge lang halten und wieder in Geradeaus-Richtung gleiten lassen.

Jacobson der Augen

* Nach dem inneren Signal „Jetzt" die Augäpfel nach rechts ziehen (4 Atemzüge lang halten).
* Dann nach links ziehen (4 Atemzüge lang halten).
* Dann nach oben ziehen (4 Atemzüge lang halten).
* Dann nach unten ziehen (4 Atemzüge lang halten).

Denkformel I

* Stellen Sie sich vor, dass Ihre Augäpfel ganz entspannt nach unten sinken und sich auf dem Boden der Orbita ausruhen. Mit etwas Phantasie können Sie sich vielleicht auch vorstellen, dass Ihre Augäpfel wie zwei kugelige Fische in einem Aquarium immer weiter nach unten schwimmen und schließlich am Boden ausruhen.

Denkformel II

* Ich ruhe in mir selbst.

„Wär nicht das Auge sonnenhaft,
die Sonne könnt es nicht erblicken.
Läg nicht in uns des Gottes Kraft,
wie könnt uns Göttliches entzücken."

(J. W. Goethe)

Mit entspannten Augen – eine neue Blickkultur

Äußerer Stress ist meist mit bildhaften Situationen verknüpft, welche uns in eine Unruhe versetzen können. Auch virtuelle Bilder oder Hörbilder werden von Augenmuskelverspannungen begleitet, welche wiederum rückwirkend unser zentrales Nervensystem reizen. Gefühle der Unruhe und Nervosität verstärken sich in einem Circulus vitiosus; äußerlich sind diese Zustände an einem „gestressten" Auge erkennbar (wie oben erläutert).

Die Entspannungsübungen der Augen im Verbund mit einer Lockerung der Sprechmuskultur fördert eine Beruhigung unserer Gedanken. Wir können diese Jacobson-Übungen als Kurzentspannung in den Alltag integrieren. Ergänzend – im Sinne der Achtsamkeit – sollten wir auch über unser „geistiges Sehen" reflektieren.

Ich erinnere an unsere Dromedarkurve: Um die Mittagszeit spüren wir unsere innere Uhr, welche uns an eine Pause gemahnt. Viele Dinge sind geschafft – einige Projekte in der Entstehung. Mit Enthusiasmus wurde der Tag begonnen – mit Übereifer, vielleicht etwas zu hektisch. Jetzt gilt es, die Übersicht nicht zu verlieren. Auf der Mitte der Zeit – der „Anhöhe" – innehalten, dann nach allen

Seiten blicken und auf die geleistete Arbeit zurückschauen: Was ist wichtig, was ist weniger wichtig, was muss noch getan werden?

Auch der Maler eines Bildes läuft Gefahr, sich im Übereifer in Details zu verstricken. Hin und wieder ist es notwendig, den Malerpinsel loszulassen und vom Bild einige Schritte zurückzutreten. Das Gesamtbild ist im Auge zu behalten; das Bild muss von verschiedenen Blickpunkten und in einem verschiedenen Licht gesehen werden. So ist es auch mit unserem Leben. Von allen Seiten werden wir mit Daten konfrontiert, in deren Flut wir zu ertrinken drohen. In der Sprache der jungen Menschen heißt es: Wir werden „zugetextet".

Um die Übersicht und den Durchblick zu erhalten, sollten wir auch in einem größeren zeitlichen Zusammenhang den Urlaub nicht vergessen. Wir müssen immer eine andere Perspektive zu unserem Leben finden. Aus der Entfernung – vom Meer – sieht alles anders aus. Das Wandern am Strand ist für unser Sehen ein physiologisches Augentraining.

Was sehen wir in der Nähe? Unter unseren Füßen? Haben wir gerade Bernstein gefunden?

Dann schweift der Blick wieder in die Ferne; wir lassen unsere Blicke tragen auf den Flügeln der Möwen immer weiter und immer höher. So üben wir uns im Weitblick und in einer neuen Blickkultur …

Herr Keuners Blickkultur

„Herr K., befragt über die Arbeitsweise zweier Theaterleute, verglich sie folgendermaßen: ‚Ich kenne einen Fahrer, der die Verkehrsregeln gut kennt, innehält und für sich zu nutzen weiß. Er versteht es geschickt vorzupreschen, dann wieder eine regelmäßige Geschwindigkeit zu halten, seinen Motor zu schonen, und so findet er vorsichtig und kühn seinen Weg zwischen den andern Fahrzeugen. Ein anderer Fahrer, den ich kenne, geht

anders vor. Mehr als an seinem Weg ist er interessiert am gesamten Verkehr und fühlt sich nur als ein Teilchen davon. Er nimmt nicht seine Rechte wahr und tut sich nicht persönlich hervor. Er fährt im Geist mit dem Wagen vor ihm und dem Wagen hinter ihm, mit einem ständigen Vergnügen an dem Vorwärtskommen aller Wägen und der Fußgänger dazu.'"

(Bertolt Brecht:
Geschichten von Herrn Keuner)

Anekdote

Eine Taxe fuhr mich in meinem Stadtteil zur Autowerkstatt. Ich saß vorne neben dem Taxifahrer. Nach einem anfänglichen Smalltalk eine kleine Pause des Schweigens.

Dann bemerkte ich: „Ich finde, Sie fahren sehr fließend, kein ruckartiges Bremsen oder übermäßiges Beschleunigen."

Antwort des Taxifahrers mit einem Lächeln: „Ja, das mache ich bewusst, aber Sie sind der Erste, der das bemerkt."

Sehend die Natur erleben

„Ein Regentag ist für einen Waldspaziergang perfekt. Ich habe das immer gefunden; nie scheinen die Wälder Maines so frisch und lebendig wie bei feuchtem Wetter. Die Nadeln der Immergrünen tragen dann einen Silberhauch; die Farne sind von fast tropischer Üppigkeit und jedes Blatt ist von kristallenen Tropfen gesäumt. Seltsam gefärbte Pilze – senf- und aprikosenfarben und scharlachrot – drängen aus der Lauberde, und all die Flechten und Moose sind mit grüner und silbriger Frische zum Leben erwacht.

Ich weiß jetzt, dass sich die Natur ein paar ihrer kostbarsten Belohnungen auch für Kinder für jene Tage aufspart, an denen sie in düsterer Stimmung zu sein scheint. Roger erinnerte mich im letzten Sommer auf einem langen Spaziergang durch den regennassen Wald daran – nicht mit Worten natürlich, aber durch seine Reaktionen. Es schüttete seit Tagen und war diesig, der Regen prasselte gegen das Panoramafenster, und der Dunst versperrte die Sicht auf die Bucht. Keine Hummerfischer, die sich an ihren Fallen zu schaffen machten, keine Möwen am Strand; es gab kaum Eichhörnchen zu sehen. Für einen rastlosen Dreijährigen wurde das Cottage bald zu klein.
‚Lass uns in den Wald gehen', sagte ich. ‚Vielleicht sehen wir ja einen Fuchs oder ein Reh.'
Also rein ins gelbe Ölzeug und den Südwester aufgesetzt und in freudiger Erwartung nach draußen."

(Rachel Carson:
Magie des Staunens).

Ortswechsel ist Perspektivwechsel

„Seine regelmäßigen Sommeraufenthalte, die ihn aus der heißen Stadt und seiner Wohnung nahe dem stinkenden Landwehrkanal ins Freie führten, nannte Fontane nicht Urlaub, sondern ‚Arbeitsreisen', die er sich trotz seines kleinen Budgets erlauben dürfte, wie er seinem Verleger verschmitzt gestand. (13.7.1883) Mehrmals fuhr er nach Thale im Harz, nach Krummhübel und Schmiedeberg im Riesengebirge, nach Norderney, Kissingen und an die Ostsee."

(Dagmar von Gersdorff: Vaters Tochter)

Ein Ortswechsel stimuliert unsere Sinne und kann uns auf neue Gedanken bringen. Künstler nutzen die Chance, um ihre Kreativität zu steigern. Neuerdings sprechen wir auch gerne vom „Retreat"; man muss sich mal zurückziehen dürfen.

Der Maler Siegward Sprotte (1913–2004)

Siegward Sprotte liebte die Nordsee. Sechs Monate des Jahres wohnte er in seinem Haus in Kampen auf Sylt. In seiner Galerie „Falkenstern Fine Art" ist folgender Text zu lesen:

Warum ich nach Sylt ging

„Freiwillig ging ich in die Wüste wie von den Alten einer,
um mich zu sammeln, um lauter und eindringlicher
meine eigene Stimme zu vernehmen. Ich floh vor dem
vielen Grün der deutschen Landschaft. Ödere Töne wollt
mein Auge, herb und anfänglich wie die Farben der
Flechten und Moose. Als ein werdender Mensch ging ich
in die Wüste und hielt Zwiesprache mit den Elementen,
mit Sand, Luft und Wasser. Ich suchte Algen am Strand,
Steine und Muscheln sammelte ich und pflückte Gräser
und Strandhafer. Und in allem vernahm ich mich selbst.
Ich hörte meine Stimme in dem Tosen des Sturmes.
In den windstillen Wassern erblickte ich mein eigenes
Auge. Fern von den Menschen fand ich den Menschen.
Umgekehrt ward mir der Sinn. Was vorher ich floh, das
zog mich jetzt an. Die grünen Töne des Lebens! Wie
grüßen sie mich und sprechen zu mir!"

(Siegward Sprotte:
Sommer 1948 in Kampen)

Kraftvoll

Morgenritual … Kraftvoll den Tag beginnen

Musikvorschlag: Ottorino Respighi: „Die Vögel", Prelude.

In die Mitte des Zimmers stellen oder vor die Haustür oder auf die Terrasse. Hören, wie die Vögel zwitschern.

* Festen Stand spüren. Im Becken leicht wippen. In der Wirbelsäule wiegen, sich nach allen Seiten drehen, Arme schlenkern, den Kopf wie eine Blüte im Wind schaukeln lassen. Mit dem ganzen Körper fröhlich tänzeln …
* Das Ein und Aus des Atems spüren … Im Ausatmen bewusst die Sorgen des Morgens loslassen.

Kraftvolle Atemübung

* Beim Einatmen fest die Fäuste ballen, die Arme beugen und hoch bis in die Höhe des Kopfes ziehen. Weiter auf den Atem hören … Beim nächsten Ausatmen kraftvoll mit den angespannten Armen aktiv zittern und vibrieren – und mit dem Unterkiefer schlottern. Arme, Schultern, Unterkiefer fallen lassen …
* Ruhiges, bewusstes Atmen genießen.
* Versuchen Sie hinter den Augen zu lächeln.

Variation

* Beim Einatmen Fäuste ballen, die Arme beugen und hoch über den Kopf ziehen – dabei kräftig vibrieren mit Armen und Fäusten.
* In der Ausatemphase entspannen. Arme, Schultern, Unterkiefer fallen lassen.

(Nach Yogi Deenbandhu: Das rororo Yogabuch für Anfänger)

Denkformel

* Ich bin kraftvoll und lebendig.
* Ich bin Licht, Liebe, Leben, Lachen.
* Ich will es, ich kann es und ich schaffe es.
* Mut tut gut.

Diese Übung soll uns ermutigen, mit Kreativität und Lösungsorientiertheit den Tag zu beginnen. Bewegungsrituale können uns daran erinnern, was wir – eigentlich – können und wo unsere Kraftquellen liegen. Die Kleinkinder bewundern wir, wenn sie sagen: „Ich kann das, ich mach das." In der Erwachsenenwelt wird jegliche Eigeninitiative durch Bürokratie, Vorschriften und gesellschaftliche Zwänge eingeengt. Es entwickelt sich eine chronische Stressbelastung im Kiefer-, Halswirbelsäulen- und Schulterbereich.

In einer Wettbewerbsgesellschaft müssen wir uns „durch-beißen", uns „be-haupt-en" und vieles „schultern". Der Herzinfarkt als Durchblutungsstörung ist ein Beispiel für das Phänomen Einengung; „Angina" heißt „Enge" und ist sprachlich verwandt mit unserem Wort „Angst". Mit den symbolischen Körperübungen sollten wir uns wieder an unser (verborgenes) *Können* und unsere *Selbstwirksamkeit* erinnern. Dabei nutzen wir unseren Bewegungssinn, welcher dazu beitragen kann, sozusagen „kinästhetisch" unser ganzheitliches Sein zu stärken. Wir sagen uns autosuggestiv, dass wir nicht vor den Anforderungen des Lebens zu fliehen brauchen: Wir packen die Probleme an. Wir schaffen das. Der große Stressforscher Hans Selye ermuntert uns mit seinen Worten: „Stress ist die Würze des Lebens".

Du siehst Dinge und fragst: „Warum?“
Aber ich träume von Dingen,
die es nie gegeben hat,
und sage: „Warum nicht?“

(George Bernard Shaw:
Ja zu jedem Tag)

Wenn meine Mutter in den 1950er Jahren zum Nachmittagskaffee bei Freundinnen eingeladen war, vergaß sie niemals, das Beruhigungsmittel Bellergal® mitzunehmen.

„Das brauchen wir Damen, wir haben doch alle eine vegetative Dystonie", erklärte sie mir.

Auf meine Frage, was denn das sei – vegetative Dystonie –, antwortete sie: „Na ja, mit den Nerven und so. Ist doch klar, wir sind alle übersensibel. Und wir trinken dann alle echten starken Kaffee (keinen HAG®), das regt die Gemüter an; und schon nach kurzer Zeit überschlagen sich die Gespräche; wir schweben sozusagen unter der Decke und wir entwickeln rote Wangen. Dann spüre ich bei mir Hitzegefühle und mein Herz klopft mir aus dem Halse heraus. Dann nehme ich unbemerkt meine Bellergal und schon werde ich wieder ruhiger. Ist ein Wundermittel."

Die vegetative Dystonie war eine verbreitete Diagnose bei allen nicht-organischen Funktionsstörungen des Organismus. Dieser Begriff wurde auch in medizinischen Laienkreisen angenommen; er hatte etwas wunderbar Vages und das Wort „Psyche" kam darin nicht vor. Ich erinnere mich, dass der Begriff in meiner Ausbildungszeit häufig verwendet wurde. Um die Diagnose (oder Differentialdiagnose) für Betroffene verständlich zu machen, benutzte ich bildhafte Vergleiche.

Es erschien anschaulich, wenn ich von einem Ungleichgewicht in unserem Arbeits- und Erholungs-Nervensystems sprach. Das leuchtete vielen ein, zumal sie spürten, dass innerlich etwas in Unordnung geraten war. Die Betroffenen merkten vor dem Einschlafen ein Müdigkeitsgefühl, gleichzeitig fühlten sie einen Unruhezustand und das Herz schlug inadäquat schnell.

Diese Widersprüchlichkeit erklärte ich mit dem anschaulichen Bild von Gaspedal und Bremse, welche wir gleichzeitig betätigen. Dieses Erklärungsmodell wurde besonders von denjenigen angenommen, die vom übermäßigen Arbeitsstress des Tages nicht abschalten konnten, also immer noch den Fuß auf dem Gaspedal hatten. Therapeutisch müssen wir also von dem gestörten „dys"-Verhältnis wieder zum guten „eu"-Rhythmus zurückkehren (griech. eu = gut).

Das Medikament Bellergal wurde in den 1990er-Jahen vom Markt genommen. Die Inhaltsstoffe waren meiner Meinung nach auch in einem Dys-Verhältnis. Die Heilpflanze Belladonna hat einen vagolytischen Effekt – also der Ruhenerv Vagus wird in seiner Wirkung gelockert („Fuß von der Bremse"), Ergotamin ist ein Reizstoff (Alpha 1,2 Agonist) für den Arbeitsnerv Sympathicus (also: „Fuß auf das Gaspedal") und das Barbiturat ist ein Schlafmittel bzw. zentral sedierendes Agens, welche die Wirkung der anderen beiden Wirkstoffe im Prinzip wieder dämpft. Als nicht-medikamentöse Behandlung kam für die vegetative Dystonie in erster Linie das autogene Training nach Prof. Johannes Heinrich Schultz (die Schultz'sche Methode) in Betracht.

Für das Leistungsgefühl der 1950er, 1960er und auch 1970er Jahre waren die Begriffe „Vegetative Dystonie" und „Autogenes Training" wunderbar neutral und nicht stigmatisierend: Es kam das Wort „Psyche" nicht vor. Das Wörtchen „Training" hatte noch etwas Sportliches; man tut was für sich selbst. Die zunehmende Verbreitung der Herzkranzgefäßerkrankung mit Herzinfarkt-Risiko wurde eher positiv – im Sinne einer Leistungsanerkennung – „Managerkrankheit" genannt.

Kopernikanische Wende: die somatische Belastungsstörung

„Man wollte mich wieder in die psychische Ecke stellen", so klagen viele Menschen, wenn sie mit körperlichen Klagen beim Arzt waren. Das ist auch der Grund, warum wir einen häufigen Arztwechsel beobachten. Das Wort „Psyche" (und auch „psychosomatisch") hat in der Gesellschaft den Klang von Schwäche und mangelnder Leistungsbereitschaft. Die Diagnose einer psychischen Beteiligung von körperlichen Symptomen wurde zusätzlich dadurch degradiert, dass es eine Ausschluss-Diagnose war.

Wir hatten also ein Ranking: Zunächst wurde in der modernen fortschrittlichen Medizin apparativ und laborchemisch untersucht; wenn eine organische (strukturelle) Veränderung ausgeschlossen war, kam differentialdiagnostisch eine psychische Diagnose in Betracht: psychisch war, was übrigblieb.

Die geringe gesellschaftliche Annahme oder Bewertung von Psyche kam also auch durch die Reihenfolge des diagnostischen Wegs zum Ausdruck: erst das Organische, dann das Seelische.

Jeder Mediziner würde argumentieren: Wir müssen erst das Lebensbedrohliche ausschließen, bevor wir eine funktionelle – seelische – Ursache in Betracht ziehen. Das erscheint vordergründig plausibel. Denn eine Psychotherapie kann nicht zeitlich vor der Durchführung eines EKGs rangieren. Aber kann man nicht von Anfang an die seelische Befindlichkeit bei der Erläuterung des diagnostischen Vorgehens mit einbeziehen?

Es können bei der Erfassung der körperlichen Klagen auch seelische Symptome erfragt werden: Die psychische Symptomatik kann in besonderer Beziehung zum Körper stehen – auch im zeitlichem Zusammenhang mit den sozialen Erlebnissen. Die Erkennung dieser Symptome ist ein kreativer, intuitiver Prozess: Hoffmann und Hochapfel schrieben 1992: „Hier ist die Forderung zu erheben, dass das funktionelle Syndrom keine Ausschlussdiagnose sein darf, sondern eine positive Diagnose darstellen sollte." (Hoffmann / Hochapfel: Einführung in die Neurosenlehre und psychosomatische Medizin, 4. Auflage, UTB, 1992)

Es hat Jahrzehnte gedauert, bis dieses Konzept in die Einschätzung und Formulierung der Diagnose aufgenommen wurde. Im Mai 2019 wurde die neue Diagnose mit den „Positivkriterien" im ICD-11 (International Code of Diseases) eingeführt, sie heißt: „Somatische

Belastungsstörung“ (Bernd Löwe: Somatische Belastungsstörung, Hamburger Ärzteblatt, 12/19). Bei dieser Diagnosestellung geht es nicht mehr um den Nachweis von Ausschlusskriterien, sondern um die Wahrnehmung eines besonderen seelischen Leidens infolge körperlicher Symptome. Die Psyche fristet nicht mehr ein Dasein in der Peripherie des medizinischen Alltags, sondern sie steht jetzt – zumindest sollte sie dort stehen – im Fokus der Aufmerksamkeit bei jeder Arzt-Patienten-Konsultation. Das sind „erdrutschartige Veränderungen“ im Hinblick auf die Krankheitslehre des Menschen (vgl. Roland von Känel et al.: Die Somatische Belastungsstörung: Stress durch Körpersymptome, Primary and Hospital Care – Allgemeine Innere Medizin 2016; 16 (10): 192–195. EMHMedia).

Kopernikus veränderte das Weltbild, als er feststellte, dass die Erde sich um die Sonne dreht – und nicht umgekehrt. Auch in späteren Zeiten sprach man gerne von neuen „Kopernikanischen Wenden“, immer dann, wenn sich grundsätzliches Denken änderte: Kant stellte die Vernunft und nicht religiöse Postulate in den Mittelpunkt des menschlichen Denkens. Mit der Einführung der Psychoanalyse erschütterte Freud die Vorstellung von der Souveränität der Vernunft. „Wir sind nicht Herr im eigenen Hause“, meinte er; denn das Unbewusste beeinflusst uns in jeder Phase unseres Denkens und Fühlens.

Vielleicht ist es etwas gewagt oder überzogen, wenn ich die Neueinführung einer einzigen medizinischen Diagnose in die Reihe großer Denkabenteuer der Menschheit stelle. Aber mit der Einführung der „somatischen Belastungsstörung“ ist auf jeden Fall ein Paradigmenwechsel eingetreten. Die Seele steht jetzt von Anfang an – sozusagen gleichberechtigt – im Zentrum des diagnostischen Blickfelds und nicht mehr im Schatten der Apparatemedizin.

Dieser Bedeutungswandel erscheint mir wie eine Kopernikanische Wende!

Mit den Nerven und so …

Als Schüler machte ich mit meinen Eltern eine Ferienreise nach Kniebis im Nordschwarzwald. Ich erinnere mich an eine wunderschöne Wanderung nach Bad Rippoldsau. Am Ziel angekommen, nahmen wir Platz im Gartenlokal eines Gasthauses, um etwas zu Mittag zu essen. Da erwähnte mein Vater, dass der Dichter Rainer Maria Rilke dieses kleine Bad gerne besucht habe, um sich nervlich zu erholen.

Die Bemerkung fand ich interessant; auf der Rückwanderung nach Kniebis dachte ich immer darüber nach. Wovon muss sich eigentlich ein Dichter erholen? War das Dichten so anstrengend oder das Leben um die Jahrhundertwende so kräftezehrend? Oder war es die hohe Feinfühligkeit der Dichter, welche sie leichter erschöpfen ließ?

Jahrzehnte später studierte ich eine kleine Schrift von Adolf Schmid: Rilke in Rippoldsau, 1909 und 1913. Es wird darin ein Brief von Rilke an Lou Andreas-Salomé erwähnt. Ich zitiere einige Sätze, in denen körperliche Beschwerden beschrieben werden, die wohl einer Erschöpfung zugeschrieben werden: *„[…] Von meinem Befinden will ich nur sagen, dass mich seit Monaten eine Spannung quält, die bald da bald dort in den Muskeln auftritt, bei der geringsten Leseermüdung in der Stirn, in den Wangen, an der Zungenwurzel, im Halse; dort oft auch mechanisch hervorgerufen durch den geringsten Druck des Kragens […]. Das Gefühl im Rücken und in der Speiseröhre, davon ich Dir hier sprach, war derselben Art. Es ist, als ob eine Alaunlösung in die Muskelbänder gerathen wäre: sie ziehen sich bis an den Beginn eines Schmerzes, gleichsam bitter zusammen, und ich könnte mir von dieser Mißempfindung den Verlauf aller Muskeln diktieren lassen, so zeichnen sie sich ab in ihrer Gezerrtheit.“* (lit.)

Rilke hatte offenbar keine Hemmungen, seine Befindlichkeit in allen Einzelheiten zu beschreiben.

In einem anderen Brief (an Sidonie Nádherný) ist von Ermüdung die Rede: „Das mindeste Schreiben oder Lesen verursacht mir Kongestionen und Muskelschmerzen, das ist Ermüdung (die ich nun zu ihrem Recht kommen lasse) […]."

Nach neuester Nomenklatur würden wir heute das Beschwerdebild als „somatische Belastungsstörung" einordnen. Im 19. Jahrhundert und auch noch Anfang des 20. Jahrhunderts sprach man von Neurasthenie – der Nervenschwäche. Da die Mediziner Schwierigkeiten hatten, das seelische Erleben in den Diagnosen zu beschreiben, ergab sich in der Folgezeit bis heute ein buntes Bild von Begriffen, welche in der „somatischen Belastungsstörung" ihren hoffentlich endgültigen Höhepunkt gefunden haben.

Bei Klußmann (Psychosomatische Medizin) finden wir folgende, im wesentlichen gleichwertige – jetzt aber historische – Diagnosen: „Vegetative Dystonie, vegetative Regulationsstörung, vegetative Neurose, vegetative Stigmatisation, vegetativ-endokrines Syndrom, psychovegetatives Syndrom, diffuses funktionelles Syndrom, psychogenes Syndrom, Organneurose, Sympathicotonie, Vagotonie, larvierte Depression." (Rudolf Klußmann: Psychosomatische Medizin)

Menschen, die „es mit den Nerven" haben, müssen auch in der heutigen Leistungsgesellschaft darum kämpfen, ernst genommen zu werden; verhaltenstherapeutisch wird ihnen geraten, nicht bei jedem „Zipperlein" zum Arzt zu gehen. Noch immer erleben wir eine ambivalente Sicht auf den Begriff der „Nervenschwäche" oder der vegetativen Erschöpfbarkeit; wir unterstellen leicht eine mangelnde Arbeitsbereitschaft. Florian Illies schreibt in seinem Buch „1913" etwas ironisch, ob die Krankheit Neurasthenie wirklich eine Krankschreibung rechtfertigt. *„Robert Musil ist nicht schwer krank, wird aber krankgeschrieben, damit er nicht seinen Bibliotheksdienst in der Technischen Hochschule in Wien erfüllen muss, sondern Zeit hat zu schreiben. […] Die Universität schickt ihn zum Amtsarzt, und ein Dr. Blanka stellt fest: ‚Er leidet an allgemeiner Neu-*

rasthenie schweren Grades unter Mitbeteiligung des Herzens (Herzneurose).‘ Neurasthenie unter Mitbeteiligung des Herzens – schöner lässt sich das Leiden an der Moderne nicht zusammenfassen.“ (Florian Illies: 1913, Der Sommer des Jahrhunderts)

Vielleicht ist es eine besondere Feinnervigkeit der Dichter (und der künstlerischen Menschen), welche sie befähigt, außerhalb der Routine des Alltags das Unterschwellige, das Ambivalente und das Bedrückende wahrzunehmen. Sie sind in besonderer Weise disponiert, sich mit den Konflikten der Gesellschaft und den Leiden der Welt auseinanderzusetzen. Diese Sensibilität kann dazu führen, dass sie schneller erschöpft sind oder sich verausgabt fühlen. Aber gerade ihr „einlebendes Einfühlungsvermögen“ (Lessing) befähigt die Dichter (und Künstler) zu ihren besonderen kreativen Leistungen, von denen wir alle profitieren.

Wir werden immer wieder in Erstaunen versetzt, wie die Dichter uns geleiten, ein besonderes Terrain des Lebens zu betreten, welches völlig außerhalb unserer Vorstellungskraft liegt; unser Leben wird durch die Sensitivität der Dichter bereichert.

Rainer Maria Rilke präsentiert uns manche Wörter und Wortspiele, welche bei uns Verwunderung hervorrufen. Zum Beispiel verorten wir den Begriff „Mut“ im geistigen Bereich. Rilke sieht das anders. In einem Brief an Manon zu Solms vom 5. September 1909 schreibt er: „Meine Gesundheit fuhr fort, wenig verwendbar zu sein, so dass ich mich schließlich, schwer genug, entschließen musste, bei den alten Heilquellen dieser Waldgegend [...] etwas Erneuerung und physischen Mut zu suchen.“ Wir würden vielleicht heute sagen, er wollte Kräftigung für Leib und Seele erfahren. Rilkes Formulierung ist dichterische Freiheit; sie kann auch eine Anregung für unsere Entspannungsübungen sein.

Wir erinnern uns an unsere häufig zitierte Denkformel: „An jedem Ort, zu jeder Zeit: Ruhe, Mut, Gelassenheit.“

Normalerweise versuchen wir uns Mut zuzusprechen, wenn wir seelische Antriebsschwäche verspüren. Dann werden wir uns die Ermutigung im psychischen Bereich innerlich vorsprechen. Es kann aber auch eine körperliche Erschöpfung vorliegen: dann sollten wir uns in Anlehnung an Rilke im physischen Bereich ermutigen und aufmuntern – oder wir mobilisieren unsere Mut-Reserven ganzheitlich – einfach: Ruhe, Mut, Gelassenheit.

Wir sind selbst Künstler unserer Entspannung.

Der Panther. Paris. Im Jardin des Plantes.

Sein Blick ist vom Vorübergehen der Stäbe
so müd geworden, dass er nichts mehr hält.
Ihm ist, als ob es tausend Stäbe gäbe
und hinter tausend Stäben keine Welt.

Der weiche Gang geschmeidig starker Schritte,
der sich im allerkleinsten Kreise dreht,
ist wie ein Tanz von Kraft um eine Mitte,
in der betäubt ein großer Wille steht.

Nur manchmal schiebt der Vorhang der Pupille
sich lautlos auf –. Dann geht ein Bild hinein,
geht durch der Glieder angespannte Stille –
und hört im Herzen auf zu sein.

(Rainer Maria Rilke)

Die grüne Wiese

Als junger Mensch lernte ich autogenes Training bei Augenarzt Dr. O. Mentz, welcher selbst Schüler beim Gründer der Entspannungsmethode – Prof. Johannes Heinrich Schultz in Berlin – war. Ich übte auf der Couch im Nebenzimmer der Augenarztpraxis. Die Anweisungen vom Therapeuten leuchteten mir sofort ein und die Wirkungen der Entspannung stellten sich spontan ein: Ich sah mich als ein „Entspannungsnaturtalent".

Nur einmal war ich irritiert: Ich sollte mir eine grüne Wiese vorstellen.

Es entstand bei mir ein innerer Dialog: Wieso das denn? Was hat das mit Entspannung zu tun? Ich atmete tief durch, bewegte etwas die Arme und Beine. Es waren Abwehrreaktionen. Ich hatte das Gefühl, dass die Schwelle zu meinem Selbst – meinem Seelenleben – überschritten wurde. Wahrscheinlich hatte der erfahrene Therapeut alles genau erklärt, aber ich hatte es nicht verstanden. In der Rückschau habe ich das Gefühl, dass ich eine deutlich längere Lernzeit bei den imaginativen Übungen benötigte. – Als sich die Rollen umkehrten und ich selber als Entspannungstherapeut tätig war, wendete ich bildhafte Übungen sehr zurückhaltend an. In der Pause fragte ich die Übenden in einem persönlichen Gespräch, ob ihnen die Phantasiebilder angenehm waren oder ob sich überhaupt Bilder einstellten. Die meisten Teilnehmer/-innen hatten keine Schwierigkeiten mit dem Malen in der Phantasie. Gelegentlich wurde mir offenbart, dass die Übungen der Innenschau tagesabhängig seien: manchmal würden die Gedanken zu Problemen des Alltags abschweifen; das kann ich gut nachvollziehen.

Um dieser „Tagesform" zu begegnen, hatte ich es mir angewöhnt, das Moment der Freiheitlichkeit unserer Gedanken mit einzubringen.

Wenn ein Zustand der Entspannung erreicht wurde, welcher durch körperliche Übungen initiiert wurde, dann fragte ich vorsichtig: „Wenn Sie mögen oder wenn Ihnen jetzt der Sinn danach steht, lade ich Sie zu einer kleinen Phantasiereise ein – aber nur, wenn Sie teilnehmen möchten – und Ihre Gefühle für Bilder offenstehen … Sie können aber auch einfach so die Entspannung genießen, Ihren Atem genießen und träumen …"

Warum „grüne Wiese"?

Die Dimension des Tagträumens wird im autogenen Training zur Vertiefung der Entspannung angewendet. Ein einfaches Bild ist die Vorstellung einer grünen Wiese. Die meisten von uns haben eine angenehme Vorstellung von der Farbe Grün, den saftigen, wohlriechenden Grashalmen und verschiedenen Wiesenblumen. Die Bedeutung dieser Grunderfahrung hat möglicherweise den amerikanischen Dichter Walt Whitman (1819–1892) dazu veranlasst, ein dichterisches Werk mit „Grasblätter" („Leaves of Grass") zu überschreiben.

Die grüne Wiese in meiner Kindheit

In den 1950er Jahren wohnte ich mit meinen Eltern in der Dienstwohnung einer Schule. Jenseits des Schulhofs hatten meine Eltern einen eigenen Garten. In den wärmeren Jahreszeiten schaute ich am Sonntagmorgen schon früh aus dem Fenster; ich prüfte, ob es Gartenwetter wäre. Wenn die Sonne schien und auch sonst die Bedingungen gut waren, motivierte ich meine Eltern zum Gartenfrühstück. Ich half dabei, den Sonnenschirm und das Gestühl in den Garten zu tragen; wir mussten mehrfach laufen, um auch den Kaffee, das Frühstücksgeschirr und Esswaren aufdecken zu können. Das Rasenareal, auf welchem wir den Sonntagmorgen genossen, nannte ich unsere Frühstückswiese. In meiner Erinnerung habe ich wunderbare Sonntagsstimmung genossen – musikalisch untermalt vom Vogelgezwitscher in der Umgebung. Wenn das Frühstücken beendet war, ging die schöne Zeit fließend über in ein gemütliches Lesen unter dem Sonnenschirm. Manchmal schauten Nachbarn wie zufällig über das

Gartentor. Sie wurden mit Freude hereingebeten; von irgendwo her schaffte man eine Holzbank herbei, so dass sich die Gäste zu einer Weile des Plauderns hinsetzen konnten. Diese Erlebnisse sind für mich unvergesslich – der Garten ein „Ort des Glücks".

Alle Entspannungssuchenden sollten in ihrer Erinnerung nach Zeiten oder Orten der Geborgenheit suchen und sie wieder wachrufen. Diese Bilder der Imagination können dann mit dem autogenen Training oder der Jacobson-Relaxation verbunden werden. Die Entspannungszustände werden vertieft und klingen wunderbar aus mit dem zeitlosen Erleben einer Glücksstimmung.

Orte (oder Zeiten) des Glücks können auch imaginiert werden in unangenehmen Situationen oder beim unfreiwillig aufgezwungenen Verweilen an „Un-Orten".

Sommerfrische

Zupf dir ein Wölkchen aus dem Wolkenweiß,
das durch den sonnigen Himmel schreitet.
Und schmücke den Hut, der dich begleitet,
Mit einem grünen Reis.

Verstecke dich faul in die Fülle der Gräser.
Weil's wohltut, weil's frommt.
Und bist du ein Mundharmonikabläser
und hast eine bei dir, dann spiel, was dir kommt.

Und lass deine Melodien lenken
von dem freigegebenen Wolkengezupf.
Vergiss dich. Es soll dein Denken
nicht weiter reichen als ein Grashüpferhupf.

(Joachim Ringelnatz)

Im Reich der Mitte

Ich hörte die Dame sagen: „Ich reise nicht mehr."
„Warum denn nicht?", fragte erstaunt der Herr von gegenüber.
„Weil ich in meiner Mitte angekommen bin", antwortete sie.

Das könnte von Herrn Keuner stammen, tut es aber nicht. Nun, im Rahmen unserer kleinen Entspannungsreise werden wir nie ganz ankommen. Alles ist miteinander verbunden und verwickelt, die Peripherie mit dem Zentrum und unser Zentrum mit der Welt. Wo stehen wir eigentlich?

„CEM – Corps, Esprit, Monde", der Körper, der Geist und die Welt sind die drei Dimensionen der Erkenntnis, sagt Paul Valéry. (Ich grase meine Gehirnwiese ab, Paul Valéry und seine verborgenen Cahiers, Büchergilde Gutenberg, 2011)

Wir werden nicht alles erfassen können. – Wir bleiben bescheiden, praktizieren weiter Jacobson und machen jetzt einen Zwischenstopp in der Körpermitte.

Und wir machen ein kurzes Resümee: Die Übungen sind klar, klassisch, einfach; und sie geben uns Halt in dieser Welt.

„Es gibt nur einen Tempel in der Welt,
und das ist der menschliche Körper."
(Novalis)

Bauchübungen

Zum Auftakt eine meditative Bauch-Atemübung. Machen Sie es sich bequem, entweder im Liegen oder im Sitzen. Legen Sie nun beide Arme auf Ihren Bauch – ungefähr in Höhe des Magens – so dass sich nur die Fingerkuppen beider Mittelfinger in der Ausatmung berühren.

* Nun versuchen Sie eine Atembeobachtung. Verweilen Sie „denkfühlend" bei der Atmung und den Mittelfingerkuppen. Versuchen Sie ruhig in den Bauch ein- und auszuatmen.
* Spüren Sie dann, wie in der Ausatmung die Mittelfingerkuppen sich leicht touchieren und in der Einatmung wieder entfernen. Bleiben Sie bei der Atmung ... Nein, seien Sie ganz Atmung und Berührung (ca. 10 Atemzyklen).
* Der Dauer sind keine Grenzen gesetzt.
* Wir verspüren eine wunderbare Beruhigung und auch meditative Versenkung. Wenn wir die Hände auf unseren Bauch legen, gibt uns diese Haltung das Gefühl von „Ich bin ganz bei mir" und eine Selbstvergewisserung im Sinne von: „Ich bin ich" (und kann nicht verloren gehen in der Welt).

Nach einem schmackhaften Essen steigt ein behagliches Gefühl aus unserer Körpermitte auf und breitet sich im ganzen Körper aus. Dieses angenehme Gefühl nehmen wir auch in unsere Seele auf und spiegeln es in unserem Gesicht: Wir sehen zufrieden aus. Mit streichelnden Bewegungen über den Bauch untermalen wir manchmal unsere satte Zufriedenheit.

In diesem Sinne empfehle ich als zusätzliches Entspannungsritual vor der Bauchmuskel-Übung kreisende Berührungen mit den Händen.

Palpation – das Bauchkreisen

Legen Sie die rechte Hand auf Ihren Mittelbauch, mit dem rechten Mittelfinger ungefähr auf den Bauchnabel zeigend.

* Dann machen Sie kreisende Bewegungen in Zeitlupentempo, die immer größer werden um Ihre Bauchmitte. Schließlich erreichen Sie die Peripherie des Bauches. Da halten Sie an und machen jetzt kreisende Bewegungen in der Gegenrichtung – immer kleiner werdend, bis Sie die Ausgangsstellung wieder erreicht haben.
* Anschließend üben Sie mit der linken Hand.

Jacobson-Bauchübung

* Konzentrieren Sie Ihre Sinne auf den Bauchbereich.
* Nach dem inneren Signal „Jetzt" den Bauch nach innen ziehen und halten.
* Ruhig (oberflächlich) atmen (3–4 Atemzyklen).
* Dann wieder loslassen.
* Nachspüren. Wärmegefühl wahrnehmen: a) Wärmegefühl im Bereich der Bauchmuskeln, b) strömende Wärme auch in der Tiefe der Bauchorgane, c) strömende Wärme in der Umgebung: Flanken, Rücken, Beine, Brustkorb.
* Nach dem inneren Signal „Jetzt" den Bauch nach vorne drücken und halten. Ruhig (oberflächlich) atmen (3–4 Atemzyklen).
* Und wieder loslassen.
* Nachspüren (wie vorbeschrieben). Diese Bauchmuskelrelaxation erfordert etwas Übung.

Kombination Bauchatmung und Jacobson

* Nach dem inneren Signal „Jetzt" maximal in den Bauch einatmen, kurz Atem anhalten und wieder loslassen.

Denkformeln für alle Bauchübungen

* Bauchorgane strömend warm.
* Die Sonne geht auf im Reich der Mitte.

Der Höhepunkt?

Auf unserer Reise durch unseren Körper machen wir einen kleinen Zwischenstopp. Beim wohligen Gefühl in unserer Körpermitte denken wir an schmackhaftes Essen, Ruhe und Zufriedenheit – an unsere Grundbedürfnisse.

In der Kindheit wurden wir von unseren Eltern versorgt; wir brauchten uns um nichts zu kümmern.

In der Erwachsenenwelt sieht das anders aus. Wir müssen den Einkauf der Nahrungsmittel planen, Einkaufszeiten festlegen und das Kochen der Speisen organisieren. In einer Leistungsgesellschaft bleibt manchmal wenig Zeit für die Selbstsorge und Selbstversorgung. Wir sagen manchmal: Er oder sie müsse sich mehr um sich selbst kümmern.

Genauso wie wir uns einen Anstoß für das Entspannungsritual geben müssen, in demselben Maße ist auch eine bewusste Motivation zur Selbstsorge vonnöten.

Das „Mit sich selbst befreundet sein" (Wilhelm Schmid)
gehört zur Lebenskunst. (lit.)

Dabei geht es nicht nur um die Regeneration körperlicher Grundbedürfnisse (Ernährung, Körperpflege). Zur Sorge um sich selbst gehört auch eine körperliche und seelische Selbstaufmerksamkeit. Diese Selbstbesinnung pflegen wir mit unseren Jacobson-Übungen. Es geht darüber hinaus um viele Einzelkünste in der Lebenskunst: um die innere Entwicklung und Pflege unserer Talente in der Musik, der bildenden Künste, der Gartenkunst und der Kunst der Freundschaft.

„Gönne dich dir selbst"

Bernhard von Clairvaux (1090–1153) war Abt des Zisterzienserordens. Er machte sich lebensphilosophische Gedanken über die richtige Balance von Weltzugewandtheit und Selbstaufmerksamkeit. Seine in der Schrift „De consideratione – Über die Besinnung" niedergeschriebenen Reflexionen sind hochmodern und bringen unsere Ideen zur Entspannung auf den Punkt:

„Wie kannst Du aber voll und echt Mensch sein, wenn Du Dich selbst verloren hast? Auch Du bist ein Mensch. Damit Deine Menschlichkeit allumfassend und vollkommen sein kann, musst Du also nicht für alle anderen, auch für Dich selbst ein aufmerksames Herz haben. Denn was würde es Dir sonst nützen, wenn Du – nach dem Wort des Herrn – alle gewinnen, aber als einziges Dich selbst verlieren würdest? Wenn also alle Menschen ein Recht auf Dich haben, dann sei auch Du ein Mensch, der ein Recht auf sich selbst hat. […]

Und bist Du nicht jedem fremd, wenn Du Dir selbst fremd bist? Ja, wer mit sich selbst schlecht umgeht, wem kann der gut sein? Denke also daran: Gönne Dich Dir selbst. Ich sage nicht: Tu das immer; ich sage nicht: Tu das oft; aber ich sage: Tue es immer wieder einmal. Sei wie alle anderen auch für Dich selbst da oder jedenfalls sei es nach allen anderen."

(Zitiert nach Sill, Bernhard, in: Inspirationsbuch 2009)

Moment mal bitte …

Vor mir steht eine gläserne Sanduhr. Ich beobachte das feine Rieseln des bläulich gefärbten Staubs vom oberen Teil des Glases in das untere Auffangbecken.

Ich versuche mich nur auf das feine Rieseln in der Taille der Sanduhr zu konzentrieren. Ich ertappe mich dabei, dass ich immer wieder das Verhältnis der Sandmengen im oberen und unteren Bereich der Sanduhr vergleiche. So ergeht es uns auch im alltäglichen Leben: Wir können nie ganz in der Gegenwart leben. In das momentane Denken und Fühlen senken sich Erinnerungen aus der Vergangenheit und gleichzeitig öffnen sich schon Horizonte der Zukunft. Für das „Hier und Jetzt" bleibt nur die schmale Taille der Sanduhr.

Dieses kleine Gedankenexperiment ist eine Metapher für unser wirkliches Leben. Es versinnbildlicht, wie schwierig meditatives Denken in der Gegenwart ist.

„Lenken Sie Ihre Aufmerksamkeit auf Ihren Atem und nur auf Ihren Atem": Diese Handlungsanweisung ist leichter gesagt als getan. Edmund Jacobson umgeht diese Schwierigkeiten, indem er einfache – glasklare – Handlungsanweisungen gibt: Spanne die Hand zur Faust und lass dann wieder los. Alles entwickelt sich wie von selbst. „You Must Relax". Erst in der Nachfolge von Jacobson wurden der innere Weg erweitert und die klassischen Übungen mit dem meditativen Element kombiniert.

Nach dem Loslassen … Was nun?

Nach dem Anspannen und Loslassen münden die Übungen in die Phase der Ruhe; in diesem Zustand spüren wir ihre Wirkungen auf Körper und Seele. Die Muskulatur wird weicher und der Geist entspannter. Es ist gleichsam die wichtigste Phase im Entspannungsritual.

Übungen vollenden sich in der Ruhe

In diesem Stadium des „Nichts-Tuns“ fühlen sich die Übenden mit sich und ihren Gedanken ganz allein gelassen. Sie sind es nicht gewohnt, in einer – wenn auch selbst und freiwillig – verordneten Inaktivität zu verbleiben; Entspannungssuchende berichten manchmal von einer störenden – gleichsam paradoxen – Unruhe, die sich dann auftun kann.

Um diese Pause kreativ zu gestalten, empfahl ich bei meinen Ausführungen das Zählen von Atemzyklen – gleichsam um dieser Phase Struktur zu geben. Störende Gedanken aus Vergangenheit und Zukunft haben dann keinen Platz neben der Konzentration auf Atmung und Zählvorgang. Die Übenden sind jetzt ganz in der Gegenwart angekommen.

Erwähnenswert sind noch weitere Varianten des meditativen Zählens:

a) Alle Atembewegungen werden gezählt: Einatmen 1, Ausatmen 2, Einatmen 3 usw. Wenn Sie bei 10 angekommen sind, wieder von vorne beginnen.

b) Nur die Einatmungsphasen werden gezählt: Einatmen 1, Ausatmen, Einatmen 2, Ausatmen. Bei 10 eventuell wieder von vorne beginnen.

Tagträumen

Nach einer gewissen Zeit des Übens, und wenn die äußeren Bedingungen es zulassen, gleiten wir manchmal in einen Zustand des Träumens, in welchem sich die Grenzen von Zeit und Raum verwischen.

Wir spüren, wie sich aus früheren Tagen ein kindliches Zeit-Erleben mehr und mehr in unseren schmalen Gegenwarts-„Saum“ hineinsenkt.

Die Zeit scheint stehenzubleiben.

„Ich weiß nicht, wie Kinder dies heute wahrnehmen, aber damals schien uns die Zeit aus ganz speziellen Stunden zu bestehen, die sich allesamt endlos hinzogen. Es sollten erst einige Jahre ins Land gehen, bis wir unwiederbringlich einsehen mussten, dass jede dieser Stunden nur aus sechzig Minuten bestand und dass jede dieser Minuten, wie wir noch etwas später lernen sollten, ausnahmslos nach sechzig Sekunden zu Ende war …"

(José Saramago:
Kleine Erinnerungen)

Eine lange Straße …

Wie ist Entspannung in der Zeit zu denken? Wie geht es weiter und was ist letztlich das Ende der Wegstrecke?

Immer wieder hören wir, dass der Weg das Ziel sei. Das ist gut gemeint und soll uns veranlassen, auf unsere Füße zu achten, d. h. auf unser Gehen in der Gegenwart. Wir könnten sonst leicht ins Stolpern geraten, nämlich dann, wenn wir schon das Ziel im Auge haben. Diese Denkweise entstammt östlicher Weisheitslehre.

Die westliche Mentalität ist pragmatisch zielorientiert. Jede Vorgehensweise wird schon am Anfang hinterfragt: Wohin führt denn der Weg? Was erwartet uns am Ziel? Ist der Aufwand gegenüber der Belohnung gerechtfertigt? Oder noch klarer: Zahlt sich etwas in barer Münze aus?

Auf unser Thema Entspannung bezogen, würde die Frage lauten: Wann sollen wir die Methode anwenden? Was sind die Indikationen und Gegen-Indikationen?

Und natürlich müssen wir der Skepsis begegnen: Helfen die Übungen überhaupt? Gibt es gesicherte – sogenannte evidenzbasierte – Ergebnisse?

Das könnte man alles in umfangreicher Literatur nachlesen …

Bei meinen Ausführungen geht es um Entspannung als praktische Philosophie. Sie sollte nicht fachspezifisch eingeengt sein, sondern mit allen Bereichen des Lebens verbunden sein. Und das ist ein langer Weg, der mal gerade, mal geschlängelt über Berge oder am Meer entlang führt. Immer wieder werden wir unterwegs von außen inspiriert oder haben selbst neue Ideen; „der Weg ist die Frucht“, sagen die Tibeter. Manchmal möchten wir auch Abkürzungen gehen, wir suchen Trampelpfade durchs Dickicht der Landschaft; dann werden wir in unseren Absichten zeitweise verunsichert. Nach einiger Zeit erreichen wir wieder erleichtert unseren Hauptweg und praktizieren frohgemut: Anspannen-Loslassen-Pause. Und dann sagen wir uns: „An jedem Ort, zu jeder Zeit: Ruhe, Mut, Gelassenheit.“

Unser Weg kann auch in eine gepflasterte Straße münden, mit Buchläden, Straßenmusik, offenen Märkten, die zu Genüssen einladen. Wir nehmen alle Anregungen dankbar an und integrieren sie in unsere Entspannungsphilosophie. Vielleicht durchwandern wir auch eine verkehrsberuhigte Straße, in welcher wir das Lachen spielender Kinder vernehmen. Die Bewegungen der Kinder, die Fragen der Kinder sind lebendiger Impuls für unsere Übungen. Und wir sind erstaunt, wie fröhlich, gelockert und humorvoll wir sein können: in der Spielstraße …

Wie geht's? – Wie steht's?

Und schließlich landet unsere kleine Reise bei den Organen fürs Stehen und Gehen. Sie symbolisieren unsere Mobilität. Vom Gefühl her sind Beine und Füße sehr entfernte Körperlandschaften. Es kann sein, dass wir im Laufe des Lebens immer größere Schwierigkeiten haben, sie mit unseren Händen zu erreichen.

Wie wichtig die Bewegungsorgane für unsere Lebensqualität sind, macht sich sinnbildlich bemerkbar in der Begrüßungsformel „Wie geht's? Wie steht's?". Auch in der französischen Sprache haben wir eine analoge Wendung: „Comment allez-vous?" Die Fragestellung bezieht sich nicht nur auf die Physiologie des Gehens, letztlich ist gemeint, ob die existentiellen Dinge unseres Lebens gut laufen. Erst wenn die Beine nicht mehr wollen, merken wir, wie wichtig das Gehen für unsere Autonomie und Lebensqualität ist. Im Angelsächsischen wird noch unbestimmter gefragt: „How are you?" Es wird auf das ganze Sein abgehoben. Wir werden an die CEM-Begriffe von Paul Valéry erinnert.

Corps? – Wie ist es um die Gesundheit bestellt?

Esprit? – Ist die geistig-seelische Verfassung zufriedenstellend?

Monde? – Und wie ist das Verhältnis zur Welt? Zu den Menschen und zur allgemeinen Umgebung? Diese Welt-Beziehung sollte für das Üben in allen Körperlandschaften gelten.

Für den Philosophen Hans-Georg Gadamer ist Gesundheit nicht ein „Sich-Fühlen", sondern ein „Da-Sein", ein „Mit-den-Menschen-Sein", ein „In-der-Welt sein". (Hans-Georg Gadamer: Über die Verborgenheit der Gesundheit)

„Sokrates wurde gefragt, woher er stamme.
Er sagte nicht: aus Athen, er sagte:
aus der Welt."
(Zitiert nach Montaigne)

Es geht schon – Jacobson der Beine

Nehmen Sie in Ruhe Platz auf einem Stuhl. Versuchen Sie eine lockere Sitzhaltung einzunehmen. Johannes Heinrich Schultz sprach von der „Droschkenkutscher-Haltung".
Seien Sie ganz bei sich selbst.

* Nun streichen Sie langsam mit beiden Händen über Ihre Oberschenkel und Knie, möglichst in alle Richtungen. Diese Vorübung gehört nicht zum festen Jacobson-Programm. Sie dient der Körpererfahrung und der Selbstvergewisserung: Ich bin ich (und kann in der großen weiten Welt nicht verloren gehen).
* Dann legen Sie die Arme wieder zur Seite.

Streckübung der Beine

* Nach dem inneren Signal „Jetzt" beide Beine strecken und die Oberschenkel kräftig anspannen.
* Halten (2–3 Atemzyklen).
* Und loslassen.
* Füße locker stehen lassen. Nachspüren.

Denkformel

* Ich gehe meinen Weg mit heiterer Gelassenheit.

Variante 1

* Nach dem inneren Signal „Jetzt" beide Beine strecken, Oberschenkel spannen und beide Fußspitzen nach oben ziehen.
* Und halten (2–3 Atemzyklen).
* Und loslassen, alles lockerlassen. Nachspüren.

Denkformel

* Alles geht wie von selbst.

Variante 2 (erfordert etwas Übung)

* Nach dem inneren Signal „Jetzt" beide Beine strecken, Oberschenkel spannen, Fußspitzen nach oben, Sitzmuskel spannen und Schließmuskel spannen.
* Halten (2–3 Atemzyklen).
* Und loslassen.

Denkformel

* Alles läuft und läuft und läuft.

Auf den Punkt gebracht?

Diese Frage ist rhetorisch und lässt sich eben nicht auf einen Punkt bringen.

Wir erinnern uns an die Gedanken am Anfang unserer Ausführungen. Wie in einem großen Welttheater ist der Mensch den Anforderungen des Lebens ausgesetzt. Wir analysierten die Stressoren, welche von außen kommen, aber auch von uns selbst hervorgerufen werden.

Wir versuchten uns mit einer einfachen Übung der großen Welt entgegenzustellen. – Wir lösen die Probleme nicht; aber mit einer veränderten Einstellung relativieren sich auch die Anforderungen und öffnen sich Lösungsmöglichkeiten.

Die Beschäftigung mit der Jacobson-Entspannung und ihrer meditativen Erweiterung hat folgende Aspekte wachsen lassen:

Körpererfahrung

Wir machen eine Rundreise durch alle Bereiche des Körpers. Dabei lernen wir Spannung und Entspannung zu lesen und ihre Wechselwirkungen mit unseren Gefühlen zu erkennen.

Diese Fähigkeiten stehen nicht nur – egozentrisch – im Dienste unseres Selbst. Sie können auch den Dialog und die Anteilnahme mit anderen Menschen fördern: Wir entwickeln eine „einlebende Einfühlsamkeit" (Lessing).

Selbstbeeinflussung und Selbstwirksamkeit

In vielen Bereichen des Lebens sind wir abhängig vom Wissen der Menschheit (z. B. Medizin). Wir können uns aber auch – besonders in der Entspannung – selbst beeinflussen mit Hilfe unserer Denkformeln und bei Heilungsprozessen unsere eigenen inneren Kräfte aktivieren. Wir können den Glauben daran stärken: Das schaffen wir, das können wir selbst. Wir vertrauen auf unser „Dromedar“-Gefühl. Kinder sind darin ganz unbefangen, wenn sie sagen: „ICH mach das.“

Selbstwertschätzung

Die moderne Gesellschaft macht es uns manchmal schwer, an uns selbst zu glauben, da die Maßstäbe für Leistung und Anerkennung in der digitalen Gesellschaft außerhalb unseres Selbst festgelegt werden. Wir müssen permanent flexibel, mobil und agil sein. Das kann zu einem „Erschöpften Selbst“ (Alain Ehrenberg) führen.

Unsere Entspannungsübungen helfen dabei, „mit uns selbst befreundet“ (Wilhelm Schmid) zu sein.

„Gönne Dich Dir selbst, ich sage nicht, tu das immer, ich sage nicht, tu das oft; aber ich sage tu es immer wieder einmal.“

(Bernhard von Clairvaux)

Morgenritual

„Als ich um 10 Uhr auf die Uhr schaute, war es erst halb neun.“

(Alfred Kerr,
Theaterkritiker)

„Es gibt in ein und derselben Stadt ‚Irrläufer', die – wie Cato sagt – weder unseren Sonnenaufgang noch unseren Sonnenuntergang je gesehen haben."

(Seneca,
4 v. Chr.–65 n. Chr.)

„Es blitzt ein Tropfen Morgentau
im Strahl des Sonnenlichts –
ein Tag kann eine Perle sein
und hundert Jahre – nichts!"

(Gottfried Keller)

Abheben – spielerische Übungen am Morgen

Heben Sie Ihre Arme und bewegen Sie die Arme wie Flügel – hoch und wieder runter – in unterschiedlicher Frequenz ... Und stellen Sie sich auf Ihre Zehenspitzen. Sie bekommen ein Gefühl der Leichtigkeit und des Schwebens ... Bewegen Sie Ihre Flügel in unterschiedlicher Frequenz – wie Sie wollen ... Dazu Mozart-Musik (wie Sie mögen).

Gehen – vorbereitende Übungen für die Gehmeditation

Nehmen Sie eine bequeme Sitzhaltung ein. Schlagen Sie nun das rechte Bein über das linke.

* Nun lenken Sie Ihr Fühlbewusstsein in den Fuß. Gehen Sie mit Ihrer Hand (oder beiden Händen) in alle unterschiedlichen Strukturen Ihres Fußes. Nehmen Sie die Ferse wahr und den Ansatz der Achillessehne. Versuchen Sie die Achillessehne mit zwei Fingern zu umgreifen. Beugen Sie nun ein wenig den Fuß, spüren Sie jetzt die Anspannung der Sehne.
* Befühlen Sie nun Ihre Ferse, nehmen Sie bewusst Ihre Hornschicht wahr. Spüren Sie die über die Haut gleitenden Finger?
* Nun gehen Sie weiter zum etwas weicheren Hohlgewölbe Ihres Fußes.

Zum Hohlgewölbe? Wir haben zwei: ein Längsgewölbe und ein Quergewölbe – eine besondere biologische Konstruktion.

* Wir gehen nun weiter zum Fußrücken. Ungefähr in der Mitte des Fußrückens (auf einer gedachten verlängerten Linie von

der zweiten Zehe her) können wir unseren Fußpuls tasten (Arteria dorsalis pedis).
* Danach ertasten wir jede einzelne Zehe.

Wir nehmen auch wahr, dass sich unsere Zehen im Laufe der Lebensjahre verändert haben; arthrotische Veränderungen werden aus unserem Körperbild nicht verdrängt, sondern als „Jahresringe" humorvoll angenommen. Die Mediziner nennen diese abtastende Untersuchung mit den Händen „Palpation". Der Begriff ist hergeleitet vom lateinischen Wort „palpare", d. h. streicheln. Mit innerer Hingabe (Konzentration) sollten Sie vor der Jacobson-Entspannung oder der Gehmeditation beide Füße nacheinander streicheln.

Sehen Sie Ihre Füße nicht nur als Geh-Werkzeuge, die Sie zum Laufen haben. Werden Sie sich auch darüber gewahr, dass Füße auch Sinnesorgane sind, die die Beschaffenheit des Weges ertasten.

Umgekehrt kann der Weg auch uns im übertragenen Sinne etwas erzählen: z. B. die lange Geschichte eines Pilgerweges. Vielleicht kann der so verstandene Weg auch unsere Füße – spirituell – streicheln?

„Dem Gehenden schiebt sich der Weg
unter die Füße."
(Martin Walser)

Wie geht's in hektischer Zeit – mit hochgezogenen Schultern – immer in Eile? Der Geist und die Gedanken sind schon am Zielort: Körper und Geist streben auseinander – nichts geht mehr konform. Beim Einsteigen ins Auto stoßen wir mit den Knien gegen das Armaturenbrett. Losfahren, in der Kurve abbremsen, beschleunigen und wieder Stopp vor der Ampel. Im Autofahren spiegelt sich unser Gehen im Alltag.

Vielleicht können wir mehr Ruhe in die Bewegung fließen lassen.

Im Ruheraum haben wir Entspannung erlebt. Das Gefühl für Muskelbewegungen können wir auch im Alltag erhalten. Auch wenn wir das Haus verlassen, wenn wir Auto fahren oder bei der Arbeit sind, sollten wir unseren Muskelzustand denkfühlend wahrnehmen: Wie fühlen sich die Schultern an? Sind unsere Kiefer gelockert? Spüren wir eine Senkrecht-Stirnfalte? Und wie ist unser Atem?

Mehr Achtsamkeit in der Bewegung befähigt uns zu einem lebendigen Muskelspiel:

* Wir sollten nur die Muskeln bewegen, die momentan gefordert sind.
* Das Ausmaß der Anspannung sollte den Anforderungen entsprechen.
* Die Dauer der Anspannung sollte durch die Situation bestimmt werden.
* Die Bewegungen sind eher fließend zu gestalten.

Beim Gehen sind noch zusätzliche Fragen an uns selbst zu richten:

* Gehen wir locker und elastisch?
* Spüren wir mit den Füßen den Untergrund?
* Ist unsere Gehgeschwindigkeit angemessen?
* Gehen wir vornübergebeugt?

Im Alltag gibt es verschiedene Formen des Gehens. Der Weg zur Arbeit ist zweckgerichtet; manchmal ist auch Eile geboten. Aber es gibt auch das ziellose Spazierengehen. Walter Benjamin beschrieb das Umherstreifen – das Flanieren – in der Großstadt Paris (Walter Benjamin: Passagen, Kristalle).

Ich erinnere mich an Spaziergänge meines Vaters in unserer Kleinstadt. Wenn er längere Zeit am Schreibtisch gesessen hatte, stand er von seinem Stuhl unvermittelt auf und sagte dann: „Jetzt werde ich mir ein wenig die Beine vertreten." Dieser Satz beinhaltet nicht nur eine einfache Absichtserklärung; in ihm ist auch die Aussage erkennbar, dass der Impuls von den Beinen ausging – irgendwie riefen die Beine nach Veränderung. Vielleicht hatten die Beine zu lange Zeit in überkreuzter oder blockierter Stellung ausharren müssen. Sie sehnten sich gewissermaßen nach Bewegung.

Ich konnte dieses „Beingefühl" der Erwachsenen in meiner Kindheit nicht nachempfinden; ich war aber sofort zu jedem Spaziergang mit den Erwachsenen bereit. Besonders in Erinnerung geblieben sind mir Abendspaziergänge in der Adventszeit. Beim Heraustreten aus der Haustür schlug einem eine feuchte Kälte entgegen; wir hatten uns warm angezogen, ich mit Schal und Wollmütze, mein Vater mit Hut und hochgeschlagenem Kragen seines Mantels. Manchmal lag ein leichter Nebel in der Luft und es war windstill. Mit unbestimmtem Ziel trotteten wir einträchtig los; mal sehen, welche Wege wir diesmal einschlagen werden. An manchen Straßenecken leuchteten noch alte Gaslaternen mit ihrem „vergilbten" Licht. Besonders stimmungsvoll fand ich ihren diffusen Widerschein auf nassem Kopfsteinpflaster. Langsam kamen wir in einen gemeinsamen Geh-Rhythmus. Manchmal gingen wir schweigend einträchtig nebeneinander her; nach einiger Zeit begann ich zu erzählen – über Erlebnisse in der Schule oder über Themen aus dem Freundeskreis. Dann unvermittelt bogen wir in kleine Gassen ein, welche wir lange Zeit nicht begangen hatten. Alles war dem Zufall überlassen. Manchmal konnten wir auch in hell erleuchtete Wohnzimmer schauen, wo die Bewohner um den gemütlichen Mitteltisch saßen. Oder eine Katze lief über die Straße – und irgendwo auf dem Hinterhof das Bellen eines Hundes; mir kam in den Sinn: Wo die Füchse sich Gute Nacht sagen!

Wir kamen nun am klassizistischen, weißen Gebäude des Pastorats vorbei; es kamen mir Gedanken an meine Jugendgruppe. Dann unvergesslich in meiner Erinnerung: Es begann zu schneien – ein inneres Lächeln –, die Weihnachtszeit hatte begonnen. Bewegte, kleine, tanzende Flocken im Umkreis der Straßenlaternen und an den Lichtern der langsam vorbeifahrenden Autos. Schweigend genießend gingen wir nebeneinander her, hin und wieder Schneeflocken aus dem Gesicht streifend. Wir bogen in das Klostergelände ein, wir sahen im Schnee die wunderschöne Barockkirche; der Innenraum schien erleuchtet, vielleicht probte der Kirchenchor gerade in diesem Moment. Wir verließen dann das Klostergelände und schritten am Burggraben vorbei, alles im Dunkeln, hier gab es keine Beleuchtung; erschreckte Enten schwammen mit Geschnatter vor uns weg. Einige winterliche Passanten kamen uns mit Einkaufstaschen entgegen. Wegen des Schneefalls waren Kopfbedeckungen stärker ins Gesicht gezogen. Bekannte konnten wir nicht entdecken; hin und wieder entbot man sich ein leises Guten Abend! Schließlich erreichten wir wieder die helle Ladenstraße. Der Schneefall schien im Lichte der Lampen zugenommen zu haben. Wir blieben spontan vor dem beleuchteten Schaufenster eines Buchladens stehen; mein Vater sagte: „mal eine Verschnaufpause einlegen." Das Fenster war dekoriert mit einem Lichterkranz, in welchen kleine Tannenzweige verwoben waren. Wir schauten interessiert und suchend ins Schaufenster, obwohl wir wussten, dass sich die Auslagen seit Wochen nicht geändert hatten. Einige Umschlag- und Deckblätter der Bücher wölbten sich ein wenig nach oben; auf manchen Umschlägen lagen vereinzelt Tannennadeln. Um besser zu sehen, ging ich näher ans Schaufenster und drückte beide Hände gegen die Scheibe. Ich hatte den Eindruck, immer dieselben Titel zu sehen. „Schau heimwärts Engel", „Die Straße der Ölsardinen", „Die unsichtbare Flagge", „Oliver Twist". Etwas entfernt in einer Ecke biblische Geschichten, umgeben von Kerzen. „Komm lass uns weitergehen, wir kriegen sonst kalte Füße", sagte mein Vater. Nachdem wir an einem großen beleuchteten Tannenbaum vorbeigekommen waren, bogen wir in unsere Wohnstraße ein. Die Zahl der Lichter wurde spärlicher. Wir gingen vorbei an kleinen Backsteinhäuschen mit spitzen Giebeln. Bei vielen waren die Rollos heruntergezogen. An einigen Häusern konnte ich Weihnachtssterne neben Alpenveilchen oder spitzen Sansevierien erkennen. Schweigend im Einvernehmen gingen wir nebeneinander. Ich genoss dieses ruhige gleichmäßige Gehen im Schnee.

Ich spürte ein Gefühl der Wichtigkeit neben meinem Vater, ein Angenommensein in der Erwachsenen-Welt. Das Knirschen des Schnees verband uns im gemeinsamen Erleben des Spaziergangs. Und ich fühlte mich im Einklang mit meiner Welt: Mit meiner kleinen Stadt.

An der Haustür mahnte meine Mutter: „Gut die Schuhe abtreten!"

Was hätte Walter Benjamin gesagt? War das ein Flanieren in der Kleinstadt?

Ruhe in der Bewegung – die Gehmeditation

Der Begriff Ruhe ist nicht an Bewegungslosigkeit gebunden. Wenn ich sage: „das mach ich mal in Ruhe", dann steht dahinter, dass ich mich von äußeren Störfaktoren abschirmen möchte.

Entspannung und Bewegung sehen wir eher in einer Unvereinbarkeit, denn wie soll sich ein entspannter Muskel bewegen? Entspannte Bewegung könnte vielleicht bedeuten, dass die Abläufe nicht verspannt, eckig oder überschießend sind. Sie beinhaltet auch eine Angemessenheit für die Situation. Wenn wir das richtige Maß (Georg Picht) finden sollen, sind wir wieder bei den alten Griechen. Vielleicht könnten wir in ihrem Sinne von einer „EU-Motilität" sprechen. Genauso wie wir Jacobson machen, könnten wir vielleicht auch die Entspannung in der Bewegung üben. Voraussetzung ist die Wahrnehmung unseres Bewegungsablaufs, und das ist ohne eine geübte Achtsamkeit nicht möglich.

Der buddhistische Lehrer Thich Nhat Hanh (in: Der Geruch von frisch geschnittenem Gras) hat eine Geh-Meditation beschrieben. Sie bedeutet eine geistige Versenkung in den Ablauf des Gehens. Beobachtet werden drei Prinzipien:

* Das ruhige Schreiten
* Das ruhige Atmen
* Das Zählen der Schritte bei Ein- und Ausatmung

Gute Rahmenbedingungen sind das Gehen in freier Natur auf einfachen flachen und breiten Wegen. Besonders geeignet ist der Spaziergang am Meer. Am Beginn vielleicht einige Rituale, die wir schon kennen.

Atemübung am Meer

Sich dem Meere zuwenden. Hüftbreit stehen. Bei der Einatmung langsam den rechten Arm anheben und nach hinten wenden – gleichzeitig leicht den Kopf nach rechts drehen. Bei der Ausatmung wieder in die Ausgangsstellung zurück. Dann linker Arm. Dann beide Arme (eventuell Wiederholung).

Jacobson am Meer

* Nach innerem Signal „Jetzt" Fäuste ballen, Arme strecken, Schultern heben und gleichzeitig Kiefer sanft gegeneinander pressen.
* Loslassen. Ruhiges Atmen.

Variation

* Nach innerem Signal „Jetzt" Finger spreizen und Arme nach außen drehen, einatmen und den Mund weit öffnen und Zunge rausstrecken.
* Und loslassen.

Gehmeditation

Nach leichten Lockerungsübungen mit der Geh-Meditation beginnen. Spüren Sie bei den ersten 50 Metern ein ruhiges Schreiten. Dann vielleicht etwas die Geschwindigkeit verringern.

* Dann bei der Einatmung und bei der Ausatmung die Schritte zählen.
* Vielleicht hat sich ein bestimmter Rhythmus eingestellt. Zwei Schritte ein und zwei Schritte aus: Formel 2:2.
* Nach einiger Zeit kann versucht werden, sanft die Ausatmung zu verlängern. Das wäre die Formel 2:3.
* Dann mit dem Zählen eine Pause machen und einfach nur gehen und die Gedanken kommen und gehen lassen – nachdenklich gehen: „Andante pensieroso" (Martin Mosebach).

Nach einiger Zeit erneut mit der Geh-Meditation beginnen. Versuchen Sie, spielerisch in Ihren eigenen Rhythmus hineinzufinden. Ruhiges Gehen – ruhiges Atmen – ruhiges Zusammenspiel: 3:3. Den Takt individuell variieren …

Und den Boden unter den Füßen fühlen, auf die Unebenheiten achten, die rhythmischen Bewegungen des Körpers wahrnehmen. Immer wieder darauf achten, dass die Schultern gelöst sind und dass Ober- und Unterkiefer gelöst sind, Wangen weich werden lassen. Den Wind und die Wellen wahrnehmen. Den Vorübergehenden freundlich ins Gesicht schauen …

* Die Entspannung in die Welt tragen.

Morgenritual

Es ist Unsinn
Sagt die Vernunft
Es ist was es ist
Sagt die Liebe

Es ist Unglück
Sagt die Berechnung

Es ist nichts als Schmerz
Sagt die Angst
Es ist aussichtslos
Sagt die Einsicht
Es ist was es ist
Sagt die Liebe

Es ist lächerlich
Sagt der Stolz
Es ist leichtsinnig
Sagt die Vorsicht

Es ist unmöglich
Sagt die Erfahrung
Es ist was es ist
Sagt die Liebe.

(Erich Fried, 1921–1988)

Musik: Lied der Nachtigall
(Victor Massé, 1822–1884)

Die Baum-Übung

Sich locker in den Raum oder den Garten stellen, guten Kontakt mit dem Boden haben.

* Beim Einatmen die Arme langsam nach außen heben und einen großen offenen Kreis darstellen – als wenn Sie einen großen Baum umarmen möchten.
* Beim Ausatmen den Kreis schließen, die Hände berühren sich oder die Arme gleiten übereinander, bis Sie in Ihrer Vorstellung den Stamm des Baumes umarmend spüren.
* Die Übung mehrfach wiederholen. Lassen Sie Ihrer Phantasie freien Lauf. Spüren Sie die Nähe und Körperlichkeit des Baumes. Umarmen Sie die Natur. Denken Sie an den Spruch: „Ich könnte die ganze Welt umarmen."

Verdiene dir die Liebe deines Nächsten

Verdiene dir die Liebe deines Nächsten. Diese Aussage ist irritierend. Ich las diesen Satz bei Hans Selye in seinem kleinen Büchlein über „Stress" von 1977. „Und diese Philosophie hat mein Leben zu einem glücklichen gemacht", schreibt er am Ende seiner Ausführungen.

Erst kürzlich habe ich Hans Selye wieder neu gelesen. Wenn ich aus dem Haus gehe, denke ich: Verdiene dir die Liebe deines Nächsten. Und wer sind die Nächsten? Schon diejenigen, die mir auf dem Weg zum Parkplatz entgegen kommen? Oder die Wartenden in der Schlange vor der Kasse? Immerhin verbindet uns (3–4 Kunden/-innen) für kurze Zeit ein gemeinsames Interesse. Häufig sehe ich eine Senkrechtfalte auf der Stirn (welche auch durch die Maske nicht verdeckt ist). Ich streiche mit der Hand über meine Stirn. Ist meine Haut glatt und entspannt? Lachen ist ansteckend, erinnere ich mich, vielleicht reicht schon ein entspanntes Gesicht, um Lockerheit in die Gruppe zu bringen. „Ich fühle, was du fühlst", gilt ja auch für die anderen. Ich schaue mich freundlich um. Die vollen Einkaufswagen stellen unsere Geduld auf die Probe. Jetzt hören wir über Lautsprecher, dass noch die Kasse 2 geöffnet wird. Viele verlassen spontan unsere Gruppe. Ich bleibe der Kasse 1 treu. Ich versuche Atemübungen zu machen. Beim Einatmen denke ich „I", beim Ausatmen „can" – dann beim Einatmen „re", beim Ausatmen „lax". Und versuche hinter den Augen zu lächeln. Das funktioniert gut. Ich bin ganz „re-laxt". Ich denke, vielleicht hat Selye das gemeint. Aber von Entspannungsübungen spricht er in seinem Büchlein nicht. Es geht ihm in erster Linie um eine Einstellung zur Situation. Er ist der Meinung, dass das Wort „Einstellung" auf einen veränderten Empfindlichkeitsschalter deutet, welchen wir selber verändern können (wie beim Thermostat einer Heizung). Außerdem verweist er darauf, dass es im Englischen kein vergleichbares Wort gibt. (Ich denke, dass der Begriff „mind-set" etwas Ähnliches meint.) Also versuchen wir eine veränderte Einstellung zum Leben bzw. ihren stressigen Situationen.

Apropos „Liebe gewinnen": Werden die anderen freundlicher? Ich glaube, ja. Die Kassiererin sagt gerade: Schönes Wochenende! Antwort: Gleichfalls. Oder war das alles einstudiert. Nein, es ist die veränderte Einstellung. Wir können in der Warteschleife die gelernten Übungen zur Selbstentspannung anwenden. Nach außen unsichtbar ist das Drücken der Zunge gegen den Gaumen und die innere Rezitation: „Licht, Liebe, Leben, Lachen" oder „an jedem Ort, zu jeder Zeit: Ruhe, Mut, Gelassenheit".

Da Capo

An jedem Ort, zu jeder Zeit: Ruhe, Mut, Gelassenheit

In der Kursstunde verknüpften wir diesen Gedanken zur Selbstbeeinflussung – und Selbststärkung – mit vielen Jacobson-Variationen. Am Ende der Übungen wurde dieser Satz (oder andere) stumm mehrfach rezitiert. Auch außerhalb des Kurssaales erfreute sich der Leitspruch großer Beliebtheit; er war wie ein Gedichtanfang immer bewusst und lag uns sozusagen immer auf den Lippen. In nervigen Situationen begann manchmal jemand schmunzelnd: „An jedem Ort", von anderer Seite wurde dann lachend fortgeführt: „zu jeder Zeit" und im Chor ergänzten wiederum andere alle fehlenden Wörter. Das löste allgemein Heiterkeit aus. Und den Beteiligten wurde bewusst, welche suggestive Wirkung dieser Spruch im Alltag haben kann.

Johannes Heinrich Schultz – der Schöpfer des autogenen Trainings – kreierte dafür den Begriff: „Formelhafte Vorsätze". Das Zitat des Leitspruchs stammt von Klaus Thomas, einem Schüler von I. H. Schultz (Thomas, Klaus: Praxis des autogenen Trainings, Selbsthypnose nach I. H. Schultz, TRIAS, 1989).

An jedem Ort …

Im Beginn meiner Studentenzeit (1968er Jahre) erlebte ich immer wieder, dass Mitstudenten/-innen in der Vorlesung nicht normal wie ich auf der Bank saßen. Stattdessen nahmen sie Platz auf der Treppe oder ganz vorne auf dem Fußboden neben dem Podium. Das waren eigentlich unbequeme Orte. Aber sie platzierten sich im Yogasitz (Lotos-Haltung) und schlossen die Augen. Als junger Student wunderte ich mich über ihre Motive. Sollte es eine Beruhigungsgestik gegen zu viel Hektik sein? War es eine Konzentrationsübung? Waren sie geistig anwesend oder entfernten sie sich in eine meditative Haltung?

Dieses Erlebnis ist für mich unvergesslich; es wirkt bis heute nach und macht mich nachdenklich. Für mich ist die Erkenntnis wichtig, dass wir Entspannung nicht nur zu Hause, im Kurssaal oder im Retreat zelebrieren sollten. Darüber hinaus sollten wir auch im öffentlichen Raum entspannen: beim Einkaufen, in der Firma, in der Warteschlange, im Einwohnermeldeamt, in der S-Bahn. Denn die Hektik der vielen Menschen ist ansteckend; sie macht uns unruhig und erschöpft uns. Und die Zahl der Menschen im öffentlichen Raum wird eher zunehmen. Schon 1929 sprach der Philosoph Ortega y Gasset in einem berühmten Essay vom „Aufstand der Massen" (Ortega y Gasset, José: Signale unserer Zeit). Mir fällt sofort als Gegenmittel der Sketch von Loriot ein: Ich will einfach nur hier sitzen. Ja, so ähnlich können wir es auch machen. Wir sitzen in der Bahn und machen Jacobson-Übungen: Wir spannen unseren Kiefer und lassen wieder los – innerlich rezitierend: an jedem Ort … usw. Oder wir drücken unsere Zunge gegen den Gaumen. Äußerlich ist uns nichts anzumerken. Oder doch? Wirkt nicht Entspannung auch auf unsere Mitmenschen ansteckend? Können wir die Entspannung in die Welt tragen?

Vielleicht leisten wir mit unserer Gelöstheit einen kleinen Beitrag zu einer entspannten Gesellschaft …

Zu jeder Zeit …

Unseren Leitspruch können wir natürlich „zu jeder Zeit" – also jeder Tages- oder Nacht-Zeit – anwenden. Besonders helfen würde uns die Formel, wenn wir unter Zeitdruck stehen, wenn die Zeit Macht auf uns ausüben und uns tyrannisieren will.

„Zeit ist Geld", sagte schon Benjamin Franklin. Wir haben diesen Satz verinnerlicht; er hat dazu geführt, dass Geschwindigkeit und Beschleunigung einen Eigenwert bekommen haben. Thomas H. Eriksen sagt: „Modernity is speed" (zitiert nach Hartmut Rosa).

Wir fragen: Wie schnell ist das Internet? Wie lange dauert die Fahrt? Wie schnell bekomme ich Eintrittskarten? Wie lange ist die

Wartezeit? Der Begriff der zeitlichen Dimension hat sich in der Gesellschaftsdiskussion verselbständigt und ist manchmal wichtiger als das Ziel, welches wir erreichen wollen. Wenn wir es richtig bedenken, können neue Ideen und Lösungen nicht unter Zeitdruck entstehen. Wir müssen den Wert der Ruhe und Muße neu entdecken. Hinzu kommt auch ein gesundheitlicher Aspekt. Viele Menschen nehmen den Druck der Arbeit mit nach Hause; das führt zur Daueranspannung am Abend und steht unserer „biologischen Uhr" mit Abfall der Stresshormone (Cortisole) entgegen. Die fehlende Erholung geht mit einem erhöhten Risiko für Zivilisationskrankheiten einher (z. B. Bluthochdruck).

Was können wir tun?

Vielleicht sollten wir unsere Blickkultur darin üben, besondere Situationen mit „inadäquater Aufgeregtheit" wahrzunehmen. In einer ersten Phase der Achtsamkeit geht es nur ums Beobachten, Spüren und Fühlen ohne Bewertung oder Reaktivität. In einer zweiten Phase sollten wir uns dann fragen, ob eine Entschleunigung sinnvoll und auch praktizierbar ist:

* Beim Terminkalender?
* Beim Arbeitsvorgang?
* Beim Weg zum Auto?
* Beim Einkaufen?
* Beim Essen?
* Bei den eigenen hektischen Bewegungen?
* Bei der Lebensgeschwindigkeit im Alltag?

Was kann unser Leitspruch in einer akuten Stress-Phase bewirken?

Da er eine Form der Selbstsuggestion ist, steigt seine Wirkung, je häufiger wir ihn anwenden. Er muss unser Unterbewusstsein erreichen und auch eine „Depot-Wirkung" (Langzeitwirkung) entfalten. Wenn wir ihn gut geübt haben und dann in stressiger Situation innerlich mehrfach aufsagen, merken wir, dass wir zur Ruhe kommen. Wir könnten noch – je nach Situation – ergänzen: Langsam essen, langsam gehen, langsam sprechen. Pausen nicht vergessen.

„Die Geschwindigkeit ruft die Leere hervor,
die Leere treibt zur Eile.“
(Paul Virilio,
geb. 1932)

„Man verliert die meiste Zeit damit,
dass man Zeit gewinnen will.“
(John Steinbeck,
1902–1968)

Unser Leitspruch ist ein „übervoller Ausdruck“, eine ganzheitliche Suggestivformel: die Inhalte überschneiden sich oder wiederholen sich in kleinen Varianten. Trotzdem möchte ich einige Worte zu dem eigentlich nichtssagenden Wort „Ruhe“ sagen. Vielleicht wird es anschaulicher, wenn wir uns ihm aus der Gegenposition – der Un-Ruhe – nähern.

Am Beginn eines Jacobson-Kurses frage ich manchmal: „Warum möchten Sie einen Entspannungskurs machen?“
Vielfach wird geantwortet:
* „Weil ich immer so unruhig bin.“
* „Weil ich mich nicht konzentrieren kann.“
* „Weil mein Herz so unruhig ist.“
* „Weil ich unter unruhigen Beinen leide.“

Viele von uns spüren, dass die Hektik und Beschleunigung im Berufsleben und auch in der Gesellschaft uns individuell erfasst und uns auf Dauer unruhig werden lässt. Nach einer gewissen Zeit kann sich eine allgemeine Erschöpfung entwickeln. Alain Ehrenberg spricht vom „erschöpften Selbst“, welches zu einem Leitthema unserer Zeit geworden ist. Der allgemeine Unruhezustand lässt eine Sehnsucht nach Ruhe aufkommen. Im Urlaub möchten wir uns auf eine einsame Insel zurückziehen („Retreat“), um dort Erholung zu finden. Das ist nicht ganz einfach, denn paradoxerweise werden manche Menschen in der Ruhe unruhig. In den Momenten der Ruhe spüren sie das Aufkommen irritierender Gedanken und Ängste, und schon kommt wieder der innere Impuls, die Stille zu unterbrechen und sich irgendwie in der Außenwelt abzulenken.

Ruhe will gelernt sein. Wir sollten uns langsam diesem ungewohnten Zustand nähern. Beim Kennenlernen von Entspannung genügen am Anfang wenige Minuten der Umschaltung von der Außenwelt auf unsere Innenwelt. Zur Einleitung der Übungen sage ich als Kursleiter: „Lenken Sie die Aufmerksamkeit auf sich selbst, auf

Ihren Körper und Ihre momentanen Gedanken." Dann warte ich circa 15 Sekunden und gebe dann das Signal zur Durchführung der Jacobson-Übungen. Gegenüber dem autogenen Training hat Jacobson den Vorteil, dass etwas „gemacht" wird, wir müssen uns bewegen und auf einen körperlichen Bewegungsablauf konzentrieren; das ist vielen Menschen vom Sport oder der Gymnastik geläufig. Das Nachspüren der inneren Wirkung – das nachfolgende meditative Element – kann behutsam verlängert werden.

So beginnt das Einfühlen in die Ruhe der einsamen Insel bereits zu Hause, wo wir regelmäßig Jacobson üben und uns an die Stille als Ritual gewöhnen.

Nach längerer Übungszeit können wir auch in hektischer Umgebung zur Ruhe kommen. Vielleicht sind wir in der Lage, uns die Wartezeit – z. B. auf dem Berliner Hauptbahnhof – auszufüllen, indem wir uns auf eine Bank setzen und in Ruhe ein Buch lesen.

Wir sind dann selbst zu einer Insel der Ruhe geworden, um das erwähnte Bild wieder aufzugreifen. Natürlich können wir auch Bilder der Ruhe in unserer Phantasie aufrufen.

„Stillsitzen kann ich einfach nicht.“
(Cicero)

„Wenn man die Ruhe nicht in sich selber findet, ist es umsonst, sie anderswo zu suchen.“
(Francois de La Rochefoucauld,
1613–1680)

„Ruhe ist Glück –
wenn sie ein Ausruhen ist,
wenn wir sie gewählt,
wenn wir sie gefunden,
nachdem wir sie gesucht:
Aber Ruhe ist kein Glück,
wenn sie unsere einzige Beschäftigung ist.“
(Ludwig Börne,
1786–1837)

„Wenn ich Arzt wäre und man mich fragte:
Was rätst du?
Ich würde antworten:
Schaffe Stille.“
(Søren Kierkegaard,
1815–1855)

„Eigentlich bin ich ganz anders,
ich komme nur so selten dazu.“
(Ödön von Horváth,
1901 – 1938)

„Niemals bin ich weniger müßig,
als wenn ich Muße habe,
und niemals bin ich weniger allein,
als wenn ich allein bin.“
(Cicero: De officiis)

„Der Mensch braucht Stunden,
wo er sich sammelt und in sich hineinlebt.“
(Albert Schweitzer,
1875–1965)

Brauchen wir zur Entspannung eigentlich Mut? Wir assoziieren Mut doch eher mit Aktivität und nicht mit Ruhe. Vielleicht kommen wir der Bedeutung des Wortes näher, wenn wir uns vorstellen, dass wir uns zur Ruhe bewusst entscheiden müssen. Wenn wir die Geschwindigkeit aus einer bestimmten Situation herausnehmen, stellen wir uns im Moment gegen einen Trend. Es ist ein Akt der Selbstfürsorge, für welchen wir uns bewusst und beherzt entscheiden müssen. Wir erinnern uns an Bernhard von Clairvaux: „Wenn also alle Menschen ein Recht auf Dich haben, dann sei Du selbst ein Mensch, der ein Recht auf sich selbst hat." (Zitat nach Bernhard Sill: Das Inspirationsbuch 2009)

Da die dauernde Rezitation unserer Denkformel eine suggestive Wirkung in unserem Unterbewusstsein entfaltet, entwickelt sie auch eine Langzeitwirkung, welche unsere Grundeinstellung im Leben sanft in eine andere Richtung lenken kann.

In kritischen Situationen sollten wir uns einen Anstoß zum Handeln geben, zumal bei depressiven Verstimmungen gerade der Antrieb vermindert sein kann. Wir sollten uns unsere Neugierde erhalten und Mut zu Neuem entwickeln.

„Das ist im Grunde der einzige Mut, den man von uns verlangt: mutig zu sein zu dem Seltsamsten, Wunderlichsten und Unaufklärbarsten, das uns begegnen kann."
(Rainer Maria Rilke,
zitiert nach Paolo Cognetti, 2019)

„Zaghaften Sinnes ersteigst du nicht des Lebens Höhen."
(Publius Syrus, 85–43 v. Chr.)

„Das macht mich wütend" – das ist ein Satz, den man häufig hört; fast ist er Mode geworden im privaten, aber auch öffentlichen Raum. Vielleicht haben die Menschen Angst, nicht gehört zu werden in den unübersichtlichen Weiten der Massengesellschaft.

Die Diskussion ist subjektiver geworden; sie hat sich verschoben von den Dingen, die alle sehen können, hin zum individuellen Gefühl. Die Menschen fühlen sich schnell verletzt, schief angesehen oder einfach nicht richtig wahrgenommen.

Vielleicht sollten diejenigen, die unter dieser Emotionalität der Gesellschaft leiden und sich auch angesteckt fühlen, einen anderen Weg der Kommunikation suchen. Die Achtsamkeitslehre empfiehlt, die Dinge zunächst so zu sehen, wie sie sind. Eine schnelle Bewertung oder Reaktion (wie: Das ist aber schlimm! Das macht mich wütend!) sollte vermieden werden, sozusagen „gelassen" werden. Stattdessen empfiehlt es sich, mit kühlem Kopf (AT: Stirn angenehm kühl) einen lösungsorientierten Weg zu finden. Mir gefällt ein Satz aus der Fußballsprache: Man sollte den Ball flach halten.

Das ist nicht einfach und erfordert viel Übung. Vielleicht kann unsere immer wieder rezitierte Suggestivformel eine Hilfe sein.

„An jedem Ort, zu jeder Zeit:
Ruhe, Mut, Gelassenheit." –
Und immer wieder (da Capo) …

In seinem „Lebensbilderbuch eines Nervenarztes“ erinnert sich J. H. Schultz an ein Gespräch mit Sigmund Freud:

> *„Bei unserer ersten Begegnung blickte Freud mich prüfend an und sagte: ‚Sie glauben doch nicht, dass Sie heilen können?‘*
> *Worauf ich erwiderte: ‚Keinesfalls, aber ich meine doch, dass man wie ein Gärtner Hindernisse wegräumen kann, die der echten Eigenentwicklung im Wege stehen.‘*
> *‚Dann werden wir uns schon verstehen‘, erwiderte Freud […].“*

Ausblicke

Unsere Exkursion über Entspannung, Seele und Körper läuft aus – wir biegen in die Zielgerade ein: Wir können das Ziel sogar schon sehen!

Ah, da ist dieses profane „Ziel"-Wort, das wollten wir doch nicht ansprechen, das könnte uns egoistisch einengen, sich auszahlen – etwa in klingender Münze – oder auch katalogisiert werden in einer Schublade. – Nein, der Weg ist die Frucht, so sagen die Tibeter. Das hört sich kreativ an und ist nicht so eindeutig ... Nicht einfältig – eher mehrfach gefaltet; mehrdeutig – das liebe ich – darin wirkt die Metapher, die Symbolik.

Wir nähern uns dem Ziel nur asymptotisch: Also, wir vermeiden es, jemals anzukommen. Auch legen wir uns in Zeit und Ort nicht fest. Die Dimensionen verschwimmen ... „War es gestern, war es morgen oder war es im vierten Stock?" (Karl Valentin). Und: Was war eigentlich das Thema?

Mit zunehmenden Jahren fühlen wir uns wieder wie in der Kinderzeit. Viele vage Ideen – man könnte so viel machen, ja, wenn die Gesundheit mitmachen würde. Mit Hans-Georg Gadamer suchen wir nach der „Verborgenheit der Gesundheit". Wir finden sie, wenn wir bereit sind, „bei den Menschen zu sein, in der Welt zu sein."

Und zum Leben in einer unübersichtlichen Welt benötigen wir auch ein Fünkchen Hoffnung: ein Licht am Ende des Tunnels.

Folge deinem Stern!

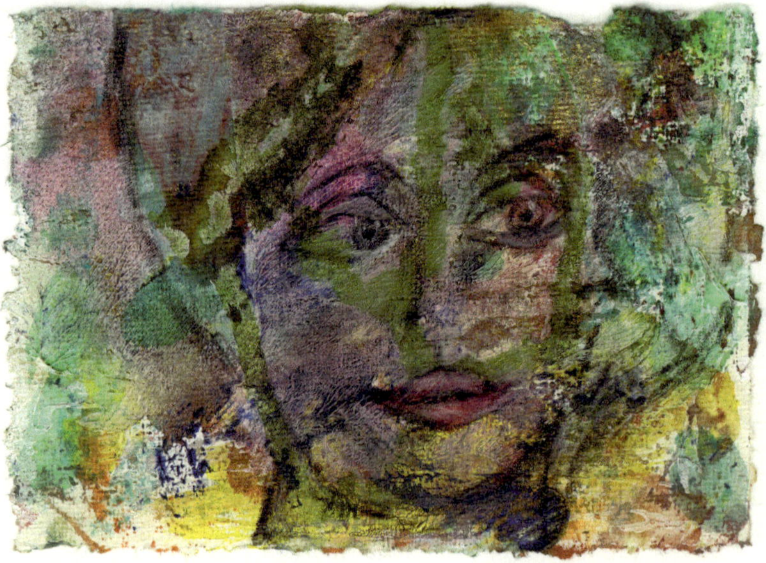

Epilog

„So oder so ähnlich …?"

Wenn mein Geschichts- und Deutschlehrer – Herr G. Kolbe – über ein wichtiges Thema referierte, dann spürte ich immer seine besondere Identifizierung mit dem Stoff und ein großes pädagogisches Engagement. Eilig, mit großen Schritten betrat er den Raum – im Geiste trug er an einem schweren Thema, das spürten wir sofort. Mit schnellem Blick überflog er sein Auditorium, um sich zu vergewissern, ob alle hellwach und aufnahmebereit waren. Dann hob er die Augenbrauen und auch gleichzeitig seine Stimme. Er drehte sich zur Tafel, malte mit schnellen Strichen wichtige Überschriften – dabei brach oftmals die Kreide.

Wir waren aufmerksam gespannt, wie es weiterging.

Manchmal las er aus zeitkritischen Quellen mit dramatischer Stimme vor. Wir durften Zwischenfragen stellen und Bemerkungen machen. Die vom Lehrer in den Raum geworfenen Handzeichen gaben uns kurze Redezeichen. Jetzt wurde das Thema richtig behandelt, es nahm Fahrt auf und wir waren Akteure der Handlung: Die Phasen der Französischen Revolution lösten sich ab, waren teleskopartig verkürzt und flossen in die Gegenwart ein. Alles steigerte sich zur größten Dramatik. Wir hatten das Gefühl, Robespierre betritt den Raum.

Dann kam das Pausenzeichen – ein profanes Klingeln.

Herr Kolbes Stimme senkte sich, er schaute kurz aus dem Fenster, lenkte dann wieder seinen menschenfreundlichen Blick auf uns und sagte mit einem leisen Lächeln: „So oder so ähnlich."

Ich habe über diese vier Wörter bis heute häufig nachgedacht. Waren sie nur einfach so dahingesagt wie eine Floskel oder verbirgt sich dahinter eine Weltsicht? Ich denke, es war gemeint, dass wir mit verschiedenen Bezugssystemen auf die historischen Ereignisse schauen können; und wenn wir zurückblicken, würden wir die Geschichte (und auch „unsere Geschichte“) immer wieder anders erzählen. Es gibt viele Seiten des Lebens.

Auch das Thema Entspannung ist vieldeutig.

Ich glaube, dass viele Menschen eine „gefühlte“ Vorstellung von Entspannung haben; wenn sie den Begriff spontan genauer beschreiben sollten, wäre es schon schwieriger. Vielleicht äußern viele Menschen: „Ich habe Rücken“ und sehnen sich nach Schmerzlinderung im lokalen Bereich. Andere ärgern sich über eine innere Unruhe oder ein gesellschaftliches „Getriebensein“. Und manche möchten sich besser konzentrieren können. In der 1968er Zeit gab es den Drang nach Selbstverwirklichung und innerer Freiheit. Manchmal wird auch eine vage Sehnsucht nach etwas Unerfülltem signalisiert. Teilnehmer/-innen sagen dann: Verspannt bin ich gar nicht, nehme aber trotzdem gerne mal am Entspannungskurs teil; gerade diese Suchenden kommen immer wieder. Unausgesprochen ist der Wunsch nach mehr Freiraum im Leben oder die Suche nach Glück. Es gibt vielleicht auch lebensphilosophische Fragen:

Wie wollen wir leben (Peter Bieri)?

Oder was ist das „gute Leben“ (Sokrates)?

Und schließlich ist da noch die Frage nach dem Maß der Entspannung. Es kann doch nicht gemeint sein, dass wir den ganzen Tag entspannen? Wenn wir darunter eine „entspannte Aktivität“ verstehen, dann sicherlich doch …

Berühmt ist die Überschrift einer Novelle von Tolstoi: „Wie viel Erde braucht der Mensch?“

Ja, und wie viel Entspannung braucht der Mensch?

„Das Leben ist seine Ungenauigkeit.“

(Wilhelm Genazino)

Sylt-Klappholttal

Entspannen ist lernbar –
Loslassen am Meer

Klappholttal auf Sylt
einsam in den Dünen gelegen
eine Oase der Erholung
ein Ort
„therapeutischer“ Ausstrahlungskaft
hier kommen Körper und Seele zur Ruhe …
ein Ort des Glücks.

Mittagspause im Hause Uitland …
Frische Seeluft fördert den Appetit …
hält Leib und Seele zusammen …

Und immer wieder fasziniert das Meer …
Die Augen können sich nicht sattsehen
an dem unendlichen Spiel der Wellen …
Farben ändern sich …
hell und dunkel vermischen sich.

Wanderung durch die Dünen …
allein mit sich, dem eigenen Atem,
und der entrückten Natur.
Spärliche Vegetation …
bei wechselndem Licht eindrucksvoll:
die Verwandlung der Heidelandschaft
mit ihren Farbnuancen:
braun, bräunlich, grünlich und rötlich –
dann wieder umschriebener Farbtupfer:
gelbleuchtender Ginster.

Der hohe Himmel …
fördert klaren Blick und befreit das Herz
zartrosa leuchtende Wolken am Abendhimmel …
Wolken wie Watte.

Ein Hin und Her der Wellen,
ein Auf und Ab der Wogen,
der Rhythmus der Natur
verbindet sich mit dem
Gleichmaß unserer Atmung,
dem Ein und Aus der Atemluft.
Man hat ein Gefühl der Verbundenheit
mit der Welt,
man spürt ein unsichtbares Band
zwischen dem Ich und dem Kosmos.
Ein verschmelzendes Glücksgefühl:
– ein ozeanisches Gefühl …
„mein Meer".

Das ewige Lied des Meeres,
ein Singen, ein Tosen,
ein Murmeln und ein Balladen erzählen …

Brausender Wind über den Strand
aufpeitschend die Wellen des Meeres,
welche sich immer wieder in hohen,
tosenden Wogen
über den Küstensand wälzen …

Brausender Wind über die See
und die Dünen
aufwirbelnd den Sand
zu Windhosen, ein Naturschauspiel

undurchdringlich für unseren Blick,
wie Nebel aus Sand, welcher die Grenzen
zum Meere verwischt.

Bei Wind und Wetter wandern,
Gespräche entwickeln sich beim Gehen,
– danke es, geht schon –
manchmal ist auch wortreiches Schweigen wichtig …

Übereinstimmung
mit dem großen Ganzen
dem Kosmos,
dem Logos.

(Eckhart Stahmer)

Literaturliste

Altmeyer, Martin: *Ich werde gesehen, also bin ich*, Vandenhoeck & Ruprecht, 2019.

Anonym: *Die Kunst des Schlafens, Bettlektüre für Schläfer und solche, die es werden wollen*, insel taschenbuch, 2000.

Anonym: *Ja zu jedem Tag*, Aussaat Verlag, Neukirchen-Vluyn, 1994.

Anzou, Didier: *Das Haut-Ich*, suhrkamp taschenbuch, 1991.

Arendt, Hannah: *Denktagebuch*, 1950 bis 1973, Erster Band, Piper, 2002.

Auchter, Thomas / Strauss, Laura Viviana: *Kleines Wörterbuch der Psychoanalyse*, Vandenhoeck & Ruprecht, 1999.

Bamm, Peter: *Die unsichtbare Flagge*, Fischer Bücherei, 1957.

Bauer, Joachim: *Warum ich fühle, was du fühlst*, Hoffmann und Campe, 2005.

Benjamin, Walter: *Passagen, Kristalle*, ausgewählt von Joachim Otte, Corso, 2011.

Berendt, Joachim Ernst: *Nada Brahma – Die Welt ist Klang*, suhrkamp 2021.

Berendt, Joachim Ernst: *Es gibt keinen Weg. Nur gehen*, Zweitausendeins, 1999.

Bernstein, Douglas A. / Borcovec, Thomas D.: *Entspannungstraining*, Pfeiffer, 7. Auflage, 1995.

Binding, Rudolf G.: *Erlebtes Leben*, Rütten & Loening Verlag, München, 1950.

Boyd, Wiliam / Gavalda, Anna / Geiger, Arno / Genazino, Wilhelm / Gustafsson, Lars / Mercier, Pascal: *Aber wer einmal lebt, muss es ununterbrochen tun*, Sanssouci, 2008.

Brecht, Bertolt: *Geschichten von Herrn Keuner*, suhrkamp taschenbuch, 1977.

Brecht, Bertolt: *Vergnügungen*, in: *Lektüre zwischen den Jahren, Von der Versöhnung*, Insel Verlag, 1999.

Burnett, Frances: *Der kleine Lord*, Deutscher Bücherbund Stuttgart Hamburg [ohne Jg.].
Ceelen, Petrus: *Jeden Tag neu Anstöße zum Aufstehen*, Schwabenverlag 1999.
Cognetti, Paolo: *Gehen, ohne je den Gipfel zu besteigen*, Penguin Verlag, 2018.
Carson, Rachel: *Magie des Staunens*, Klett-Cotta, 2019.
Delerm, Philippe: *In jeder Bewegung ist Glück*, Fischer-Scherz, 2004.
Droit, Roger-Pol: *Fünf Minuten Ewigkeit, 101 philosophische Alltagsexperimente*, Hoffmann und Campe, 2002.
Dzionora, Karin: *Glaubenssachen*, ndr kultur, 8.8.2021.
Ehrenberg, Alain: *Das erschöpfte Selbst*, Campus, 2004.
Eich, Günter: zitiert in: Heise, Hans-Jürgen: *Wenn das Blech als Trompete aufwacht*, Kowalke, 2000.
Fischer, Theo: *Wu Wei*, rororo, 2005.
Fontana, David: *Kursbuch Meditation*, Spirit Fischer, 1996.
Foulcault, Michel: *Die Heterotopien. Der utopische Körper*, suhrkamp taschenbuch, 2013.
Frankl, Viktor E.: *Trotzdem Ja zum Leben sagen*, Penguin Verlag, 2018.
Fried, Erich: *„Was es ist“*, in: *Lieblingsgedichte der Deutschen*, Serie Piper, 2004
Frisch, Max: In: Tank, Kurt Lothar, *Sylter Lesebuch*, Ullstein Verlag, 1973.
Gadamer, Hans-Georg: *Über die Verborgenheit der Gesundheit*, Bibliothek Suhrkamp, 1993.
Gieler, Uwe / Bosse, Klaus Andreas: *Seelische Faktoren bei Hautkrankheiten*, Hans Huber, 1995.
Gigerenzer, Gerd: *Bauchentscheidungen. Die Intelligenz des Unbewussten und die Macht der Intuition*, Goldmann, 2007.
Greffrath, Mathias: *Montaigne heute*, Diogenes, 1998.
Geier, Manfred: *Worüber kluge Menschen lachen*, rowohlt, 2006.
Geuter, Ulfried: *Praxis der Körperpsychotherapie*, Springer, 2019.

Goethe: *„Was ist herrlicher als Gold"*, in: *Lektüre zwischen den Jahren*, Insel, 1988.
Gröninger, Siegfried / Stade-Gröninger: *Progressive Relaxation*, J. Pfeiffer Verlag, 1996.
Groot, Ger: *Und überall Philosophie*, dtv, 2017.
Grünewald, Stephan: *Die erschöpfte Gesellschaft*, Campus, 2013.
Han, Byung Chul: *Duft der Zeit*, Transskript Verlag, 2009.
Hoffmann, Hochapfel: *Einführung in die Neurosenlehre*, UTB Schattauer, 1992.
Hoffmann, Bernt: *Handbuch des autogenen Trainings*, dtv, 1982.
Hustvedt, Siri: *Die Illusion der Gewissheit*, Rowohlt, 2018.
Illies, Florian: *1913, Der Sommer des Jahrhunderts*, S. Fischer, 2012.
Jacobson, Edmund: *Entspannung als Therapie*, J. Pfeiffer Verlag, 1993.
Kabat-Zinn, Jon: *Heilsame Umwege*, 1991 (Original: „Full Catastrophe Living"; Delacorte Press, New York, 1990)
Kaesler, Dirk: *Max Weber: Preuße, Denker, Muttersohn*, C. H. Beck, München 2014.
Kaléko, Mascha: *Sozusagen grundlos vergnügt*, in: *Gedichte, die glücklich machen*, Insel Verlag, 2016.
Känel, Roland von, et al.: *Die Somatische Belastungsstörung: Stress durch Körpersymptome*, Primary and Hospital Care – Allgemeine Innere Medizin 2106; 16 (10): 192–195. EMHMedia (medizinische Zeitschrift).
Kästner, Erhart: *Der Hund in der Sonne*, suhrkamp, 1975.
Kästner, Erhart: *Man reist, um die Welt bewohnbar zu finden*, Insel, 2004.
Kästner, Erich: *Lob des Einschlafens, Man gähnt vergnügt …*, in: *Die Kunst des Schlafens*, insel taschenbuch, 2000.
Klußmann, Rudolf: *Psychosomatische Medizin*, Springer, Berlin, Heidelberg, 1998.
Körber, Dorothea (Hrsg.): *Meditation und Bewusstsein*, Edition Steinbach, 1987.

Kraus, Karl: *Aphorismen*, suhrkamp taschenbuch, 1986.
Kühsel-Hussaini, Mariam: *Tschudi*, Rowohlt, 2020.
Lehnert, Michael: *Hände gut, alles gut.* Südwest Verlag, 2021.
Kogler, Aladar: *Yoga für Sportler*, Urania, 1996.
Laotse: *Tao-Te-King*, Ansata, 1994.
Lodes, Hiltrud: *Atme richtig*, Goldmann, 1985.
Löwe, Bernd: *Somatische Belastungsstörung*, Hamburger Ärzteblatt, 12/2019.
Lown, Bernard: *Die verlorene Kunst des Heilens*, Schattauer, 2015.
Luban-Plozza, B./Pöldinger, W./Kröger, F.: *Der psychosomatisch Kranke in der Praxis*, Springer, Berlin, Heidelberg, 1989.
Lessing, Gotthold Ephraim: zit. nach: Jung, Werner, W. Fink, UTB Profile, Paderborn, 2010.
Lüth, P.: *Kritische Überprüfung: Warum kommt der Patient zu mir*, in: *Arzt und Patient im Gespräch*, Hrsg. Heuser-Schreiber, H. Aesopus-Verlag, 1982.
Maar, Paul: *Wie alles kam, Roman meiner Kindheit*, Fischer TB, 2020.
Mann, Thomas: *Der Zauberberg*, S. Fischer, 1981.
Maurois, André: *Disraeli*, Fischer Bücherei, 1955.
Meuters-Wilsing, Adelheid/Bossert, Judith: *Zen für jeden Tag*, Herder spectrum,2001.
Moore, Gerald: *Bin ich zu laut?*, Bärenreiter, 2003.
Max-Planck-Gesellschaft: *Vögel schlafen beim Fliegen*, 3. August 2016. (https://www.mpg.de/10673379/fregattvogel-schlaf)
Mercier, Pascal: *Nachtzug nach Lissabon*, btb, 2008.
Morel, Emilia: *Die 7 Säulen der Resilienz*, Books-World, 2021.
Mosebach, Martin: *Krass*, Rowohlt, 2021.
Nauck, Prof. Dr. Friedemann: *Das Wertbild eines Patienten ist viel wichtiger als sein Blutbild*, in: Harzkurier, 6.8.2017.
Nitschke, August: *Körper in Bewegung*, Kreuz Verlag, 1989.
O'Donohue, John: *Echo der Seele*, dtv München, 2010.

Olschewski, Adalbert / Knörzer, Wolfgang: *Progressive Muskelentspannung*, Karl F. Haug Verlag Heidelberg, 1996.
Olschewski, Adalbert: *Atementspannung*, Karl F. Haug Verlag, Heidelberg, 1995.
Ordine, Nuccio: *Von der Nützlichkeit des Unnützen*, Graf Verlag, 2014.
Ortega y Gasset, José: *Aufstand der Massen*, in: *Signale unserer Zeit*, Europäischer Buchclub, (Original: La rebelión de la masas 1930)
Paquot, Thierry: *Die Kunst des Mittagsschlaf*, L.S.D., 2011.
Parin, Paul: *Weise Pharma-Greise*, in: *Kursbuch*, Juni 1997, Lebensfragen, rowohlt, Berlin.
Precht, Richard David: *Wer bin ich und wenn ja, wie viele?*, Goldmann, 2007.
Valéry, Paul: *Ich grase meine Gehirnwiese ab, Paul Valéry und seine verborgenen Cahiers*, ausgewählt und mit einem Essay von Thomas Stölzel, Büchergilde Gutenberg.
Picht, Georg: *Das richtige Maß finden*, Herder spectrum, 2001.
Pirsig, Robert M.: *Zen und die Kunst, ein Motorrad zu warten*, Fischer, 1999.
Reich-Ranicki, Marcel: *Herz, Arzt und Literatur*, Amman, 1987.
Ringelnatz, Joachim: *Gedichte, die glücklich machen*, insel taschenbuch 4297, 2014
Rilke, Rainer Maria: *Der Panther*, in: *Der ewige Brunnen*, C. H. Beck, 2006.
Rilke, Rainer Maria: *Herbstlied*, in: *Der ewige Brunnen*, C. H. Beck, 2006
Rosa, Hartmut: *Beschleunigung und Entfremdung*, Suhrkamp Verlag, 2016.
Sacks, Oliver: Dankbarkeit, Rowohlt, 2015
Sändig, Brigitte: *Albert Camus*, rororo-Monographie, rowohlt, 1997
Sammer, Ulrike: *Halten und Loslassen*, Walter, 1997
Saramago, José: *Kleine Erinnerungen*, Hoffmann und Campe, 2016.

Schmid, Adolf: *Rilke in Rippoldsau*, Druckerei Karl Schillinger, Freiburg im Breisgau, 1984.
Schmid, Wilhelm: *Mit sich selbst befreundet sein*, Bibliothek der Lebenskunst, Suhrkamp, 2004.
Schmidbauer, Wolfgang: *Die hilflosen Helfer*, Rowohlt, 1991.
Schmidbauer, Wolfgang: *Das Helfersyndrom, Hilfe für Helfer*, Rowohlt, 2007.
Schmidt, Axel et al.: *Genetische Prädisposition und variable Infektionsverläufe*, in: Deutsches Ärzteblatt 8 / 2022.
Scholl, Lisette: *Das neue Augentraining*, Goldmann, 1994.
Selye, Hans: *Stress*, rororo sachbuch, 1977
Shakespeare, W.: *Die ganze Welt ist eine Bühne* (aus: *Wie es euch gefällt*, zitiert nach: *Lektüre zwischen den Jahren, Das Spiel des Lebens*, Insel Verlag, 2005.
Sinclair, Upton: *Der Dschungel*, Unionsverlag, 2014.
Stutz, Pierre: *Meditationen zum Gelassenwerden*, Herder spektrum, 2001.
Schultz, J. H.: *Das autogene Training*, Georg Thieme Verlag, Stuttgart, 13. Auflage, 1970.
Schultz, J. H.: *Lebensbilderbuch eines Nervenarztes*, Georg Thieme Verlag, Stuttgart, 1964.
Storch, Maja / Cantieno, Benita / Hüther, Gerald / Tschacher: *Embodiment, Die Wechselwirkung von Körper und Psyche verstehen und nutzen*, Hans Huber Verlag, 2006.
Strand, Claudia: *Tanzbilder Bildertanz*, Horncastle Verlag, 2008.
Tamminen, Petri: *Verstecke*, suhrkamp, 2005.
Thich Nhat Hanh: *Der Geruch von frisch geschnittenem Gras, Anleitung zur Gehmeditation*, Theseus, 2002.
Thomas, Klaus: *Praxis des autogenen Training, Selbsthypnose nach I. H. Schultz*, TRIAS, 1989.
Toulouse-Lautrec: *Welt in Farbe*, Taschenbücher der Kunst, Verlag Kurt Desch, München, Wien, Basel, 1953.
Turgenjew, Iwan: *Väter und Söhne*, Manesse Bibliothek, 1949.

von Clairvaux, Bernhard: *Das Inspirationsbuch* 2009, Herder.
von Gersdorff, Dagmar: *Vaters Tochter*, Insel, 2019
von Kügelgen, Wilhelm: *Das eigene Leben ist der beste Stoff. Briefe an die Schwester Adelheid* ..., hrsg. von Anton Knittel und Hans Schöner, Koehler und Amelung Verlag, München, Berlin, 1995.
von Uexküll, Thure: *Psychosomatische Medizin*, Urban & Schwarzenberg, 1990.
von Weizsäcker, Viktor: *Warum wird man krank?, Ein Lesebuch*, suhrkamp taschenbuch, 2008.
Welzer, Harald: *Selbst denken, Eine Anleitung zum Widerstand*, Fischer, 2014.
Wolfe, Thomas: *Geweb und Fels*, Europäischer Buchclub, Original: *The Web and the Rock*, (1938?).
Yalom, Irvin D. / Yalom, Marilyn: *Unzertrennlich, Über Tod und das Leben*, btb Verlag, 2021.
Yogi Deenbandhu (Detlef Uhle): *Das rororo Yoga-Buch für Anfänger*, rororo sachbuch, 1985.
Yogi Deenbandhu (Detlef Uhle): *Das rororo Yoga-Buch für Fortgeschrittene*, rororo sachbuch, 1985.
Zieglgänsberger, Roman: *Alexej Jawlensky*, Wienand, 2016.